脊柱肿瘤手术：
基于病例的方法
Spinal Tumor Surgery：
A Case–Based Approach

主　编　（美）丹尼尔·M. 西乌巴（Daniel M. Sciubba）
主　审　沈慧勇
主　译　黄　霖　秦　毅　周文钰　陈　铿

北方联合出版传媒（集团）股份有限公司
辽宁科学技术出版社

First published in English under the title
Spinal Tumor Surgery: A Case–Based Approach
edited by Daniel M. Sciubba
Copyright © Springer Nature Switzerland AG, 2019
This edition has been translated and published under licence from
Springer Nature Switzerland AG.

©2024，辽宁科学技术出版社。
著作权合同登记号：第06-2019-50号。

图书在版编目（CIP）数据

脊柱肿瘤手术：基于病例的方法 /（美）丹尼尔·M.西乌巴（Daniel M. Sciubba）主编；黄霖等主译. -- 沈阳：辽宁科学技术出版社，2024. 11. -- ISBN 978-7-5591-3726-5

Ⅰ．R739.42

中国国家版本馆CIP数据核字第2024EE8234号

出版发行：辽宁科学技术出版社
　　　　（地址：沈阳市和平区十一纬路25号　邮编：110003）
印 刷 者：辽宁新华印务有限公司
经 销 者：各地新华书店
幅面尺寸：210mm×285mm
印　　张：18.5
字　　数：420千字
出版时间：2024 年 11 月第 1 版
印刷时间：2024 年 11 月第 1 次印刷
责任编辑：吴兰兰
封面设计：袁　舒
版式设计：袁　舒
责任校对：黄跃成

书　　号：ISBN 978-7-5591-3726-5
定　　价：268.00 元

投稿热线：024-23284363
邮购热线：024-23284502
E-mail:2145249267@qq.com
http://www.lnkj.com.cn

译者名单

主　审

沈慧勇　　中山大学附属第八医院（深圳福田）脊柱外科

主　译

黄　霖　　中山大学孙逸仙纪念医院脊柱外科
秦　毅　　珠海市人民医院脊柱骨科
周文钰　　深圳市第二人民医院脊柱外科
陈　铿　　中山大学附属第八医院（深圳福田）骨肿瘤与骨病科

译　者（按照姓氏拼音排序）

蔡兆鹏　　中山大学附属第八医院（深圳福田）脊柱外科
单文豪　　南昌市第一医院脊柱外科
洪佳聪　　中山大学附属第八医院（深圳福田）骨肿瘤与骨病科
李　明　　中山大学孙逸仙纪念医院脊柱外科
李玉希　　中山大学孙逸仙纪念医院脊柱外科
李兆峰　　珠海市人民医院脊柱骨科
梁育玮　　中山大学孙逸仙纪念医院脊柱外科
廖壮耀　　中山大学孙逸仙纪念医院脊柱外科
林时凡　　南昌市第一医院脊柱外科
刘华涛　　中山大学孙逸仙纪念医院脊柱外科
马梦君　　中山大学附属第八医院（深圳福田）骨科
万爱国　　南昌市第一医院脊柱外科
王　坤　　中山大学孙逸仙纪念医院脊柱外科
王　鹏　　中山大学附属第八医院（深圳福田）脊柱外科
邢　通　　中山大学孙逸仙纪念医院脊柱外科
许梓健　　汕头大学医学院附属肿瘤医院骨与软组织肿瘤科
尧登博　　中山大学孙逸仙纪念医院脊柱外科
姚文业　　南昌市第一医院脊柱外科
叶记超　　中山大学孙逸仙纪念医院脊柱外科
张国良　　南昌市第一医院脊柱外科
张志平　　南昌市第一医院脊柱外科
章　翀　　南昌市第一医院脊柱外科
邹　乐　　南昌市第一医院脊柱外科

致谢

感谢Karrie、Hayley、Camryn和Duncan的爱与支持；感谢Karim，感谢他为完成这本书所展现的职业素养；感谢Ziya向我介绍了脊柱肿瘤学的世界，并在此过程中给予我诸多指导。

译者前言

  原发性脊柱肿瘤发病率低，而随着肿瘤综合治疗水平的不断跃升，转移性脊柱肿瘤愈来愈多地被发现。由于对脊柱的破坏范围、脊髓神经的侵扰程度不同，相关临床表现也不尽相同，虽然数据显示转移部位以胸腰段为主，但实际表现则多种多样。各个脊柱节段受累的病例在临床均可见，结合原发性肿瘤的异质性、脊柱不同区域的解剖毗邻结构和生物学特点，加之放化疗、靶向治疗等不断进步，以及外科减压、切除和重建技术在这些年也取得了长足发展，医患双方都在转移性脊柱肿瘤的外科治疗上较以往有了更为积极的态度。因此，其治疗选择更可谓百花齐放。

  脊柱肿瘤的外科治疗，需要根据患者的状况、原发与继发的不同、其所在部位的空间信息、围术期合并症与并发症的防治以及基于肿瘤性质差异所需的综合治疗预期分析等进行多学科会诊，以制订出基于指南或共识的合理个体化治疗目标和计划。

  《脊柱肿瘤手术：基于病例的方法》结合典型的案例分析、详细的手术操作和精美的手绘插图，旨在为读者阐明治疗脊柱肿瘤时的决策过程和逐步的技术指导，值得有志于脊柱肿瘤外科治疗的学者披览借鉴。

  参译的同人既有资深的专家，也有资历相对年轻的医生、硕士和博士研究生等。译校的过程，就像是一场深入探讨和学习的旅途，它给我们带来了愉悦的体验和颇有教益的借鉴，希望诉诸笔端，能在本书中传递这一份美好和感动。尽管译者竭尽全力、认真推敲，但由于水平有限，错误之处在所难免，请读者不吝批评斧正。

序言

    原发性肿瘤和转移性肿瘤的外科治疗需要深思熟虑、认真计划并采用多学科的方法。本书提供了一种基于病例的脊柱肿瘤手术方法——在手术图谱和信息文本之间取得平衡。本书深入探讨了脊柱肿瘤手术管理的治疗指征、区域和肿瘤特异性考虑因素。

    转移性脊柱疾病发病率高于原发性脊柱肿瘤，认识到两者的手术方法和治疗目标是很重要的。脊柱外科的许多技术描述都集中在广泛疾病的外科显露上，包括退行性疾病、畸形和肿瘤。先前的脊柱肿瘤学专著说明了肿瘤学原理、预测分析和管理指南，为多学科治疗提供了信息。本书的独特之处则在于具体描述了脊柱肿瘤手术的手术计划和方法，旨在为外科医生治疗脊柱肿瘤提供逐步的技术指导。

    最佳治疗取决于外科医生对脊柱各种手术方法的熟悉程度以及对既定治疗目标的理解。在本书一些章节中，该领域的专家概述了与脊髓病理区域和间室（即硬膜外、髓外硬膜内和髓内）相关的内容。值得注意的是，本书作者特别关注患者评估、手术指征、术前计划、手术技术和复杂的脊柱重建等方面。本书是外科医生的宝贵资源，包含脊柱肿瘤手术的生物力学和解剖复杂性等内容，还配有详细的病例描述和精美的艺术插图。

Ziya L. Gokaslan, MD, FAANS, FACS
Gus Stoll, MD Professor and Chair, Department of Neurosurgery
The Warren Alpert Medical School of Brown University
Neurosurgeon-in-Chief, Rhode Island Hospital and The Miriam Hospital
Clinical Director, Norman Prince Neurosciences Institute
President, Brown Neurosurgery Foundation
Providence, RI, USA

前言

　　手术技术、治疗目标、生物力学考虑和手术指征对外科医生治疗脊柱肿瘤至关重要。与创伤、畸形或退行性疾病的手术治疗不同，脊柱肿瘤手术需要多方面考虑，包括预后、系统负担、临床表现、肿瘤病因以及新辅助治疗、辅助治疗或保守治疗的选择。

　　该领域的参考用书中通常有适用于广泛脊柱疾病的分组方法，脊柱肿瘤学专著则侧重于治疗指南，因此统一脊柱肿瘤手术的肿瘤学原理和技术方面的资料有限。本书旨在弥合这一"隔阂"，为受训人员、研究员和脊柱外科医生提供教育资源。

　　本书共包含28章，按位置组织——从颅颈区域的病理学到骶骨和硬膜内病理学编排结构顺序。各章详细描述了特定区域的解剖和生物力学、患者评估、基本肿瘤学原理、决策过程和外科手术的操作步骤。在每一章中都提供了一个具有代表性的案例，用于说明该章所描述的相关概念。本书侧重外科技术和艺术插图，旨在作为脊柱外科医生的工具，特别关注脊柱肿瘤的手术管理。

Baltimore, MD, USA

Daniel M. Sciubba, MD

编者名单

A. Karim Ahmed, BS, MD Department of Neurosurgery, The Johns Hopkins Hospital, Baltimore, MD, USA

Christopher Pearson Ames, MD University of California, San Francisco, Department of Neurosurgery, San Francisco, CA, USA

Ali Baaj, MD New York Presbyterian, Weill Cornell Brain and Spine Center, Department of Neurological Surgery, New York, NY, USA

Ori Barzilai, MD Memorial Sloan Kettering Cancer Center, Department of Neurosurgery, New York, NY, USA

Deb A. Bhowmick, MD University of North Carolina Healthcare, Department of Neurosurgery, Chapel Hill, NC, USA

Mark H. Bilsky, MD Memorial Sloan Kettering Cancer Center, Department of Neurosurgery, New York, NY, USA

Department of Neurological Surgery, Weill Cornell Medical College, New York, NY, USA

Shanda H. Blackmon, MD, MPH Mayo Clinic, Department of General Thoracic Surgery, Rochester, MN, USA

Stefano Boriani, MD IRCCS Galeazzi Orthopedic Institute, Spine Surgery Unit, Milan, Italy

Étienne Bourassa-Moreau, MD, MSc, FRCSC Hôpital du Sacré-Coeur de Montréal, Department of Orthopaedic Surgery, Montreal, Canada

Eric Bourekas, MD, MBA, FACR Ohio State University Wexner Medical Center, Department of Radiology, Columbus, OH, USA

Ali Bydon, MD The Johns Hopkins Hospital, Department of Neurosurgery, Baltimore, MD, USA

Dean Chou, MD University of California, San Francisco, Department of Neurosurgery, San Francisco, CA, USA

Michelle J. Clarke, MD, MA Mayo Clinic, Department of Neurologic Surgery, Rochester, MN, USA

Ian Cote, MD Jackson Memorial Hospital/University of Miami Hospital, Department of Neurological Surgery, Miami, FL, USA

Cecilia L. Dalle Ore, BA University of California, San Francisco, Department of Neurological Surgery, San Francisco, CA, USA

Juan Del Castillo-Calcáneo, MD National Autonomous University of Mexico, Department of Neurosurgery, Mexico City, Mexico

Chikezie I. Eseonu, MD Johns Hopkins Hospital, Department of Neurosurgery, Baltimore, MD, USA

Charles G. Fisher, MD, MHSc, FRCSC Vancouver General Hospital, Department of Orthopaedics, Division of Spine, Vancouver, BC, Canada

Jared Fridley, MD Department of Neurosurgery, Rhode Island Hospital, Warren Alpert School of Medicine at Brown University, Providence, RI, USA

Joel Gagnon, MD, FRCSC Vancouver General Hospital, Department of Vascular Surgery, Vancouver, BC, Canada

Gary Gallia, MD, PhD Johns Hopkins University, Department of Neurosurgery, Baltimore, MD, USA

Ziya L. Gokaslan, MD Department of Neurosurgery, Rhode Island Hospital, Warren Alpert School of Medicine at Brown University, Providence, RI, USA

C. Rory Goodwin, MD, PhD Duke University Medical Center, Department of Neurosurgery, Durham, NC, USA

Barth A. Green, MD Jackson Memorial Hospital/ University of Miami Hospital, Department of Neurological Surgery, Miami, FL, USA

Mari L. Groves, MD Johns Hopkins Hospital, Department of Neurosurgery, Baltimore, MD, USA

James S. Harrop, MD Department of Neurological Surgery, Thomas Jefferson University Hospital, Philadelphia, PA, USA

Roger Härtl, MD New York Presbyterian, Weill Cornell Brain and Spine Center, Department of Neurological Surgery, New York, NY, USA

Wataru Ishida, MD The Johns Hopkins Hospital, Department of Neurosurgery, Baltimore, MD, USA

Masaru Ishii, MD Johns Hopkins University, Department of Otolaryngology,

Baltimore, MD, USA

George Jallo, MD Johns Hopkins All Children's Hospital, Department of Neurosurgery, St. Petersburg, FL, USA

Thomas Kosztowski, MD Department of Neurosurgery, Rhode Island Hospital, Warren Alpert School of Medicine at Brown University, Providence, RI, USA

Darryl Lau, MD Department of Neurological Surgery, University of California, San Francisco, San Francisco, CA, USA

Ilya Laufer, MD Memorial Sloan Kettering Cancer Center, Department of Neurosurgery, New York, NY, USA

Department of Neurological Surgery, Weill Cornell Medical College, New York, NY, USA

Xun Li, MD Department of Neurosurgery, Rhode Island Hospital, Warren Alpert School of Medicine at Brown University, Providence, RI, USA

Sheng-fu Larry Lo, MD, MHS Johns Hopkins University School of Medicine, Department of Neurosurgery, Baltimore, MD, USA

James G. Malcolm, MD, PhD Emory University, Department of Neurosurgery, Atlanta, GA, USA

Hani Malone, MD Scripps Clinic, Division of Neurosurgery, San Diego, CA, USA

Rex A. W. Marco, MD Musculoskeletal Oncology and Reconstructive Spine Surgery, Houston Methodist Hospital, Houston, TX, USA

Kyle L. McCormick, BA Neurosurgery Department, Columbia University Medical Center, New York, NY, USA

Ehud Mendel, MD, MBA, FACS The Ohio State Neurological Society, Columbus, OH, USA

OSU Spine Research Institute, Columbus, OH, USA

Wexner Medical Center at The Ohio State University/ The Arthur James Cancer Hospital, Columbus, OH, USA

Katherine Miller, MD Houston Methodist, Department of Orthopedics and Sports Medicine, Houston, TX, USA

Ahmed Mohyeldin, MD, PhD Ohio State University Medical Center, Department of Neurosurgery, Columbus, OH, USA

Michael K. Moore, MD, MS Emory University, Department of Neurosurgery, Atlanta, GA, USA

Rodrigo Navarro-Ramirez, MD New York Presbyterian, Weill Cornell Brain and Spine Center, Department of Neurological Surgery, New York, NY, USA

John E. O'Toole, MD, MS Rush University Medical Center, Department of Neurological Surgery, Chicago, IL, USA

Courtney Pendleton, MD Department of Neurological Surgery, Thomas Jefferson University Hospital, Philadelphia, PA, USA

Zach Pennington, BS, MD The Johns Hopkins Hospital, Department of Neurosurgery, Baltimore, MD, USA

Daniel Refai, MD Emory University, Department of Neurosurgery and Orthopaedics, Atlanta, GA, USA

Peter S. Rose, MD Mayo Clinic, Department of Othopaedic Surgery, Rochester, MN, USA

George N. Rymarczuk, MD Department of Neurological Surgery, Thomas Jefferson University Hospital, Philadelphia, PA, USA

Meic H. Schmidt, MD, MBA Brain and Spine Institute, Department of Neurosurgery, Westchester Medical Center at the New York Medical College, Valhalla, NY, USA

Joseph H. Schwab, MD, MS Massachusetts General Hospital, Department of Orthopaedic Surgery, Boston, MA, USA

Daniel M. Sciubba, MD Department of Neurosurgery, The Johns Hopkins Hospital, Baltimore, MD, USA

Akash A. Shah, MD Massachusetts General Hospital, Department of Orthopaedic Surgery, Boston, MA, USA

Daniel L. Shepherd, MD Mayo Clinic, Department of Neurosurgery, Rochester, MN, USA

Ian Suk, BSC, BMC Department of Neurosurgery, The Johns Hopkins Hospital, Baltimore, MD, USA

Nicholas Theodore, MD Department of Neurosurgery, The Johns Hopkins Hospital, Baltimore, MD, USA

Christian B. Theodotou, MD Jackson Memorial Hospital/University of Miami Hospital, Department of Neurological Surgery, Miami, FL, USA

Brian D. Thorp, MD Department of Otolaryngology-Head and Neck Surgery, University of North Carolina School of Medicine, Chapel Hill, NC, USA

Luis M. Tumialán, MD Department of Neurosurgery, Barrow Neurological Institute, St. Joseph's Hospital and Medical Center, Phoenix, AZ, USA

Feng Wei, MD Peking University Third Hospital, Department of Orthopedics, Beijing, China

Ulas Yener, MD Ohio State University Medical Center, Department of Neurosurgery, Columbus, OH, USA

Zoe Zhang, MD Ohio State University Medical Center, Department of Neurosurgery, Columbus, OH, USA

Corinna C. Zygourakis, MD Johns Hopkins Hospital, Department of Neurosurgery, Baltimore, MD, USA

目录

第1章　经鼻颅颈交界区入路

Chikezie I. Eseonu, Gary Gallia, Masaru Ishii
李玉希，廖壮耀，温国明/ 译校

病例展示

　　一名37岁男性因持续数月的头痛就诊，并且头痛进行性加重。体格检查并无异常。颅脑磁共振成像（MRI）显示一个T2高信号、1.2cm×2.8cm×2.5cm大小的增强病灶，其中心位于中斜坡和下斜坡并累及颅颈交界区（CVJ，图1.1）。该病灶在硬膜内延伸，毗邻椎动脉和延髓。计划采用内镜下经鼻颅颈交界区入路切除斜坡肿块。

　　患者取仰卧位，头部用头架固定于中立位。立体成像注册后，使用血管收缩剂处理鼻腔并用克林霉素冲洗。切除右侧中鼻甲，施行上颌窦及筛窦切除术。用单极电灼针抬高右侧鼻中隔皮瓣，并将其塞入上颌窦。行后部鼻中隔切除术及双侧蝶窦切除

术，切除蝶窦黏膜。在中线打开咽基底筋膜和咽上缩肌。咽黏膜切口向下延伸至第一颈椎（C1）。将头长肌外侧切开，暴露C1下部和外侧。肿瘤的边界通过斜坡和颅颈交界区来确定，并使用带角度的内镜和器械进行切除。随后的切除腔用嵌体和高嵌体硬脑膜替代纽扣移植物重建。将纤维蛋白胶沿圆周放置在补片的边缘。然后收集腹部脂肪移植物并放置在补片的顶部，以消除无效腔以及包裹在氧化纤维素（Surgicel，Ethicon，Somerville，NJ）中的可吸收明胶海绵（Gelfoam，Pfizer，New York，NY）。在空腔上封闭头长肌和咽上肌，并用鼻中隔皮瓣覆盖。术后影像学显示肿瘤全部切除，患者术后恢复良好（图1.2）。

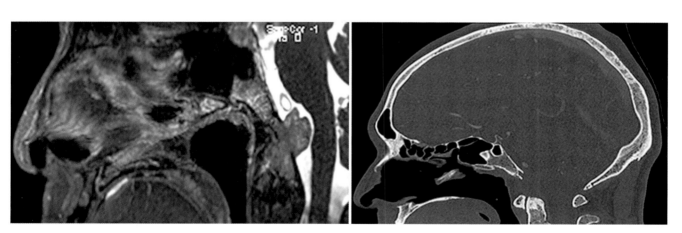

图1.1　矢状位CISS（左图）和CT序列（右图）显示T2高信号轻度强化肿瘤，中心位于中斜坡和下斜坡，骨外延伸至延髓前池

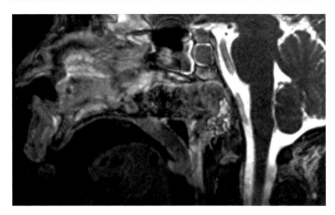

图1.2　经鼻入路切除中/下斜坡肿瘤后的矢状位CISS MRI状态。无明确的残余肿瘤。采用脂肪填充法重建颅底

引言

前侧和前外侧颅颈病变的手术，由于毗邻重要的神经血管结构而具有挑战性。多种病变包括肿瘤、风湿病、纤维结缔组织病、先天性疾病、感染、创伤性和退行性疾病都可发生于颅颈交界区[1]。许多方法已被用于进入该区域，包括经颈、经鼻、经口和改良的远外侧入路。传统上，经口入路可提供一个直接到达颅颈交界区的路径。然而，由于手术暴露于口腔中的菌群，这种术式容易受到污染[2-4]。除此之外，对于口腔较小的患者，手术的活动范围有限，可能需要切开软腭和/或硬腭，导致口腔损伤和气道水肿，延长术后插管的恢复时间[5-6]。

经鼻颅颈入路由Kassam等学者首先提出[7]。它是一种既能很好地显露CVJ，又能减少术后并发症的可选方法。使用内镜经鼻入路可提供全景视图，与手术显微镜相比，经鼻入路使用内镜可提供全景视图以及更好的照明和分辨率[2-3,8-9]。它还提供了直接进入前外侧CVJ的通路，不需要牵张周围的神经血管系统。本章主要介绍经鼻颅颈交界区入路。

术前计划

需要术前成像来评估CVJ的病变以及任何可能的解剖变异。薄层（1mm）的上颌面计算机断层扫描（CT）可以评估骨解剖和鼻窦的方位。可使用/不使用钆的T1磁共振成像（MRI）稳态进动结构相干（CISS）序列来评估病变与颅神经之间的关系。这些病例手术中也可以应用神经成像导航。

患者的鼻窦解剖也需要评估，以确定鼻中隔是否有任何偏差、穿孔或骨刺形成。中鼻甲、下鼻甲和鼻中隔的解剖结构也可限制手术器械的活动范围，虽然切除这些鼻甲可以解决这个问题，但可能导致鼻痂增加和上呼吸道感染[2-3,10]。对于有吞咽或发声症状的患者，术前吞咽评估或喉镜下声带评估也是必要的，以此作为术前情况的基线[11]。

评估颅颈交界区可及性的测量方法

有多种方法可以用来评估经鼻入路是否能提供足够的CVJ可及性，包括使用鼻腭线（NPL）和鼻轴线（NAxL，图1.3）。

鼻腭线可用于预测是否能够建立通道到达进入颅颈交界区腹侧。通过在矢状面从鼻骨到脊柱腹侧画一条线，包括硬腭后端，可以估计内镜下可到达的手术范围[12]。与NPL相关的研究报道，内镜辅助下经鼻颅颈交界区入路的视觉界线可以直接显示有齿状突和斜坡，其下界在C2基底周围[3,12-13]。

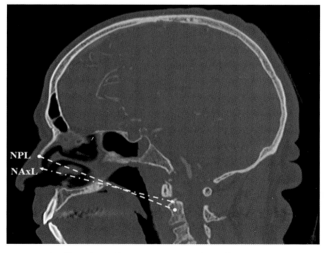

图1.3　评估经鼻入路下限的方法：使用鼻腭线（NPL）和鼻轴线（NAxL）

使用鼻轴线是评估CVJ可及性的另一种方法，类似于使用NPL，不同之处在于它是指从鼻骨和前鼻棘之间的中点到腹椎体的一条线。这条线可用来解释鼻孔对内镜施加的结构限制，并使用直的0°范围预测内镜的下部范围，大约到C2的上半部分[14]。

患者体位

将患者置于仰卧位，身体位于床缘上，双臂收于床侧，从而便于显露腹部以获取腹部脂肪（图1.4）。除了口胃管外，气管导管也放置在患者口腔左侧，以防止血液在胃中聚集以及回流到手术区域。三点固定式的头架将头部固定在适当的位置，经颅病例需要取中立位，而齿状突切除术或上颈椎入路的病例则取轻微屈曲，以形成更易进入术区的手术通道。

术中神经监测可用评估躯体感觉诱发电位（SSEP）和脑电图（EEG）。运动诱发电位（MEP）、神经完整性监测肌电图和下颅神经监测也可能对特定病例有用[11,15]。

手术入路

经鼻入路

在手术开始时，使用0°内镜进行可视化。向鼻黏膜注射1%利多卡因和1∶100 000肾上腺素，并在两个鼻孔内放入Afrin®或可卡因浸泡的棉球，持续5min。行右侧中鼻甲切除术，为内镜提供更大的通道。如果需要选取患者的左极外侧通道作为手术通路，那么左侧鼻甲也会发生移位。然后，通过切除钩突并扩大上颌窦的自然开口，在患者同侧行上颌窦造口术，以预防医源性鼻窦疾病。然后，行右侧筛窦–蝶窦切除术，以便为内镜和器械提供横向通道。

然后，在鼻咽部辨认出后鼻孔，在上鼻甲的内侧辨认出蝶骨开口。通过辨认蝶腭动脉可以切除鼻中隔皮瓣来用作皮瓣的蒂部。然后，用单极电灼针尖端做下方切口，从蝶腭后孔延伸并向前，超过后鼻孔，沿着犁骨的后部一直延伸至鼻腔底，并向前延伸至下鼻甲的头部。上方切口在蝶窦口稍

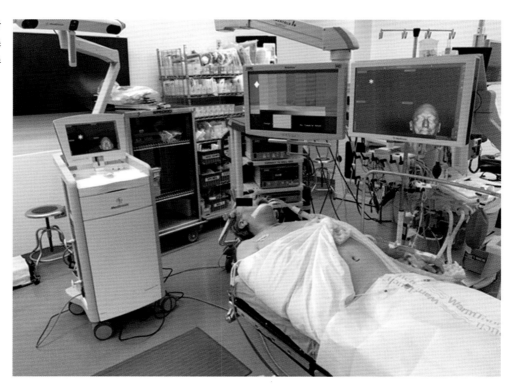

图1.4　内镜经鼻入路的患者体位。患者仰卧位，腹部暴露，以获取腹部脂肪。神经导航监视器（＊）和内镜（◆）置于外科医生的工作视野中

下方，并在此平面继续延伸，直至穿过嗅觉上皮。然后将切口向上弯曲，在鼻顶下方1cm处，在加入鼻瓣后面的前切口之前合并鼻中隔体。鼻中隔皮瓣可以在最适合颅底重建的一侧抬高，并且可以隐藏在筛窦或上颌窦内保存，直到需要进行重建，这取决于需要可视化的颅颈交界区的范围。如果不需要鼻中隔皮瓣，则可以进行下后鼻中隔切除术，这样可以保留鼻中隔皮瓣的蒂部，在后期需要时可以获取。

根据病变的大小行广泛的蝶骨切开术，并将后鼻中隔从蝶骨嘴分离出来。钻开蝶骨面以打开蝶窦，并切除1~2cm后鼻中隔。然后，辨认出垂体窝和颈动脉隆起。

为了进入下斜坡和上颈部区域，对咽鼓管、软腭和咽隐窝进行双侧可视化。然后，在鼻咽黏膜和咽–基底筋膜处做一个正中切口。之后，分离椎前筋膜，抬高周围肌肉。尽可能避免口咽切口，这有助于减少长期插管和术后肠外营养补充[1]。这也可以避免接触污染手术区域的唾液和口腔菌群[16]。在蝶窦底部进一步往下钻，使蝶窦和鼻咽部相连。使鼻咽上的黏膜和肌肉偏向一侧，暴露出鼻咽筋膜层，该层也从斜坡上隆起。额外的肌肉（即头长肌、颈长肌）或寰枕前膜可根据需要从枕骨、C1椎体或齿状突侧移。

经斜坡入路

对于斜坡区内的肿瘤，可采用鼻内经斜坡入路进行切除（图1.5）。枕骨大孔脑膜瘤和斜坡区脊索瘤等肿瘤可以用这种方法治疗。

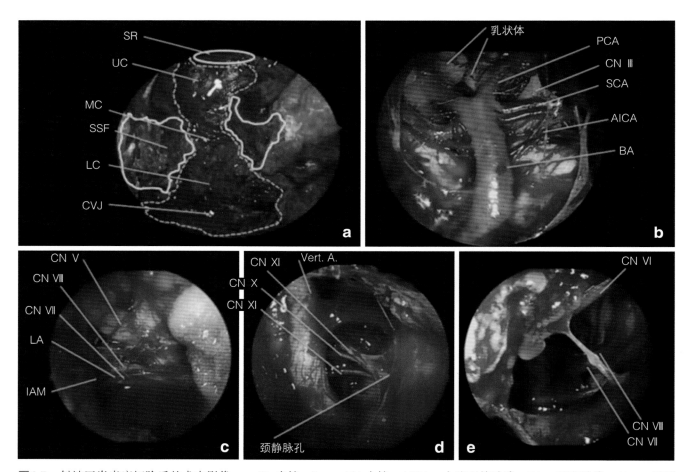

图1.5　斜坡区脊索瘤切除后的术中影像。a. 0°内镜。b~e. 30°内镜。AICA，小脑下前动脉；BA，基底动脉；CVJ，颅颈交界区；IAM，内耳道；LA，迷路动脉；LC，下斜坡；MC，中斜坡；PCA，大脑后动脉；SCA，小脑上动脉；SR，鞍区；SSF，蝶窦底板；UC，上斜坡；Vert. A.，椎动脉；CN，颅神经

如经鼻入路中所述，在鼻腔开口后，可钻出斜坡区。斜坡通道上方受颈内动脉破裂孔段限制，下方受枕骨髁的限制。如果肿瘤侵犯到枕骨髁外侧，则可以切除枕骨髁的前内侧来扩大外侧入路。这是通过分离头前直肌和寰枕关节囊暴露寰枕关节来实现的。然后，从枕骨髁向上钻到舌下管。枕骨髁的下部应保持完整，因为此部分骨与翼状韧带相连，会影响寰枕区的稳定性[18-19]。

颅底重建

经鼻入路的主要并发症是术后脑脊液漏，用鼻中隔皮瓣重建可显著降低这种并发症的发生率[20-21]。颅颈交界区的鼻中隔皮瓣需要足够大的皮瓣以达到手术缺损的尾部范围。通常，在发现脑脊液漏的情况下，使用嵌入性硬脑膜替代物或自体游离移植物修补，然后使用带血管的鼻中隔嵌合皮瓣修复。鼻中隔皮瓣必须放置在切除腔周围的骨缘上，并已从黏膜上剥离。将氧化纤维素（Surgicel，Ethicon，Somerville，NJ）包裹的可吸收明胶海绵（Gelfoam，Pfizer，New York，NY）放置在鼻中隔嵌合皮瓣上进行加固，然后沿着鼻中隔皮瓣的边缘放置纤维蛋白胶（Evicel，Ethicon，Somerville，NJ）。

对于较大的斜坡缺损，可以采用自体脂肪移植来彻底地清除无效腔。然后用生物可吸收鼻填塞物（NasoPore，Stryker，Kalamazoo，MI）填充鼻腔，也可以使用鼻支架。

术后护理

对于术后有大量脑脊液漏的患者，在床头抬起的条件下，至少要卧床休息24h。可吸收鼻填塞物往往留在鼻腔以支持颅底重建。如果使用了鼻中隔皮瓣，则需在鼻孔两侧留置Doyle开放管腔夹板5~7天，然后在门诊取出。告知患者不要使用吸管，避免弯曲、拉紧或下压，在术后4周内避免打喷嚏或张嘴咳嗽。术后鼻痂皮短期内可以用鼻盐水喷鼻治疗，待完全重建后，再行鼻腔冲洗。

并发症

系统文献回顾显示，行经鼻入路的患者死亡率很低、并发症很少，死亡率为1.4%~3.5%，感染率为0~1.2%，脑脊液漏的发生率为0~3.5%[1,22]。

经鼻入路术后的脑脊液漏通常可以通过腰椎引流或手术干预修补脑脊液漏来治疗。鞘内荧光素可用于术中再探查时对脑脊液漏的识别。

颈动脉损伤也是经鼻入路的主要并发症。在接近颈动脉时，通过利用解剖学标志确定手术位置来控制手术操作是很重要的。术前影像学检查可以帮助定位颈动脉和早期识别颈动脉。在术中，使用立体定向导航和微多普勒可以帮助显示目标肿瘤附近的颈动脉节段。如果发生了颈动脉损伤，控制手术范围就变得至关重要了。应该使用大口径吸头（10F）从手术区域抽吸，这有助于判断颈动脉损伤的位置。在这种情况下，通常需要两名外科医生，一名分流血液，一名尝试止血。止血可以通过填塞加压、缝合修复或用双极电凝闭合颈动脉缺损来实现。填塞物可以是特氟龙、纤维蛋白胶、氧化纤维素填充物、凝血酶-明胶材料、甲基丙烯酸甲酯贴片和压碎的肌肉贴片[23]。如果血管损伤区域没有被骨质包裹，并且有足够的空间可以接触到损伤部位，那么可以尝试直接闭合血管。对于硬膜内手术，单靠填塞止血是不够的，因为血液可以进入硬膜下间隙[24]。在不能止血的情况下，血管内造影可以用来评估颈动脉的损伤程度和假性动脉瘤的发展。然后，可以使用血管内介入来闭塞目标血管。

经鼻颅颈交界区手术对下脑干和颅神经的损伤也是一个潜在的风险。术中神经监测和仔细解剖分离颅神经有助于减少操作时对颅神经的牵拉损伤。对于附着在重要神经血管结构的肿瘤，大体全切除是不可能的。

手术的优点和局限性

优点

经鼻入路可以保留软腭和咽后软组织，从而使患者在术后第1天就能恢复经口饮食[3,25-26]。此入路也避免了暴露于口腔菌群，可降低感染风险[16]。经鼻入路还避免了对脑干周围重要结构的牵拉，而这一点是后外侧入路手术不能避免的。

局限性

经鼻入路提供了一种无须行皮肤切口的微创技术。鼻腔有一些天然的解剖学结构，会限制外科医生使用器械的操作范围。鼻腔内的硬腭和鼻骨也在较低和较高程度上限制了手术的操作空间[27]。术中血管损伤很难用内镜进行处理，因为手术区域的积血会阻碍内镜的视野，从而使止血变得非常困难。想达到熟练操作内镜手术且并发症少的效果，需要一个显著的学习曲线[11,28]。

参考文献

[1] Fujii T, Platt A, Zada G. Endoscopic endonasal approaches to the craniovertebral junction: a systematic review of the literature. J Neurol Surg B Skull Base. 2015;76(6):480–488.

[2] Lee A, Sommer D, Reddy K, Murty N, Gunnarsson T. Endoscopic transnasal approach to the craniocervical junction. Skull Base. 2010;20(3):199–205.

[3] Ponce-Gomez JA, Ortega-Porcayo LA, Soriano-Baron HE, Sotomayor-Gonzalez A, Arriada-Mendicoa N, Gomez-Amador JL, et al. Evolution from microscopic transoral to endoscopic endonasal odontoidectomy. Neurosurg Focus. 2014;37(4):E15.

[4] Yu Y, Hu F, Zhang X, Ge J, Sun C. Endoscopic transnasal odontoidectomy combined with posterior reduction to treat basilar invagination: technical note. J Neurosurg Spine. 2013;19(5):637–643.

[5] Hankinson TC, Grunstein E, Gardner P, Spinks TJ, Anderson RC. Transnasal odontoid resection followed by posterior decompression and occipitocervical fusion in children with Chiari malformation Type I and ventral brainstem compression. J Neurosurg Pediatr. 2010;5(6):549–553.

[6] Patel AJ, Boatey J, Muns J, Bollo RJ, Whitehead WE, Giannoni CM, et al. Endoscopic endonasal odontoidectomy in a child with chronic type 3 atlantoaxial rotatory fixation: case report and literature review. Childs Nerv Syst. 2012;28(11):1971–

1975.

[7] Kassam AB, Snyderman C, Gardner P, Carrau R, Spiro R. The expanded endonasal approach: a fully endoscopic transnasal approach and resection of the odontoid process: technical case report. Neurosurgery. 2005;57(1 Suppl):E213; discussion E213.

[8] Eseonu CI, ReFaey K, Rincon-Torroella J, Garcia O, Wand GS, Salvatori R, et al. Endoscopic versus microscopic transsphenoidal approach for pituitary adenomas: comparison of outcomes during the transition of methods of a single surgeon. World Neurosurg. 2017;97:317–325.

[9] Cavallo LM, Cappabianca P, Messina A, Esposito F, Stella L, de Divitiis E, et al. The extended endoscopic endonasal approach to the clivus and cranio-vertebral junction: anatomical study. Childs Nerv Syst. 2007;23(6):665–671.

[10] Alfieri A, Jho HD, Tschabitscher M. Endoscopic endonasal approach to the ventral cranio-cervical junction: anatomical study. Acta Neurochir. 2002;144(3):219–225. discussion 225.

[11] Kshettry VR, Thorp BD, Shriver MF, Zanation AM, Woodard TD, Sindwani R, et al. Endoscopic approaches to the craniovertebral junction. Otolaryngol Clin N Am. 2016;49(1):213–226.

[12] de Almeida JR, Zanation AM, Snyderman CH, Carrau RL, Prevedello DM, Gardner PA, et al. Defining the nasopalatine line: the limit for endonasal surgery of the spine. Laryngoscope. 2009;119(2):239–244.

[13] Baird CJ, Conway JE, Sciubba DM, Prevedello DM, Quinones-Hinojosa A, Kassam AB. Radiographic and anatomic basis of endoscopic anterior craniocervical decompression: a comparison of endonasal, transoral, and transcervical approaches. Neurosurgery. 2009;65(6 Suppl):158–163; discussion 63-64.

[14] Aldana PR, Naseri I, La Corte E. The naso-axial line: a new method of accurately predicting the inferior limit of the endoscopic endonasal approach to the craniovertebral junction. Neurosurgery. 2012;71(2 Suppl Operative):ons308–314; discussion ons314.

[15] Atlas G, Lee M. The neural integrity monitor electromyogram tracheal tube: anesthetic considerations. J Anaesthesiol Clin Pharmacol. 2013;29(3):403–404.

[16] Laufer I, Greenfield JP, Anand VK, Hartl R, Schwartz TH. Endonasal endoscopic resection of the odontoid process in a nonachondroplastic dwarf with juvenile rheumatoid arthritis: feasibility of the approach and utility of the intraoperative Iso-C three-dimensional navigation. Case report. J Neurosurg Spine. 2008;8(4):376–380.

[17] Zoli M, Milanese L, Bonfatti R, Faustini-Fustini M, Marucci G, Tallini G, et al. Clival chordomas: considerations after 16 years of endoscopic endonasal surgery. J Neurosurg. 2018;128:329–338.

[18] Panjabi M, Dvorak J, Crisco JJ 3rd, Oda T, Wang P, Grob D. Effects of alar ligament transection on upper cervical spine rotation. J Orthop Res. 1991;9(4):584–593.

[19] Panjabi M, Dvorak J, Crisco J 3rd, Oda T, Hilibrand A, Grob D. Flexion, extension, and lateral bending of the upper cervical spine in response to alar ligament transections. J Spinal Disord. 1991;4(2):157–167.

[20] Hadad G, Bassagasteguy L, Carrau RL, Mataza JC, Kassam A, Snyderman CH, et al. A novel reconstructive technique after endoscopic expanded endonasal approaches: vascular pedicle nasoseptal flap. Laryngoscope. 2006;116(10):1882–1886.

[21] Kassam AB, Thomas A, Carrau RL, Snyderman CH, Vescan A, Prevedello D, et al. Endoscopic reconstruction of the cranial

base using a pedicled nasoseptal flap. Neurosurgery. 2008;63(1 Suppl 1):ONS44–52; discussion ONS52–53.

[22] Fang CH, Friedman R, Schild SD, Goldstein IM, Baredes S, Liu JK, et al. Purely endoscopic endonasal surgery of the craniovertebral junction: a systematic review. Int Forum Allergy Rhinol. 2015;5(8):754–760.

[23] Padhye V, Valentine R, Wormald PJ. Management of carotid artery injury in endonasal surgery. Int Arch Otorhinolaryngol. 2014;18(Suppl 2):S173–178.

[24] Solares CA, Ong YK, Carrau RL, Fernandez-Miranda J, Prevedello DM, Snyderman CH, et al. Prevention and management of vascular injuries in endoscopic surgery of the sinonasal tract and skull base. Otolaryngol Clin N Am. 2010;43(4):817–825.

[25] Kassam A, Snyderman CH, Mintz A, Gardner P, Carrau RL. Expanded endonasal approach: the rostrocaudal axis. Part II. Posterior clinoids to the foramen magnum. Neurosurg Focus. 2005;19(1):E4.

[26] Mazzatenta D, Zoli M, Mascari C, Pasquini E, Frank G. Endoscopic endonasal odontoidectomy: clinical series. Spine (Phila Pa 1976). 2014;39(10):846–853.

[27] Messina A, Bruno MC, Decq P, Coste A, Cavallo LM, de Divittis E, et al. Pure endoscopic endonasal odontoidectomy: anatomical study. Neurosurg Rev. 2007;30(3):189–194; discussion 194.

[28] Eseonu CI, ReFaey K, Pamias-Portalatin E, Asensio J, Garcia O, Boahene K, et al. Three-hand endoscopic endonasal transsphenoidal surgery: experience with an anatomy-preserving mononostril approach technique. Oper Neuros. 2017;14:158–165.

第2章　现代经口入路切除颅颈交界区肿瘤

Brian D. Thorp, Deb A. Bhowmick
张志平，章翀，邹乐，叶记超/译校

引言

齿状突和第二颈椎（C2，枢椎）肿瘤的充分切除、神经减压以及重建，对脊柱外科医生提出了独特的挑战。由于肿瘤的外形和部位与下颈椎不同，常规的咽后入路暴露枢椎是困难的，由于缺乏足够的视野以及面部结构的阻抗，在技术上也具有挑战性。由Crockard[1]发明和推广的经口入路暴露齿状突和枢椎，是一个更直接、更易于维持的处理齿状突及齿状突后间隙肿物的手术通道。自从经口入路被使用以来，众多的改进和技术改良被用来提升寰枢椎复合体肿物的暴露和切除。这些进展包括上腭和下颌劈开扩大入路以及对颅底和下颈椎采用创新的联合入路，以便于充分地切除肿瘤和重建[2]。

经口入路的优点被其特有的并发症所抵消，包括重要气道和吞咽结构的破裂、手术通道的污染，并需要适当的重建来抵抗寰枕关节的运动力量。咽后脓肿、脑脊液（CSF）漏和内固定物失败在经口入路的患者中不易耐受或处理。此外，即使是简单的手术切除，常规的术后护理仍然会导致延长插管时间或长期的消化道分流[3]。这些并发症或常规的术后问题不是由一个单独的脊柱外科医生能处理好的，因此，几乎所有这些患者的术中和术后护理都需要配有一个由麻醉师、耳鼻喉科医生、重症监护科医生以及言语治疗师和营养师组成的多学科团队。

虽然采用经口入路治疗颅颈交界区肿瘤没有绝对的适应证，但合理的指导意见是，需要考虑采用仅通过背侧入路难以从神经结构中切除或减压肿瘤的切除方法。经口入路的其他适应证是背侧入路切除手术失败或疾病进展的患者、疑似原发性椎体肿瘤的患者以及对放疗不敏感的肿瘤引起的病理性骨折或畸形的患者。该入路的相对禁忌证有咽后部存在明显瘢痕或放疗，无法为重建提供适当的背侧固定点，以及患者神经功能完好的状况下存在有效的非手术治疗替代方案。

对于怀疑需要经口入路椎体切除患者的术前评估包括适当的影像学检查、吞咽和气道功能评估，以及肿瘤多学科团队对预后和术后治疗方案的评估（图2.1）。

由于发病率的重大风险和系统治疗可能长期中断，在提供这种手术治疗之前，大多数中心要求患者要有至少1年的预期寿命。然而，由于颅颈交界区畸形或肿瘤导致的进行性四肢瘫或即将发生的脑干压迫通常是例外，因此需要与患者及其护理者对治疗方法的常见并发症进行广泛讨论和沟通。此外，可以考虑对传统经口入路进行创新改良，以降低发病率和术后并发症发生率。

手术前至少需要对上颈椎进行磁共振成像（MRI）和计算机断层扫描（CT）检查，这可以显示肿瘤的边缘以及骨破坏的范围。此外，颈动脉和椎动脉的位置需要在术前影像或专用血管成像上明确显示，以避免在手术暴露或重建过程中误伤。当使用替代或附加入路时，包括经鼻和下颌骨劈开技

图2.1   经口入路手术通道[4]

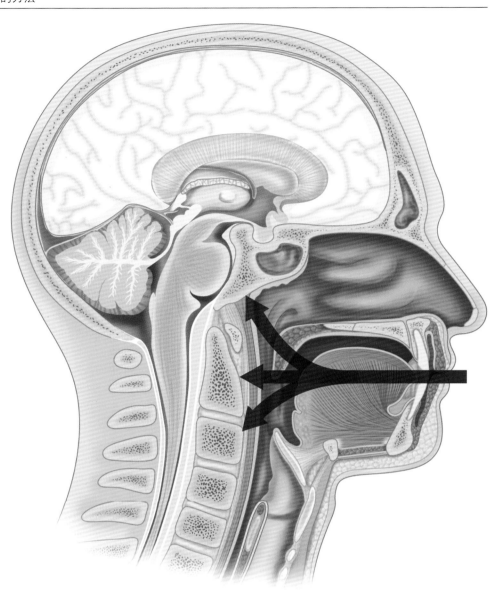

术，通常还需要获得面部、鼻腔和鼻窦结构的CT。当后凸畸形或需要枕颈固定时，直立位颈椎X线片也很有帮助，以便在手术前获得颈椎参数的基线测量，包括眉颌角、寰枢椎和下颈椎的矢状位垂直轴线。

手术技术

传统经口入路需要使用多个自动固定牵开器来保持口腔开口以及咽后壁切开。如果只需要一个小的咽部开口，可以使用带有舌和扁桃体凹陷附件的Dingman牵开器来保持口腔开口，只需要一个带有简单的牙科面颊牵开器插片的手持式舌形牵开器即可。对于较大的暴露，特别是如果必须保持肿瘤平面以进行整块切除，则需在手术过程中使用一个Crockard咽部牵开器来牵开咽后部括约肌。气道通过加强型气管内导管经口维持，该导管在手术过程中可能被侧向牵开。在切开之前，使用口服氯己定清洗剂以最大限度地减少口腔内悬浮微粒的总体污染。

通常，口腔后壁黏膜的中线切口是从咽结节下方到手术视野区域内预期的C2肿物的下方部分（图

2.2）。切口的大小可以通过术中透视或图像导航来确定，以尽量减少对黏膜的破坏。通过一根穿过悬雍垂和鼻腔的缝线，悬雍垂及附着的软腭可以通过鼻咽向上牵开，以利于显露手术视野。在极端情况下，软腭可能会被劈开以获得更大的颅骨暴露（图2.3）。然而，对于软腭破裂不应掉以轻心，因为它会明显影响术后吞咽功能[3]。如果口腔后部解剖结构受肿物影响明显，则通常建议获得术前血管影像并考虑使用术中多普勒探头以避免侵犯颈动脉。

然后，通过相对无血管的咽部中缝进行锐性剥离。出血点可以通过压迫和牵拉来控制。烧灼仅限于

使用双极电凝尖端，以避免对咽上部收缩肌造成不必要的伤害。颊咽筋膜常附着在中缝上，通常在烧灼或牵拉时偶然打开，显露一薄层半透明的咽后筋膜和下方脊柱的亮白色前纵韧带。脊柱肿瘤很少穿过这些筋膜平面；因此，只有在排除了脊柱原发肿瘤的情况下，才能谨慎地用烧灼法打开前纵韧带，以便进行适当的环形切除。一旦进入肿物，可以使用任意工具，包括电钻、吸引器和超声刀来切除肿物以及解压神经结构。必须指出的是，C2椎体的肿瘤很少穿过相对较厚的顶端颅颈韧带，但更有可能在围绕或通过下方后纵韧带后不对称地引起神经压迫。

图2.2 经口、唇下和经颈椎手术通道[5]

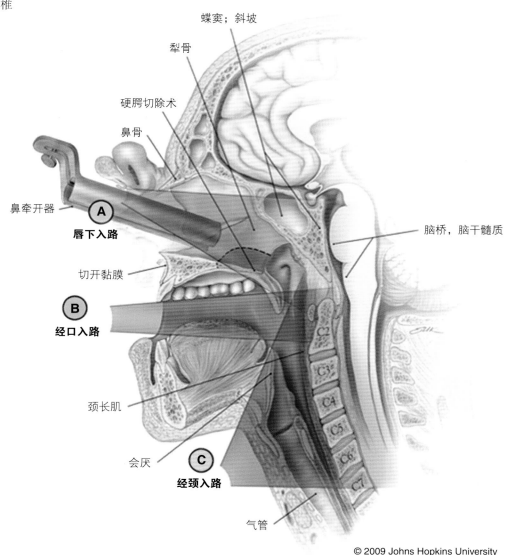

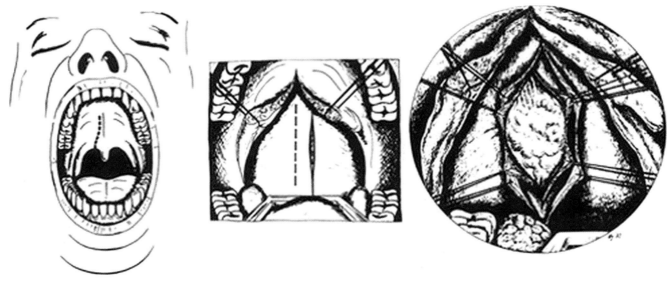

图2.3　经口手术入路，软腭中线切口

在一些病案报告和系列病例研究[2,6-9]中大量报道了对传统开放手术技术的改良使用。然而，在我们中心，我们发现对传统大切口开放经口切除术的需求正在减少。这是由于通过内镜经鼻工具和微创经鼻或经口黏膜切口先进的可视化技术的出现，不再需要广泛的牵拉。虽然经口入路仍用于枢椎肿瘤的下缘和整块切除术，但它更常与经鼻内镜或先进的咽后壁重建技术结合使用，从而避免软腭或下颌劈开入路。这导致了由这种颅颈交界区手术入路引起的长期插管和胃造口置管的需求显著减少。

病例展示

一位57岁男性患者，有多发性骨髓瘤病史，因为斜颈、任何直立姿势下的颈部疼痛，以及每次去除颈托时上肢突发疼痛和感觉异常，病史6个月，到门诊就医。他还提到，不论去除颈托的时间再短，都不可能维持头部直立而不出现剧烈疼痛和手部麻木的情况。该患者的骨髓瘤一直在接受有效治疗，并在就诊前被宣布病情完全缓解，没有检测到肿瘤标记物。8个月前，他曾接受了一个针对C2和C3椎体溶骨性破坏的放疗过程。当时，他被建议佩戴硬质颈托以保持脊柱稳定性，而没有明确的结束时间。

最近的影像资料显示C2和C3椎骨的溶骨性破坏基本没有变化，伴有新的C2椎体前缘皮质骨折和可逆的颈椎后凸。没有证据表明，之前的病变区域内有骨长入的表现。在最近的正电子发射计算机断层扫描（PETCT）中，C2病变持续显示代谢活跃，但鉴于骨折的存在，这代表的意义尚不明确。从肿瘤学的角度来看，该患者被认为具有良好的长期预期寿命，而目前仅仅受到颈部疼痛的影响。

体格检查时，患者行动自如，双臂和双下肢肌力完全正常。无感觉障碍、动作协调困难和平衡障碍。患者没有吞咽困难的病史，但由于颈部疼痛而表现出咀嚼困难。从外观上看，患者有轻度的"知更鸟脖"表现，除非极度疼痛，否则无法纠正。去除颈托会导致疼痛，头部逐渐下垂，随后手臂感觉异常。

患者不愿接受会导致头部运动度永久性丧失的手术方案。如果可以进行手术来缓解他的颈部疼痛和相关手臂症状，他愿意接受胃管进食的可能性。在考虑了其他非手术方法来治疗他的病情后，患者希望进行手术以改善他的头部位置和颈部疼痛症状。

手术治疗的方式是后路C1～C4螺钉固定和融合，并辅以后路椎板下钢丝固定，然后是前路咽后入路联合经口入路肿瘤切除和可扩张融合器结构性植骨支撑。首先进行后路内固定和植骨。通过经口暴露的手术是在经鼻内镜引导下进行的，需要微创的咽部开口以切除C1前弓下方的肿瘤。采用标准的咽后入路进行C3椎体次全切除术和C2椎体下部切除术。然后在经口入路的直视和器械引导下在C4上终板到C1的前环之间放置一个钛金属可扩张融合器。将咽部软组织近似分为两层，使用间断的Vicryl缝线和Prolene缝线进行缝合。在麻醉苏醒前放置了可用于短期肠外营养的经口胃管。患者最终顺利拔管，转入普通病房。

患者恢复正常，没有神经功能损伤。他表示先前的颈部疼痛症状也立即得到缓解。经过术后吞咽功能检查，他被允许在术后第2天开始吃软食。他在术后第3天就可以耐受正常饮食，并在术后第4天出院回家且不需要家庭护理。

最终病理学结果显示为累及C2椎体的少量存活骨髓瘤细胞。他在手术后2周内重新开始接受适当的全身系统性治疗。术后3个月和6个月随访患者，X线片显示部分后外侧骨性愈合。他始终没有吞咽困难或复发性颈部疼痛。在任何相邻节段都没有溶骨性破坏病灶的复发。

讨论

在上述病例中，由于患者的预后和功能状态良好，经口入路手术切除被认为是可行的。如果他的机械性疼痛和功能性后凸通过手术治疗获得适当的稳定，他将获得显著的长期获益。如果长期不接受治疗，患者感受到的Lhermitte征被认为是未来神经功能障碍的不良预兆。在这种情况下，手术指征不是根治性切除肿瘤或解除神经压迫，而是在保持枕颈运动的同时稳定畸形和处理骨折。可以考虑另一种单纯背侧入路，将枕颈融合延伸至下颈椎。这可以提供足够的力学稳定性，但从长远来看，其将

高度依赖于骨性融合，同时牺牲了头部运动。对于这个病例，由于先前的放疗辐射区域存在，无法保证骨性融合，并且缺乏有效的椎体支撑，背侧融合至C1而没有前柱结构重建在力学上被认为是不可行的。

在该患者关于疾病的诸多要素中，不利于使用经口入路的要素包括存在先前的放疗辐射区域以及严重的下颈椎疾患。这些因素促使我们设计一种改良的手术方法，包括经鼻内镜可视化微小切口经口入路切除与常规的咽后入路重建相结合。这样可以从失活的骨骼和肿瘤中正确清除C1前环的尾侧边缘，以及正确引导放置金属植入物。此外，它可以避免长期牵拉肌肉，减小切口大小，以此来最大限度地减少对咽后壁肌肉的创伤。这种内镜小切口方法的另一个优点是避免了唾液在黏膜缺损周围积聚，因为切口远离颅骨而无须劈开软腭。这样可以尽早恢复饮食，并实现软组织重建最小化。

结论

经口入路是手术切除颅颈交界区肿瘤的一种有效且技术上可行的选择，尤其是在背侧入路手术治疗不能准确地进入肿瘤或进行适当的重建时。技术的改进，尤其是使用内镜可视化技术，可能会减少对黏膜和咽部的破坏和牵拉，由此可能会减少术后并发症。另外，手术方法应根据患者的肿瘤大小、类型和合并症个性化制订。与包含肿瘤科医生、耳鼻喉科医生、言语治疗师和营养师的团队协作，对于处理肿瘤类型、术中挑战和术后并发症的各种情况是不可或缺的。

参考文献

[1] Crockard HA. The transoral approach to the base of the brain and upper cervical cord. Ann R Coll Surg Eng. 1985;167:321–325.

[2] Yadav YR, Madhariya SN, Parihar VS, Namdev H, Bhatele PR. Endoscopic transoral excision of odontoid process in irreducible atlantoaxial dislocation: our experience of 34 patients. J Neurol

Surg A Cent Eur Neurosurg. 2013;74(3):162–167.

[3] Lee JY, Lega B, Bhowmick D, Newman JG, O'Malley BW Jr, Weinstein GS, et al. Da Vinci robot-assisted transoral odontoidectomy for basilar invagination. ORL J Otorhinolaryngol Relat Spec. 2010;72(2):91–95.

[4] Ponce-Gómez JA, Ortega-Porcayo LA, Soriano-Barón HE, Sotomayor-González A, Arriada-Mendicoa N,Gómez-Amador JL, et al. Evolution from microscopic transoral to endoscopic endonasal odontoidectomy. Neurosurg Focus. 2014;37(4):E15.

[5] Shriver MF, Kshettry VR, Sindwani R, Woodard T, Benzel EC, Recinos PF. Transoral and transnasal odontoidectomy complications: a systematic review and meta-analysis. Clin Neurol Neurosurg. 2016;148:121–129.

[6] Mazzatenta D, Zoli M, Mascari C, Pasquini E, Frank G. Endoscopic endonasal odontoidectomy: clinical series. Spine (Phila Pa 1976). 2014;39(10):846–853.

[7] Pasztor E, Vajda J, Piffkó P, Horváth M, Gádor I. Transoral surgery for craniocervical space-occupying processes. J Neurosurg. 1984;60:276–281.

[8] Bettegowda C, Shajari M, Suk I, Simmons OP, Gokaslan ZL, Wolinsky JP. Sublabial approach for the treatment of symptomatic basilar impression in a patient with Klippel-Feil syndrome. Neurosurgery. 2011;69(1 Suppl Operative):ons77-82. discussion ons82.

[9] Liu JK, Couldwell WT, Apfelbaum RI. Transoral approach and extended modifications for lesions of the ventral foramen magnum and craniovertebral junction. Skull Base. 2008;18(3):151–166.

第3章　颅颈交界区的经下颌骨入路

Xun Li, Jared Fridley, Thomas Kosztowski, Ziya L. Gokaslan
黄霖，陈恩铭，车圳，梁长春/译校

引言

经口手术的起源的创始人可以追溯至Dr. Wilfred Trotter，他最早于1929年提出了一种治疗会厌或舌会厌窝病变的手术入路方案[1]。1947年，Thomson和Nagus发表了一篇经口入路咽后脓肿引流的病例报告。在随后的几十年里，这些后咽入路的手术方案的适应证扩展至肿瘤、创伤等各种颅颈交界区（CVJ）病变的治疗[2-4]。该手术入路方案最初因暴露有限、照明不佳和缺乏合适的手术器械而受阻，但在20世纪60年代，伴随着手术显微镜的引入、定制器械开始进入临床以及相关技术的进一步发展，该手术入路方案再一次引起大家的重视[4,5]。1980年，Wood等发表了关于2例接受了经口扩大入路手术的患者的一系列文章，术中他将唇、下颌和舌头分开以进一步暴露深部，称为正中唇–下颌骨–舌切开术，一种经下颌骨入路的亚型[6]。

通过前、前外侧、后和后外侧手术入路，可以进入CVJ。前入路由经口入路及包括经下颌骨入路在内的其他亚型所组成。前外侧入路包括高位颈咽后入路和经下颌骨入路的下颌摆动技术亚型。尽管这些前路入路方案可能会带来大量的并发症，但它们为脊髓的腹侧减压提供了直接途径。中线后入路方案用于脊髓后侧和外侧的减压，以及整个CVJ的机械稳定。由于无法在保全重要神经功能和重要血管结构等情况下对脊髓进行手术，通过后入路而进行腹侧脊髓减压的方案受到许多限制。远外侧/极外侧经髁入路方案通过后外侧通道，为腹侧脊髓提供了更好的视野，并且可用于治疗邻近枕骨大孔和上颈椎的肿瘤。

通抵颅颈交界区的前入路方案中最常见的是经口入路和高位颈椎咽后入路。经口入路通道从下斜坡进入C2，但暴露面积可能会因张口能力或颈部伸展受限等身体限制而严重缩小。正如Drs.Smith和Robinson所述，由于喉上神经内支的存在，口外颈前外侧入路通常局限于C3前侧。在喉上神经上方，通过下颌下入路所提供的一个被舌下神经在前侧限制的小通道，可以进入C2～C3间隙，这提供了进入C2中部的通道[7]。

与经口入路一样，经下颌骨入路需要进行解剖才能通过咽部进入颅颈交界区。从下1/3斜坡向下至C4，经下颌骨入路显著提升了颅颈交界区的暴露水平。经下颌骨入路最常用于颅颈交界区肿瘤的切除，尤其是需要整块切除的脊柱原发性肿瘤，例如脊索瘤。与高位颈咽后入路相比，经下颌骨入路有以下几个优点：①通过相对无血管的平面而进入；②避开了颈内动脉、下组颅神经、咀嚼肌、颞下颌关节、前庭耳蜗等关键结构；③利用偏离中线的咽部切口为观察病变提供更倾斜的角度，改善了腹侧/腹外侧颅颈交界区病变，尤其是肿瘤病变的视野[8]。经下颌骨入路方案有两种亚型：①经下颌骨绕舌术（也称为下颌摆动技术）；②正中唇–下颌骨–舌切开术[8]。

风险

尽管经下颌骨入路是一种进入脊髓腹侧病变非常有效的方法，但它也是一种潜在的疾病过程，具有许多固有的风险，包括吞咽困难、气道受损、感染、咽裂和颌骨咬合不正等。吞咽困难在经下颌骨入路术后的患者中十分常见，这很可能是由舌周切口、咽后解剖以及张肌和腭提肌的切割共同导致的[9]。随着手术时间的延长，以及咽、舌收缩时间的延长，手术风险也会增加[10]。

由于口腔中的细菌定植，感染是经下颌骨入路的一个重大风险。因此在准备手术区域时应当采取预防措施，包括对口腔甚至鼻子等部位进行消毒以减少细菌负荷。经下颌骨入路方案的感染率，依据文献中所报道为6%~50%[11]。感染类型包括咽旁脓肿、软组织感染和脑膜炎。咽旁间隙脓肿或慢性不愈合性咽裂可能导致口腔瘘[10]。细菌性脑膜炎，尤其是革兰阴性细菌性脑膜炎，特别难以治疗，最好的预防措施就是术中不要撕裂硬脑膜；如果需要行硬脑膜切开术，则硬脑膜应当以水密方式进行封闭。

术后，舌头肿胀的并发症会经常出现，这很可能会导致潜在的危及生命的气道阻塞。因此，通常在术前对患者施行气管造口术[9]。而牙齿咬合不正，是由于在下颌骨的重建过程中，下颌骨的两半未正确对齐造成的。牙齿咬合不正会导致难以咀嚼食物，并呈现出外观缺陷。在进行下颌骨切开术之前，可以通过在下颌骨上预钻孔，来避免牙齿咬合不正的发生。在解剖下颌骨下方时，可能会损伤到下组颅神经，尤其是舌下神经。在解剖颈椎外侧的过程中，由于椎动脉在横突孔内行进，可能会发生椎动脉的损伤。颅颈交界区的肿瘤会导致相邻神经血管结构的扭曲变形，尤其是在肿瘤包裹这些结构的情况下，大大增加了损伤的可能性[12]。文献中所报告的其他不太常见的风险包括咽鼓管切片引起的浆液性中耳炎和传导性听力损失[9-10]。

手术入路

标准经口入路

标准经口入路，也称为经口经咽入路，提供了从下1/3斜坡到C2体尾部的通道，即进入脊髓腹侧病变的最直接的通道。对于肿瘤、类风湿性关节炎血管翳或其他的C2神经节病变，经口入路是脊髓腹侧减压的有效手段。经口入路的显著缺点之一是通过口腔的手术区域十分狭窄，这主要是由于前牙在前侧，而下颌骨/舌头在尾部。为了增加暴露面积，可以用缝线收回悬雍垂，并且用穿过鼻子和腭下的软橡胶管收回软腭。使用专用的口腔牵开器，可以将舌头牵开。如果患者张口<2.5cm或颈部伸展受限，那么整个手术区域都会受到限制[3-4,13]。

经上颌骨入路

经上颌骨入路可以通过暴露上斜坡，来扩大颅颈交界区前侧被限制的暴露面积。最常见的情况是，通过行Le Fort Ⅰ截骨术来穿过上颌骨以完成经上颌骨入路。这种手术方案的缺点是尾部暴露有限，这是由于术中向下骨折的上颌骨和硬腭复合体阻碍了C2的视野[14]。为了避免Le Fort Ⅰ入路术中暴露视野在尾部受限制的缺点，经上颌骨腭裂入路在上颌骨和硬腭复合体创建了一个中线开口，从而通过从上斜坡来进入C2。然而，经上颌骨腭裂入路会带来由吞咽困难、鼻腔反流和鼻音亢进所组成的腭咽功能不全的风险[14]。此外，这种入路方案还增加了伤口感染、吞咽功能障碍和困难的风险。行单侧Le Fort Ⅰ截骨术可以保护软腭和其他上颌骨，从而更快地恢复口腭功能。

内镜入路

过去10年里，一些脊柱外科医生已经采用了不断进展的神经内镜技术和头颈部病变治疗技术，以用于治疗颅颈交界区的病变。内镜所提供的暴露视野不受口腔和上颚边界的限制，所以即使是那些张口能力有限或颈部运动范围受限的患者也十分适合颅颈交界区的内镜入路。颅颈交界区的内镜入路有两种不同的途径：经口入路，经鼻入路。

经口内镜入路通过从下1/3斜进入约C2~C3椎间盘间隙的水平。由于术中可以使用斜角内镜，即无须分开软腭，这是经口内镜入路的特别优点。由于避免了软腭的损伤，腭咽功能不全的风险也随之降低。经鼻内镜入路通过从前颅底而进入齿状突。可以将这两种入路结合使用，以抵达从颅底延向下伸至上颈椎的病变部位。颅颈交界区的内镜入路有以下缺点，包括咽壁闭合技术与熟练掌握并使用该技术的艰难学习过程，在椎前肌插入的下斜坡、C1和C2区域、咽后壁尾部等部位的闭合会特别困难[15]。

术前评估

在评估可能适合行经下颌骨入路手术的患者时，需要对其进行仔细的临床评估以及相关的影像学检查。每位患者都需要进行全面的神经系统检查，包括颅神经及运动和感觉的评估。除此之外，术前还应当对患者进行口腔检查与颈椎活动度的评估。同时，应注意术前即存在的下颌或牙列的异常。最后，应当为每位患者进行头部和颈部的影像学检查，包括计算机断层扫描（CT）和磁共振成像（MRI）。

影像学

传统的颈椎的X线片和CT有助于检查颈椎相关的解剖结构，因为它与潜在的病理改变以及脊柱的稳定性有关。我们应该更加注意C1和C2的解剖学结构，因为这个区域往往比下段的颈椎有着更多的解剖学上的变化。如果怀疑有颈椎的动态不稳，可以利用颈椎屈伸位片帮助判断。在大多数情况下，不稳定性是由手术本身引起的，因此最终的效果比较有限。

有无对比剂的MRI对于了解潜在病理改变与周围软组织和神经的关系都是必要的。对于上段颈椎的原发性肿瘤，手术计划应当根据肿瘤所累及的脊柱部位、所累及的软组织以及是否存在神经压迫而制订。如果考虑整体切除，手术计划有多个入路，取决于累及的骨以及椎旁组织和存在神经结构受压的位置。

如果担心肿瘤累及血管，如椎动脉，可以采用常规血管造影或颈部CT血管造影，这有助于判断相关血管与病变之间的关系。如果术前有指征需要栓塞高血管性肿瘤或考虑牺牲椎动脉，则应进行常规血管造影。在决定牺牲椎动脉前，进行球囊闭塞试验，以确定侧支血管是否足以向大脑和脑干供血。

气管造口术/经皮内镜胃造瘘术

气管造口术和经皮内镜胃造瘘术（PEG）通常在术前或术中进行，考虑到术后吞咽困难和气道阻塞的显著风险。气管切开术与经口或经鼻气管插管相比，有许多优点：① 避免气管插管操作，提高术中气道安全性；②使口咽部的术野更加清晰；③防止气管插管对咽部施加机械压力，可以降低伤口裂开的可能性；④提高口腔日常护理的能力，提高唾液的清除率，从而降低感染的风险。

术前放置PEG管有很多优点，可以降低潜在的手术入路相关的并发症发生率。术后早期营养对伤口愈合至关重要，PEG术后应尽快开始肠内喂养。与邻近咽组织的经鼻或经口肠管不同，PEG管避免了术后咽切口部位承受机械压力的风险，同时也避免了置管时损伤组织的风险。

除非术后出现永久性的吞咽困难，在咽部伤口愈合并经过正规的吞咽评价后，应该尽早取出PEG管。

多学科护理

对于脊柱外科医生来说，请其他外科医生参与实施经下颌入路并协助术后护理非常重要。耳鼻喉科医生可以协助进行口咽部的切开和气管造口。口腔颌面和整形外科医生可以参与实行下颌骨的切开和重建，并且参与缝合创口。术后护理方面，语言治疗、物理治疗和护理团队都是至关重要的，可以减少围手术期发病率。

手术技术

定位

患者仰卧在标准手术台上。必要时，Gardner-Wells钳可用于复位任何CVJ不对齐的患者，如那些颅底凹陷的患者。口咽、口腔、口周部和颈部均使用碘伏彻底冲洗。因为与口咽相通，鼻咽也需要进行处理，处理范围为眼睛下方到颈部的底部，用毛巾擦干并铺巾。

手术技术

首先由口腔颌面外科医生和耳鼻喉科医生进行大部分的初始暴露，直到暴露脊柱。切口从下唇的中线处切开并向下延伸至舌骨，向外延伸至胸锁乳突肌边缘，然后向上弯曲至乳突（图3.1）。随后从中线开始沿下颌骨进行骨膜下剥离，剥离从内侧向外侧进行，至距正中线约2cm处。剥离时应避免剥离过于外侧，以免损伤从颏孔发出的颏神经。下颌骨截骨术中有时被标记为锯齿形或阶梯形（图3.2），以便于再次固定。在预计要进行下颌骨切开术的部位的两侧进行预钻孔，并预先安装微型的钛板以便于之后的定位。为了确保下颌骨在术中可以完美地重建，在截骨手术前，安装钛板和钻孔是十分重要的。颌面结构的不齐不仅影响外观，还会导致错颌畸形。通常在术中需要切除阻碍下颌骨切开术进行的牙齿。

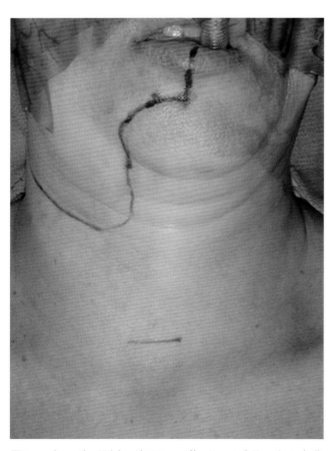

图3.1　切口从下唇向下标记，环绕下巴至舌骨，向上弯曲越过胸锁乳突肌至乳突

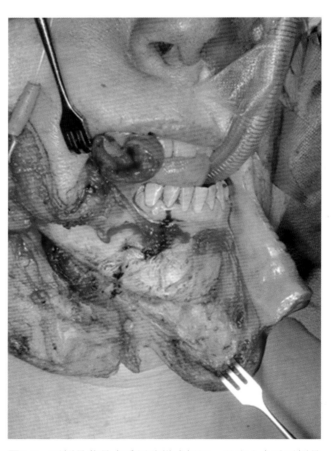

图3.2　下颌骨截骨术采用阶梯式标记，以防止术后下颌骨滑脱和错颌畸形

如果需要对CVJ的病变进行充分的侧方暴露，在进行下颌骨切开术之前，可以先剥离颈部以下的组织。进行颈阔肌下剥离，并深入到颌下腺。胸锁乳突肌向后收缩，颈动脉鞘可以识别并暴露。为了便于暴露下颌骨的下方，切开二腹肌，从舌骨上剥离下颌舌骨肌，从下颌骨上剥离颏舌骨肌。

随后进行下颌骨切开术，并将下颌骨侧移以开放下颌骨咽腔（图3.3）。为了移动舌，在舌下中线即截骨术处进行切口。切口沿舌部延伸至扁桃体弓。当下颌骨与颈部肌皮瓣向外侧打开时，舌向内侧缩回，离开术野（图3.4和图3.5）。经面动脉和翼内肌从翼外板切断后，进一步扩大该间隙。为了更好地暴露，分离与茎突相连的肌肉，如茎突舌骨肌、茎突咽肌和茎突舌肌。分离并确保第九对颅神经的完整。如果第九对颅神经阻碍手术入路，需要在面动脉或枕动脉水平切开颈外动脉，从而进入茎突后间隙。但只有在无法移动血管时才会采用这种方法。其他可以扩大术野的方法还包括切开二腹肌

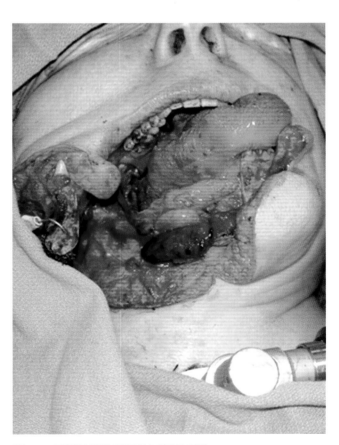

图3.3 下颌骨侧移以开放下颌骨咽腔

的前腹和后腹之间。腭帆张肌、软腭和咽鼓管部分也可以切开以增加暴露，但在通常情况下会避免这样的操作，因为这样会导致潜在的手术并发症发生率增加。下颌神经，特别是舌下神经，在暴露时，需要仔细辨别并保护。

为了经口腔暴露脊柱，沿后壁切开。此时的斜坡和上颈椎只被分离的长头肌覆盖。锐性分离椎前筋膜，切除颈长肌并由内向外剥离。此时可以触诊C1的前弓，如果病变中心位于椎体和C2的齿状突上，可能需要打开C1的前弓。辨认前纵韧带，在C1的前弓上钻孔并磨平，直到齿状突清晰可见。如果手术需要切除齿状突，就需要松解C1～C2关节突横韧带外侧的附着物。在切除齿状突之前应该切断鼻翼韧带和根尖韧带，以防止齿状突向上向斜坡方向回缩，撞击脊髓。如果计划对原发性脊柱肿瘤进行整块切除，则需要在术中暴露后纵韧带，并在病灶的头侧和尾侧切除至病灶范围。

如果病变包绕硬膜囊背侧，可以在不损害同侧椎动脉的前提下进一步切除C2环。为了进入硬膜囊的背侧，可以牺牲颈上神经根（图3.6）。C1～C2神经根除了引起皮肤麻木以外通常不会导致明显的临床症状。

如果将神经于背根神经节的远端切断，可能会导致神经痛。牺牲C3～C5神经根可导致膈瘫/麻痹，牺牲C5～T1神经根可导致上肢感觉运动障碍。

若需打开硬脑膜，或意外打开，首选硬脑膜一期修复，以减少脑脊液（CSF）漏的风险。在初级修补效果不理想时或不能直接进行修补的情况下，硬脑膜密封剂、合成硬脑膜补片和脂肪/肌肉/筋膜移植物都是可用的辅助材料。Valsalva试验可验证密闭性。如果术后发生CSF漏或硬脑膜薄弱，应进行腰椎引流。

如果颅颈交界区骨质病理切除后出现颈椎不稳定，则需进行前路重建（图3.7）。使用椎间融合器（Cage）或类似结构以跨越脊柱缺损区域，确保吻端和尾端都不向后压迫脊髓。头端椎体横截面积小于尾端，可以对Cage进行裁剪，可以使其末端向外

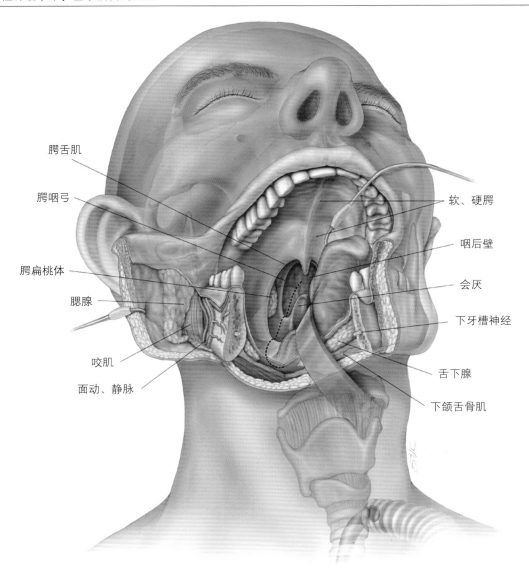

腭舌肌

腭咽弓

腭扁桃体

腮腺

咬肌

面动、静脉

软、硬腭

咽后壁

会厌

下牙槽神经

舌下腺

下颌舌骨肌

图3.4　经下颌骨入路的图解[16]

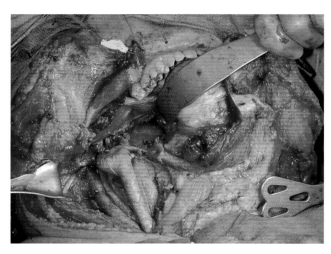

图3.5　进一步分离暴露，暴露颈动脉。舌从咽后壁缩回，结构展示更明确

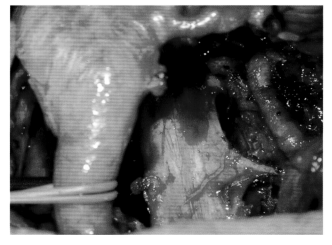

图3.6　颅颈交界区部分骨切除后，可见硬膜囊，结扎并切除同侧颈上神经根

展开，既为Cage提供标记，也可于椎体前固定，亦可采用钢板辅助固定。

关闭手术切口，重建结构，除了耳鼻喉科和颌面外科，同时联合整形外科可获得不错效果。依次缝合咽部结构以及下颌舌骨肌和二腹肌。下颌骨

预钻孔，用螺钉固定钢板固定下颌骨。最后缝合口腔黏膜。缝合嘴唇时必须注意唇红和黏膜边界。同样，颈部组织和颈阔肌在解剖层重新接近，注意防止组织交错捆绑。

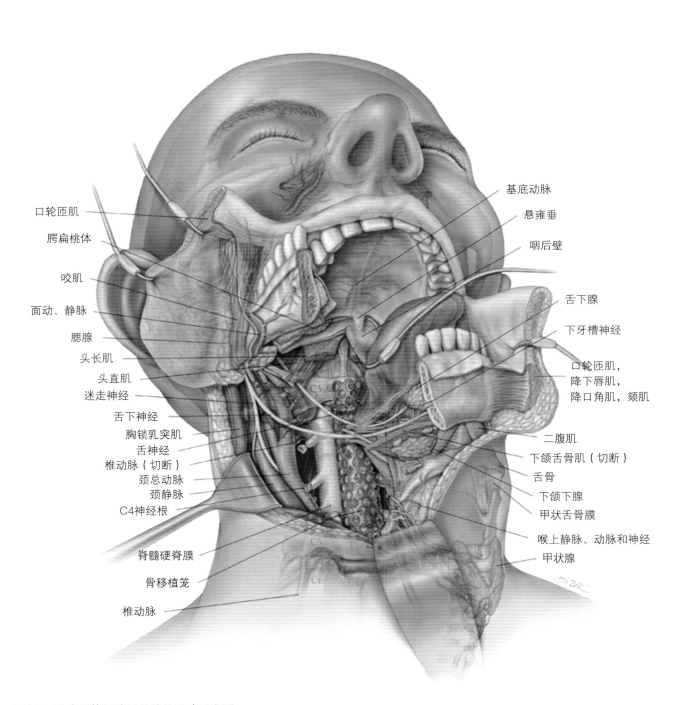

口轮匝肌
腭扁桃体
咬肌
面动、静脉
腮腺
头长肌
头直肌
迷走神经
舌下神经
胸锁乳突肌
舌神经
椎动脉（切断）
颈总动脉
颈静脉
C4神经根
脊髓硬脊膜
骨移植笼
椎动脉

基底动脉
悬雍垂
咽后壁
舌下腺
下牙槽神经
口轮匝肌，降下唇肌，降口角肌，颏肌
二腹肌
下颌舌骨肌（切断）
舌骨
下颌下腺
甲状舌骨膜
喉上静脉、动脉和神经
甲状腺

图3.7　肿瘤整体切除后的前柱重建示意图

术后护理

患者术后转移至ICU密切观察，因颈部软组织术后水肿可能性大。术后舌根部及体部也可能明显肿胀，较容易引起呼吸道阻塞。术后立即局部应用皮质类固醇可减少术后水肿，对于大多数患者在术前就会进行气管切开术，直至水肿减少和脱离呼吸机。

基于术前细菌培养的结果，预防性、针对性使用抗生素直至术后第6天。术后需要仔细监测，观察患者是否有感染迹象，感染有多种来源，包括咽部组织及食道被损伤和黏膜屏障被破坏。

开始时患者不应经口进食，直到舌头和颈部肿胀消退。在此期间，由经皮内镜下胃造瘘管提供的营养支持。当患者发生吞咽困难时，需进行喉镜和食管镜检查，部分外科医生在术后第7天例行喉镜检查和食管镜检查。

引流至无脑脊液漏出时，可拔除腰椎引流管。如果怀疑术中有任何计划或无意的硬膜切开，应注意不要太早拔除腰椎引流管。脑脊液流通对于硬脑膜愈合和密闭性的创建具有积极作用。此外，如果怀疑脑脊液漏入创面，进行创面再探查，防止并发脑膜炎。

其他常见的并发症包括急性或亚急性期的局部感染，可在感染科专家的指导下有针对性地使用抗生素，必要时可由耳鼻喉科医生进行局部感染的引流。对于术后可能出现的腭咽功能不全必须保持关注和警惕，腭咽功能不全通常在术后3～6个月出现，特别是在需要腭部切口的入路患者术后[15]。

结论

颅颈交界区由于骨结构复杂和神经血管分布交错，是一个颇具挑战性的手术区域。正中唇–下颌骨–舌切开术是一种扩大的经口入路，可直接进入斜坡区至颈椎中段的中线结构。这种方法的手术自由度及可视化程度都较为理想，但术中和术后都有严重的并发症，患者死亡率高。普通颅颈交界区手术，应尽量采用侵袭性较小的入路，但对于原发性肿瘤等需要整体切除的情况，可考虑该入路。

参考文献

[1] Trotter W. Purvis oration on the surgery of malignant disease of the pharynx. Br Med J. 1929; 1(3398):269–272.

[2] Delgado TE, Garrido E, Harwick RD. Labiomandibular, transoral approach to chordomas in the clivus and upper cervical spine. Neurosurgery. 1981;8(6):675–679.

[3] Balasingam V, Anderson GJ, Gross ND, Cheng CM, Noguchi A, Dogan A, et al. Anatomical analysis of transoral surgical approaches to the clivus. J Neurosurg. 2006;105(2):301–308.

[4] Liu JK, Couldwell WT, Apfelbaum RI. Transoral approach and extended modifications for lesions of the ventral foramen magnum and craniovertebral junction. Skull Base. 2008;18(3):151–166.

[5] 5. Steinberger J, Skovrlj B, Lee NJ, Kothari P, Leven DM, Guzman JZ, et al. Surgical morbidity and mortality associated with transoral approach to the cervical spine. Spine. 2016;41(9):E535–540.

[6] Wood BG, Sadar ES, Levine HL, Dohn DF, Tucker HM. Surgical problems of the base of the skull. An interdisciplinary approach. Arch Otolaryngol. 1980;106(1):1–5.

[7] Russo A, Albanese E, Quiroga M, Ulm AJ. Submandibular approach to the C2-3 disc level: microsurgical anatomy with clinical application. J Neurosurg Spine. 2009;10(4):380–389.

[8] Neo M, Asato R, Honda K, Kataoka K, Fujibayashi S, Nakamura T. Transmaxillary and transmandibular approach to a C1 chordoma. Spine. 2007;32(7):E236–239.

[9] DeMonte F, Diaz E Jr, Callender D, Suk I. Transmandibular, circumglossal, retropharyngeal approach for chordomas of the clivus and upper cervical spine. Technical note. Neurosurg Focus. 2001;10(3):E10.

[10] Krespi YP, Sisson GA. Transmandibular exposure of the skull base. Am J Surg. 1984;148(4):534–538.

[11] Hodges SD, Humphreys SC, Brown TW Jr, Eck JC, Covington LA. Complications of the anterior retropharyngeal approach in cervical spine surgery: a technique and outcomes review. J South Orthop Assoc. 2000;9(3):169–174.

[12] Choi D, Melcher R, Harms J, Crockard A. Outcome of 132 operations in 97 patients with chordomas of the craniocervical junction and upper cervical spine. Neurosurgery. 2010;66(1):59–65. discussion.

[13] Konya D, Ozgen S, Gercek A, Celebiler O, Pamir MN. Transmandibular approach for upper cervical pathologies: report of 2 cases and review of the literature. Turk Neurosurg. 2008;18(3):271–275.

[14] Youssef AS, Sloan AE. Extended transoral approaches: surgical technique and analysis. Neurosurgery. 2010;66(3 Suppl):126–134.

[15] Dlouhy BJ, Dahdaleh NS, Menezes AH. Evolution of transoral approaches, endoscopic endonasal approaches, and reduction strategies for treatment of craniovertebral junction pathology: a treatment algorithm update. Neurosurg Focus. 2015;38(4):E8.

[16] Rhines LD, Fourney DR, Siadati A, Suk I, Gokaslan ZL. En bloc resection of multilevel cervical chordoma with C2 involvement. J Neurosurg Spine. 2005;2:199–205.

第4章 颅颈手术入路：经颈入路

Wataru Ishida, Kyle L. McCormick, Sheng-fu Larry Lo
周文钰，许梓健，黄霖/译校

概述

腹侧颅颈交界区（CVJ）由于位置较深且周围解剖结构复杂，容易受基底动脉内陷、先天性颅底畸形、下斜坡脊索瘤和软骨肉瘤、转移瘤、风湿性血管翳、硬膜内脑膜瘤和血管畸形等病理因素影响[1]，是一个难以安全进入的手术区域。此前最直接和最广泛使用的手术入路是由Fang和Ong[2]在1962年提出的经口入路。该方法的成功之处就在于能直接到达该区域，提供了最广泛的解剖视野，并可选择将其与经面和/或经高颈后咽入路结合来改善工作通道深而窄的问题[3-11]。

目前，标准的直接入路是经口-经咽部入路，可选择增加一个经下颌骨入路[10,12-16]或Le Fort截骨术[3,17-19]，来增加病灶和术野的可视性。然而，这种方法会使各种并发症〔如细菌性脑膜炎（特别是在术中发生了硬膜撕裂之后）、术后需要气管切开、术后语言障碍、发音改变、气道损伤、咽伤口不愈合以及审美效果不理想等〕的发生率显著提高[20]。此外，手术显微镜虽然可以直接照明手术视野，但不太适合这种入路，因为这种入路需要宽广的活动和视觉范围，而不是一道窄的光线[21]。幸运的是，内镜是这类手术的一大进步，因为它提供了直接照明和更广阔的视野[22-24]。它的光线是从长杆的末端发出，使光能穿透到更深的位置，更接近手术位点。此外，它拥有大约80°的视野[21,24]，给外科医生提供了全景视角。实际上，通过它外科医生可直

视术野，并且它的外形使其可用于轻柔提拉周围组织，防止引起相关的并发症[1,20]。如今，内镜及其相关技术已广泛应用于各医院和手术室。

2002年，Frempong-Boadu和Fessler使用内镜进行内镜辅助经口入路手术[2]。2005年，匹兹堡大学的Kassam进行了第一次完全经鼻内镜切除齿状突手术。最后，Wolinsky等完成了第一例内镜下经颈齿状突切除术来治疗颅底凹陷症[21]。我们希望本章节的内容可以为神经外科医生提供另一种CVJ入路，以增加安全性和改善患者预后。

适应证、禁忌证和优点

经颈入路的主要指征是C2基底凹陷并且不需要行斜坡切除术[3,22]。内镜的使用降低了与牵拉[20]相关的并发症发生率，并且适用于3种CVJ入路[1-4,10,22,24-30]。经颈入路还有另一个好处——过程中暴露的解剖结构对神经外科医生来说是比较熟悉的，考虑到CVJ入路范围都比较狭窄，这成为一个显著的手术优势。该方法还增加了一个新的路线（图4.1），可以切除齿状突下方更多的尾椎体，并对较深的颅底凹陷[3]进行减压。因此相比于单纯的经口或经鼻入路，外科医生能够用该入路治疗更多疾病[3,31]。

该入路的另一个优点是保留了一个无菌的手术区域，以减少术后并发症的发生风险[1,3,10,20-22,25]。经口入路和经鼻入路分别侵犯口咽和鼻咽黏膜，定植于这些区域的菌群入侵后会增加咽后壁感染或伤口裂开

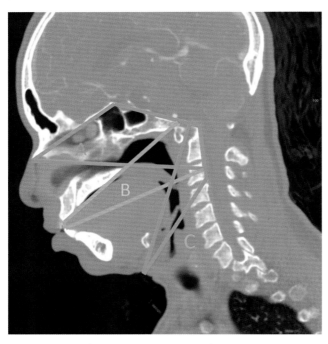

图4.1　比较经鼻入路（**A**）和经口入路（**B**）与内镜经颈前入路（**C**）

的风险[3,6,20,30-31]。经口入路还可能需要分开上颚和内收舌头，增加术后需要插管的时间[2,5,6,8,14-15,20-21,31-36]。如前所述，经鼻入路还需要穿过一个有菌的腔隙，在有脑脊液（CSF）渗漏的情况下会增加术后发生脑膜炎的风险[20-22,30-31,34,37]。此外，神经外科医生可能对经口和经鼻入路的解剖结构不太熟悉，有可能损伤到翼管神经和咽鼓管[20,38]。相对而言，经颈入路的解剖结构对神经外科医生来说更为熟悉，而且不会侵犯有菌的黏膜，因此在无意间或有意破坏了硬脑膜的情况下，降低了脑脊液污染和术后发生脑膜炎的概率[1,3,10,20-22,25]。

此外，内镜辅助下经颈入路治疗的患者在取出气管内管后能够经口进食，减少了需要气管造口和鼻饲的可能性[10,22]。由于不需要切开或牵拉软腭，这种方法也降低了经口入路潜在的术后发声困难的风险[3,10,20-22]。另外，这种入路也不需要对下颌骨或上颌骨进行劈开，从而减少了咀嚼困难或不美观等并发症的发生风险[1-3,10-12,14,20-21,25]。虽然损伤喉返神经的风险依然存在，但与经颈前入路相比并没有增加[10]。

然而，并不是所有的患者都适合这种入路，对于肥胖、桶状胸或严重驼背的患者这种入路可能并不合适。此外，根据其路线，这种入路也不适用于进入斜坡区，因为进入下斜坡进行切除需要过度牵拉，并且受到胸攻角的限制。

临床资料与方法

手术准备与定位

经颈前入路的手术定位类似于前路颈椎间盘切除融合术（ACDF），但采用的是软装经鼻气管插管，而不是经口气管插管[1,3,10,22]。患者仰卧于水平的Jackson床上，后旋肩膀，颈部轻微伸展。应在术前先确定患者颈部能承受的伸展范围。在整个手术过程中要监测体感诱发反应和运动诱发反应。头部通过附在Mayfield Halo支架上的Halo环固定在工作台上（图4.2a）。

两个机械臂安装在手术台上，一个用于固定牵开器，另一个用于固定内镜，医生站在两机械臂的对侧。它们都与手术台相连，将其放置于颈椎尾侧，这样就不会干扰侧位透视。内镜显示器位于外科医生的对侧，无框架立体定向显示器位于它的头侧，荧光透视显示器位于内镜显示器的尾侧。无框架立体定向导航系统的参考阵列通过Halo环固定在患者身上（图4.2b）。使用美敦力O臂进行术中CT（Medtronic，Minneapolis，MN，USA）和用于导航的美敦力StealthStation S7系统（Medtronic，Minneapolis，MN，USA）进行注册（图4.3）[10,22,26]。然后用与ACDF一样的方法对颈部进行消毒铺巾[1,3,10,22]。入路在哪一侧由术者的优势手决定：对于右利手术者，入路从患者的右侧开始；对于左利手术者[1]，入路从患者的左侧开始。由于头部是固定的，可以根据医生的偏好进行影像导航的选择，使用起来比较灵活[1,3,10,22]。

图4.2 a. 使用连接至Mayfield Halo 支架的Halo环将头部固定在手术台上。b. 最终设置

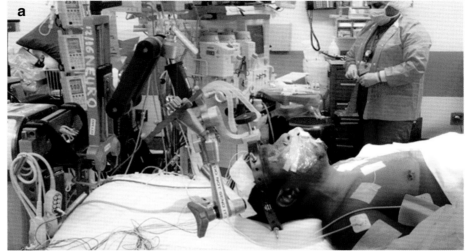
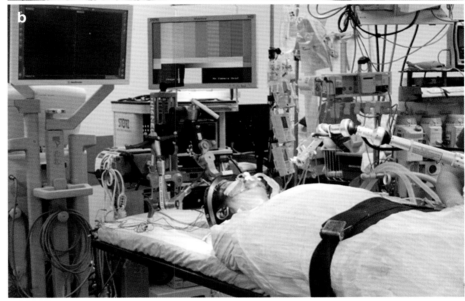

图4.3 使用O臂进行神经导航注册

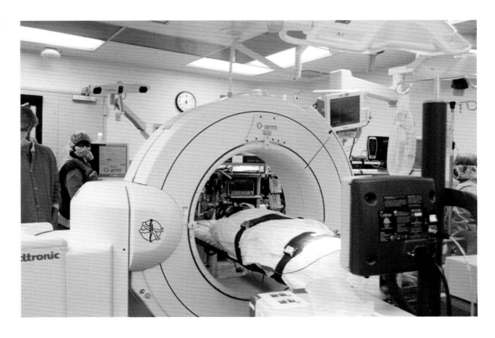

手术技巧

用颈椎手术标准的Smith-Robinson入路进行切开和初次暴露。从中线开始在C4～C5水平附近做一个横切向口，向外侧延伸约4cm。用Bovie烧灼术（Bovie Medical Corporation，Purchase，New york，USA）切开皮下脂肪到颈阔肌。为了暴露颈椎，需要在胸锁乳突肌和颈动脉鞘内侧缘和颈带状肌群外侧缘之间进行剥离。将食管和气管向内侧牵拉，胸锁乳突肌向外侧牵拉，在平面组织之间进行钝性剥离，以便暴露C1前结节。可用Cloward牵开器牵食管。Kitner剥离器用于清扫脊柱前方的松散网状组织，将脊柱暴露于C1结节水平。斜面管状牵开器（图4.4）水平放置在脊柱上，尖端顶在C1前结节处。然后，使用导航系统确认牵开器的位置。利用软装气管内管，使牵开器以最小的阻力将气管推至对侧，同时防止气管内管扭曲或堵塞。

剥离颈长肌，并向外侧拉开，暴露C2椎体的腹侧。校正Misonix Bone Scalpel M.I.S.（Misonix，Farmingdale，New york，USA）后与神经导航系统联合使用，其中BoneScalpel每次磨钻后要进行重新校

准。一个30° 4mm的神经内镜附在内镜臂上，在手术的剩余时间内它都在臂上提供牵开器下的视野（图4.5）。为了从上方捕捉C2的视野，神经内镜被安置在牵开器内，这样它就能平放在牵开器的上表面。

于C1前环的后部和齿状突之间开始进行切除。往下磨钻直到齿状突的尖端。通过内镜和立体定向神经导航系统可以直视下持续监测切除过程的进展。看到齿状突的尖端后，应以"自上而下"的方式切除整个齿状突，移除所有的骨结构。然后用一个3mm的磨钻完全切除剩下的骨。骨切除完成后，应切除韧带（横韧带、翼状韧带和尖韧带）和血管翳（如果有的话），暴露下面的硬脑膜。由于齿状突是完全可移动的，可以在其底部断开它，并使用垂体咬骨钳、刮匙和显微剥离器进行En bloc切除。

一旦齿状突、尖韧带和横韧带切除完成，颈椎就会不稳定[10,32-33,39-40]。在行前后联合入路时，对患者进行搬运或重新摆体位时需要非常小心。对于大多数患者来说，颈椎不稳定是从枕骨到C2[1,2]，但在某些情况下，特别是C1与枕骨融合了的情况下，不稳定是在C1～C2之间。对于局限性C1～C2

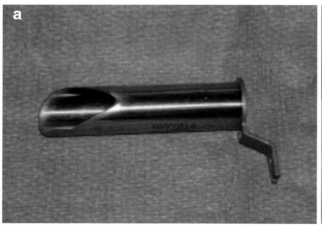
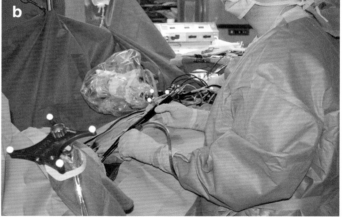

图4.4 **a、b.** 斜角管状牵开器和美敦力Sofamor Danek METRx管状牵开器系统。对牵拉器进行改装，使管状牵拉器的底部以可定制的角度切割，从而使牵拉器以稳定的方式直接连接到脊柱，为穿过C2和齿状突的底部插入经齿状突螺钉提供最佳视野和轨迹，同时最大限度地减少组织牵拉，为手术区域周围的软组织提供360° 保护。此外，如果固定在工作台上，则无须助手帮忙拉钩

1：椎动脉。通过牵开器分离颈长肌后，C2的腹侧将暴露出来。椎动脉位于C2的腹侧，尤其是C2～C3椎间盘间隙的头侧[38]。在这部分手术中，应特别注意避免损伤椎动脉

2：尖韧带和横韧带。在齿状突切除术中不应切除这些韧带，因为它们在骨切除和硬脑膜之间提供了一个保护屏障

图4.5 神经内镜。内镜可以不用手操作，也可以放在固定系统中，以便外科医生在手术过程中使用双手。此处描述了30° 4mm内镜，但也可用0°、30°上视和30°下视内镜；大角度内镜可提供足够的视野，而不具备相应的手动解剖能力[3]

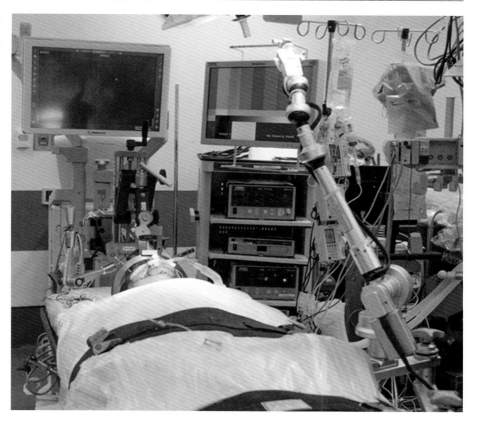

不稳定的患者，可采用相同入路，用双侧前外侧块/椎弓根/经关节螺钉对C1～C2关节进行内固定和融合[10,22,41]。然而，如果由于解剖上的原因上述方法不可行，或者关节不稳定的范围更大，则需要进行二期枕颈融合术。为了安全起见，一个1/8in（1in≈2.54cm）的血真空引流管可能会在截骨时置入，防止术后血肿压迫腹侧脑干。

接下来的步骤取决于如何操作。齿状突移除后，C1环可以完整保留。然而，为了进入下斜坡，必须摘除C1环，这要求牵开器的角度更靠前，以进入下斜坡。但在实际上，攻角、手术视野深度和牵开器相对于胸部的位置使得这部分切除很难或不可能实现[3,10,21-22,34]。

手术解剖

基于手术步骤和手术通道的手术路线

手术进入位点是C4～C5椎间盘水平的皮肤中线[1,3,10,22]。该入路理论上允许进入上至C1前结节、下至下颈椎的位置[3]。在手术野内，根据牵开器的手术轨迹进入，最上位的可达底穴（枕骨大孔缘的中点）上方1cm的中间点，最下位可达C2椎体的下后位面。然而，这种入路从技术层面上来说可以暴露C5到底穴之间的颈椎[3]。Syre和Lee指出，这种入路理论上在下方是没有限制的，因为一个宽的颈部切口可以将整个颈椎暴露到颈胸交界处（图4.6～图4.8）[1]。

有学者在尸体研究和基于影像学的研究中比较了经颈、经口和经鼻入路的手术通道。内镜下扩大经鼻入路到手术目标的距离为94mm，经口入路为102mm，经颈入路为100mm[3-11,25]。经颈入路的攻角为15°，最小，而经口入路为30°，经鼻入路为28°[3-11,25]。最后，经口入路的工作面积为1406mm²，最大，其次是经鼻入路，为1305mm²，经颈入路为743mm²[3-11,25]。这些都总结在表4.1中。

图4.6 经颈入路的暴露：头部侧
旋和过伸[49]

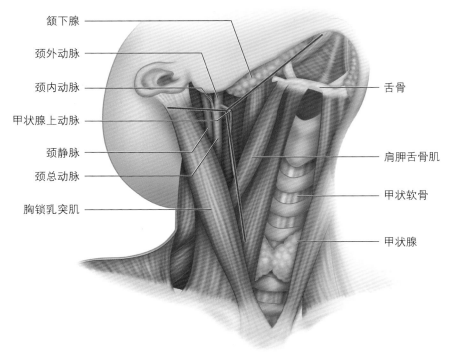

颌下腺
颈外动脉
颈内动脉
甲状腺上动脉
颈静脉
颈总动脉
胸锁乳突肌

舌骨
肩胛舌骨肌
甲状软骨
甲状腺

图4.7 拉开并暴露上颈椎

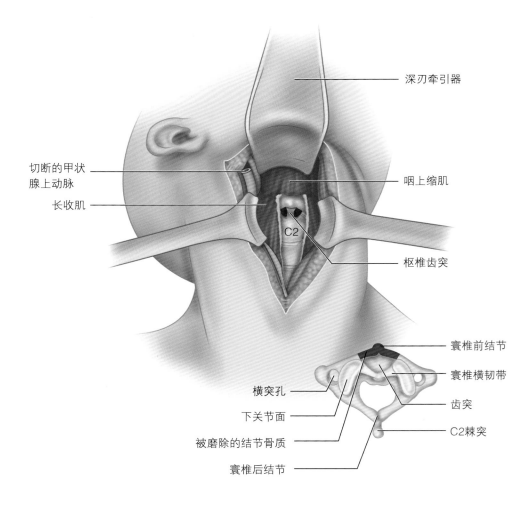

深刃牵引器

切断的甲状
腺上动脉
长收肌

咽上缩肌

C2

枢椎齿突

横突孔
下关节面
被磨除的结节骨质
寰椎后结节

寰椎前结节
寰椎横韧带
齿突
C2棘突

图4.8 经颈入路下用深部牵开器牵拉暴露斜坡区

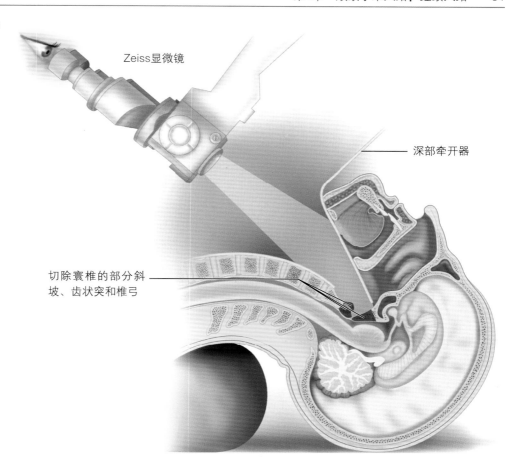

Zeiss显微镜

深部牵开器

切除寰椎的部分斜坡、齿状突和椎弓

表4.1 经颈、经口和经鼻入路到CVJ的特征比较

	经颈入路	经口入路	经鼻入路
到手术目标的距离/mm	100	102	94
攻角/°	15	30	28
工作面积/mm²	743	1406	1305

了解颅颈交界区的解剖

该入路的主要优势之一是，在解剖学上它和下颈椎前路手术相似，因此，大多数脊柱外科医生都比较熟悉。然而，彻底了解CVJ的解剖结构才能给手术提供更多的安全保障。基于CVJ的解剖结构，有几点值得考虑，讨论如下：

动脉

正如脚注1中提到的，在这个入路中应特别注意椎动脉。C2椎体的腹侧在剥离长颈肌后可

见[1,10,42]。椎动脉位于C2的腹侧，特别是C2～C3椎间盘间隙的头侧[1,10,38,42]。在C3的尾侧段的椎动脉穿过横突孔[1,10,22,38,42]，最终进入C2的横突，在这个地方可能出现解剖变异。该区域的椎动脉在向外侧走行之前可能会先移向C2腹侧[10,42]，再加上该区域可能出现的颅颈骨畸形，使损伤椎动脉的风险变得很高。通过使用三维重建CT结合MRI进行仔细的术前分析可以将风险降到最低[10]。

C1和C2

C1～C2的接合处本身具有很强的可移动性，即使头部已经通过Halo环固定，还是有可能产生移动。这为注册和术中CT扫描图像与实际解剖之间的三维关系的精确导航带来了独特的挑战[3,10,21,34,38]。在图像采集之前，应使用Halo环和Mayfield适配器将患者的头部固定在手术台上，以便尽量减少移动，从而减少注册过程的不准确性[10]。

韧带

在齿状突与硬脑膜之间、硬脑膜与脑干之间有许多解剖层次。其中包括为脑干和脊髓提供保护的多条韧带。这些韧带形成了一个不能钻过的边界[10,22,38,43]。紧靠齿状突后方，横韧带附着在C1侧块内侧面上的结节上并包围齿状突[10,38]。尖韧带位于头侧，附着于齿状突尖端和斜坡基底部。尖韧带通常与该区域的一些病理改变相关，通常导致韧带松弛（而不是破坏）[10]。在这个入路中，为了给硬脑膜提供保护屏障，只有在齿状突切除完成后才能切除尖韧带和横韧带[10,22,43]。最后，尖韧带和横韧带的后方是垂直和水平韧带以及顶盖膜，它们是硬脑膜前方的最后屏障[10,38]。在病情严重的情况下，稳定齿状突的韧带可能会变得很薄或几乎消失[1,10,38]。

其他解剖结构

这个入路的一大弊端在于操作空间狭窄。术中的牵拉作为一个必要操作可能会带来潜在的一些风险[1,3,10,20-22,29]。管状牵开器有助于减少过度牵开的操作[10]。由于二腹肌和腹下神经靠近牵拉点，它可能对预防二腹肌和腹下神经的牵拉伤特别有用[1,38]。与放置在管状牵拉器上部的30°内镜配合使用，可以俯视解剖结构，从而为医生提供颈椎腹侧正面熟悉的视角[1,10]。值得一提的是，管状牵开器在狭窄的硬的通道中确实会限制手术视野。如果想要看得更清楚，管状牵开器和内镜都必须重新定位[1,3,10,22]。这会使外科医生难以看清相邻结构之间的解剖关系，需要具备成功手术所必需的解剖学基础知识。如前所述，术中辅助使用无框架立体定向导航也是可取的，可以看到通过内镜看不到的表面解剖，并提供骨切除后相关的神经结构位置改变的反馈[1,10]。

并发症

Dasenbrock等[22]报道了15例患者接受影像引导内镜下经颈齿状突切除术的结局指标。15例患者中，6例出现术后并发症，包括上呼吸道肿胀（n=2）、尿路感染（n=2）、语言障碍（n=2）、无症状假性脑膜膨出（n=1）和胃造瘘管放置（n=1）。1例患者术后需要插管超过48h。然而，没有患者出现晚期神经功能恶化、细菌性脑膜炎、静脉血栓栓塞或需要气管切开。同时，McGirt等描述了4例同样采用内镜经颈手术的患者的结果，并报告了1例患者穿头环背心（Halo-Vest）时出现了半脱位[21,43]。在对3例患者的回顾性分析中，Wolinksy等发现1例患者有术中脑脊液漏的并发症[10,21]。由于文献中报道的临床研究数量有限，需要进一步的多中心前瞻性研究来更好地了解这种新入路的益处。

讨论

通过颈椎前方到达CVJ没有标准化的入路，经口入路、经鼻入路和经颈入路各有优缺点。经口入路有几个优点：当与其他入路（如Le Fort截骨术或经下颌环舌入路）结合时，它提供了广阔的操作空间，并允许自上而下钻孔[2-19]。经口入路最主要的缺点是手术区域易受到污染，使得脑脊液漏的处理变得更加困难[21,35-36,44-46]。此外，它需要牵拉舌头和切腭，这可能会导致一些严重的并发症，并且需要像前面阐述的那样进行长时间的术后插管[2,5-6,8,14-15,20-21,31-36]。最后，神经外科医生一般也不太熟悉这个位置的解剖，可能需要耳鼻喉科医生提供帮助。

经鼻入路是针对上述这些缺点发展起来的，但也有其自身的优劣。它允许自上而下钻孔，减少牵拉相关的并发症，并提供广阔的操作空间[23,30-31,37,45,47-48]。然而，它需要穿过带有自然菌群的腔隙，一旦出现脑脊液漏，术后脑膜炎的风险就会增加[20-22,30-31,34,37]。如果暴露过宽，经口和经鼻入路也会使翼管神经和咽鼓管处于危险之中[20,38]。

虽然这些入路仍然是经过C2治疗斜坡区肿瘤或类风湿性疾病的理想方法，但在C2基底内陷而不切除斜坡的情况下，经颈入路是一种新的、有潜在优势的方法[3,22]。它经过无菌手术区域，其解剖结构对脊柱外科医生来说较为熟悉，能减少牵拉相关的并发症，并可能减少术后并发症[1,3,10,20-22,25]。

该技术也存在一些缺点，包括操作角度窄（经颈入路为15°，而经口入路为30°，经鼻入路为28°）、操作距离长（约100mm）和牵拉咽部，同时需要维持中线解剖轨迹[3-11,21-22,25,34]。由于需要切除齿状突尖端，这也可能增加切开硬脊膜的风险[22,43]。然而，脑脊液漏可能因为该入路提供的无菌手术野而不那么严重。齿状突的切除也会比其他入路更困难，因为其他入路允许齿状突在手术早期保持附着在C2的底部[3]。

内镜为外科医生提供了一种技术上可行的方法来治疗该区域更多的疾病，在具有更大的灵活性的同时减少并发症的发生率[1,20-24]。然而，与显微镜一样，内镜只能提供二维图像。这可以通过移动内镜辅以手直接触摸来解决，以提供深度感知线索[1,3,10,21-22,25,29,34]。内镜的分辨率仅与其附带的摄像头和屏幕一样好（与显微镜相比，显微镜是人视网膜直视，分辨率大于最好的HD视频）[1,3,10,21-22,24-25,29,34]。随着视频技术的快速进步和当前三维内镜的逐步应用，有望在未来解决这一问题。

多种手术入路为脊柱外科医生提供了个性化手术的机会，以优化手术效果并最大限度地保障患者的安全。合适的术野暴露可以是多种多样的，取决于病理、手术目的、病史和外科医生的经验。我们希望提供一种新的方法，当病理学及其定位支持时，可以更容易、更无菌地进入腹侧CVJ。

结论

内镜下经颈入路进入腹侧CVJ是一种有效的方法，可以安全地减压脑干和脊髓，同时因为术野无菌增加了手术的安全性。它还通过减少患者术后插管和/或在鼻胃管下进食的时间，缩短了恢复周期。对于那些主要表现为斜坡区病变的患者，或肥胖、桶状胸和脊柱后凸的患者，不宜行此手术。然而，对于那些符合该入路适应证的患者，经颈前路给医生的"武器库"（迄今为止只有经口经咽入路和经鼻入路）增加了一件利器，为治疗CVJ和上颈椎疾病提供了一条更全面的路径。

参考文献

[1] Syre PLJ. Endoscopic approaches to the craniovertebral junction. In: Surgical anatomy and techniques to the spine E-book. Philadelphia: Elsevier Health Sciences; 2013. p. 60–68.

[2] Frempong-Boadu AK, Faunce WA, Fessler RG. Endoscopically assisted transoral-transpharyngeal approach to the craniovertebral junction. Neurosurgery. 2002;51:S60–66.

[3] Baird CJ, Conway JE, Sciubba DM, Prevedello DM, Quinones-Hinojosa A, Kassam AB. Radiographic and anatomic basis of endoscopic anterior craniocervical decompression: a comparison of endonasal, transoral, and transcervical approaches. Neurosurgery. 2009;65:158–163.; discussion 163-154. https://doi. org/10.1227/01.neu.0000345641.97181.ed.

[4] Cavallo LM, Messina A, Cappabianca P, Esposito F, de Divitiis E, Gardner P, Tschabitscher M. Endoscopic endonasal surgery of the midline skull base: anatomical study and clinical considerations. Neurosurg Focus. 2005;19:E2.

[5] Crockard HA. The transoral approach to the base of the brain and upper cervical cord. Ann R Coll Surg Engl. 1985;67:321–325.

[6] Crockard HA. Transoral surgery: some lessons learned. Br J Neurosurg. 1995;9:283–293.

[7] Hadley MN, Spetzler RF, Sonntag VK. The transoral approach to the superior cervical spine. A review of 53 cases of extradural cervicomedullary compression. J Neurosurg. 1989;71:16–23. https://doi.org/10.3171/jns.1989.71.1.0016.

[8] Mummaneni PV, Haid RW. Transoral odontoidectomy. Neurosurgery. 2005;56:1045–1050. discussion 1045-1050.

[9] Spetzler RF, Hadley MN, Sonntag VK. The transoral approach to the anterior superior cervical spine. A review of 29 cases. Acta Neurochir Suppl. 1988;43:69–74.

[10] Wolinsky JP, Sciubba DM, Suk I, Gokaslan ZL. Endoscopic image-guided odontoidectomy for decompression of basilar invagination via a standard anterior cervical approach. Technical note. J Neurosurg Spine. 2007;6:184–191. https://doi.org/10.3171/spi.2007.6.2.184.

[11] Youssef AS, Guiot B, Black K, Sloan AE. Modifications of the transoral approach to the craniovertebral junction: anatomic study and clinical correlations. Neurosurgery. 2008;62:145–154.; discussion 154-145. https://doi.org/10.1227/01.neu.0000317386.99055.3f.

[12] Arbit E, Patterson RH Jr. Combined transoral and median labiomandibular glossotomy approach to the upper cervical spine. Neurosurgery. 1981;8:672–674.

[13] Bertrand J, Luc B, Philippe M, Philippe P. Anterior mandibular osteotomy for tumor extirpation: a critical evaluation. Head Neck. 2000;22:323–327.

[14] Delgado TE, Garrido E, Harwick RD. Labiomandibular, transoral approach to chordomas in the clivus and upper cervical spine. Neurosurgery. 1981;8:675–679.

[15] Kanamori Y, Miyamoto K, Hosoe H, Fujitsuka H, Tatematsu N, Shimizu K. Transoral approach using the mandibular osteotomy for atlantoaxial vertical subluxation in juvenile rheumatoid arthritis associated with mandibular micrognathia.

J Spinal Disord Tech. 2003;16:221–224.

[16] Menezes AH, VanGilder JC, Clark CR, el-Khoury G. Odontoid upward migration in rheumatoid arthritis. An analysis of 45 patients with "cranial settling". J Neurosurg. 1985;63:500–9. https://doi.org/10.3171/jns.1985.63.4.0500.

[17] Anand VK, Harkey HL, Al-Mefty O. Open-Door Maxillotomy Approach for Lesions of the Clivus. Skull Base Surg. 1991;1:217–225.

[18] Balasingam V, Anderson GJ, Gross ND, Cheng CM, Noguchi A, Dogan A, et al. Anatomical analysis of transoral surgical approaches to the clivus. J Neurosurg. 2006;105:301–308. https://doi.org/10.3171/jns.2006.105.2.301.

[19] James D, Crockard HA. Surgical access to the base of skull and upper cervical spine by extended maxillotomy. Neurosurgery. 1991;29:411–416.

[20] Shriver MF, Kshettry VR, Sindwani R, Woodard T, Benzel EC, Recinos PF. Transoral and transnasal odontoidectomy complications: A systematic review and meta-analysis. Clin Neurol Neurosurg. 2016;148:121–129. https://doi.org/10.1016/j.clineuro.2016.07.019.

[21] Visocchi M, Di Martino A, Maugeri R, Gonzalez Valcarcel I, Grasso V, Paludetti G. Videoassisted anterior surgical approaches to the craniocervical junction: rationale and clinical results. Eur Spine J. 2015;24:2713–2723.https://doi.org/10.1007/s00586-015-3873-6.

[22] Dasenbrock HH, Clarke MJ, Bydon A, Sciubba DM, Witham TF, Gokaslan ZL, Wolinsky JP. Endoscopic image-guided transcervical odontoidectomy: outcomes of 15 patients with basilar invagination. Neurosurgery. 2012;70:351–359.; discussion 359-360.https://doi.org/10.1227/NEU.0b013e318230e59a.

[23] Kassam AB, Snyderman C, Gardner P, Carrau R, Spiro R. The expanded endonasal approach: a fully endoscopic transnasal approach and resection of the odontoid process: technical case report. Neurosurgery. 2005;57:E213; discussion E213.

[24] Pillai P, Baig MN, Karas CS, Ammirati M. Endoscopic image-guided transoral approach to the craniovertebral junction: an anatomic study comparing surgical exposure and surgical freedom obtained with the endoscope and the operating microscope. Neurosurgery. 2009; 64:437–442; discussion 442–434. https://doi.org/10.1227/01.neu.0000334050.45750. c9.

[25] Hsu W, Kosztowski TA, Zaidi HA, Gokaslan ZL, Wolinsky JP. Image-guided, endoscopic, transcervical resection of cervical chordoma. J Neurosurg Spine. 2010;12:431–435. https://doi.org/10.3171/2009.10.spine09393.

[26] Ma H, Lv G, Wang B, Kuang L, Wang X. Endoscopic transcervical anterior release and posterior fixation in the treatment of irreducible vertical atlantoaxial dislocation. Eur Spine J. 2014;23:1749–1754. https://doi.org/10.1007/s00586-014-3352-5.

[27] Singh H, Rote S, Jada A, Bander ED, Almodovar-Mercado GJ, Essayed WI, et al. Endoscopic endonasal odontoid resection with real-time intraoperative image-guided computed tomography: report of 4 cases. J Neurosurg. 2017;128:1–6. https://doi.org/10.3171/2017.1.jns162601.

[28] Yadav YR, Madhariya SN, Parihar VS, Namdev H, Bhatele PR. Endoscopic transoral excision of odontoid process in irreducible atlantoaxial dislocation: our experience of 34 patients. J Neurol Surg A Cent Eur Neurosurg. 2013;74:162–167. https://doi.org/10.1055/s-0032-1327441.

[29] Yadav YR, Ratre S, Parhihar V, Dubey A, Dubey NM. Endoscopic technique for single-stage anterior decompression and anterior fusion by transcervical approach in atlantoaxial

dislocation. Neurol India. 2017;65:341–347. https://doi.org/10.4103/neuroindia. NI_1276_16.

[30] Yu Y, Hu F, Zhang X, Sun C. Endoscopic transnasal odontoidectomy. Sports Med Arthroscop Rev. 2016;24:2–6. https://doi.org/10.1097/jsa.0000000000000081.

[31] Choi D, Crockard HA. Evolution of transoral surgery three decades of change in patients, pathologies, and indications. Neurosurgery. 2013;73:296–304. https://doi.org/10.1227/01.neu.0000430324.24623.10.

[32] Di Lorenzo N. Craniocervical junction malformation treated by transoral approach. A survey of 25 cases with emphasis on postoperative instability and outcome. Acta Neurochir. 1992;118:112–116.

[33] Goel A. Progressive basilar invagination after transoral odontoidectomy: treatment by atlantoaxial facet distraction and craniovertebral realignment. Spine. 2005;30:E551–555.

[34] Lin ZK, Chi YL, Wang XY, Yu Q, Fang BD, Wu LJ. The influence of cervical spine position on the three anterior endoscopic approaches to the craniovertebral junction: an imaging study. Spine J. 2014;14:80–86. https://doi.org/10.1016/j.spinee.2013.06.079.

[35] Menezes AH. Surgical approaches: postoperative care and complications "transoral-transpalatopharyngeal approach to the craniocervical junction". Childs Nerv Syst. 2008;24:1187–1193. https://doi.org/10.1007/s00381-008-0599-3.

[36] Perrini P, Benedetto N, Guidi E, Di Lorenzo N. Transoral approach and its superior extensions to the craniovertebral junction malformations: surgical strategies and results. Neurosurgery. 2009;64:331–342.; discussion 342. https://doi.org/10.1227/01.neu.0000334430.25626.dc.

[37] Lee A, Sommer D, Reddy K, Murty N, Gunnarsson T. (2010) Endoscopic transnasal approach to the craniocervical junction. Skull Base. 2010;20:199–205.https://doi.org/10.1055/s-0029-1246220.

[38] Türe U, Kaya AH. Surgical anatomy of the craniocervical junction. In: Pathology and surgery around the vertebral artery. Paris: Springer Paris; 2011.p. 317–328.

[39] Menezes AH, VanGilder JC. Transoral-transpharyngeal approach to the anterior craniocervical junction. Ten-year experience with 72 patients. J Neurosurg. 1988;69:895–903. https://doi.org/10.3171/jns.1988.69.6.0895.

[40] Sakou T, Morizono Y, Morimoto N. Transoral atlantoaxial anterior decompression and fusion. Clin Orthop Relat Res. 1984;187:134–138.

[41] Hwang SW, Heilman CB, Riesenburger RI, Kryzanski J. C1–C2 arthrodesis after transoral odontoidectomy and suboccipital craniectomy for ventral brain stem compression in Chiari I patients. Eur Spine J. 2008;17:1211–1217. https://doi.org/10.1007/ s00586-008-0706-x.

[42] Vanek P, Bradac O, de Lacy P, Konopkova R, Lacman J, Benes V. Vertebral artery and osseous anomalies characteristic at the craniocervical junction diagnosed by CT and 3D CT angiography in normal Czech population: analysis of 511 consecutive patients. Neurosurg Rev. 2017;40:369–376. https://doi.org/10.1007/s10143-016-0784-x.

[43] McGirt MJ, Attenello FJ, Sciubba DM, Gokaslan ZL, Wolinsky JP. Endoscopic transcervical odontoidectomy for pediatric basilar invagination and cranial settling. Report of 4 cases. J Neurosurg Pediatr. 2008;1:337–342. https://doi.org/10.3171/ped/2008/1/4/337.

[44] Dhaliwal PP, Hurlbert RJ, Sutherland GS. Intraoperative magnetic resonance imaging and neuronavigation for transoral approaches to upper cervical pathology. World Neurosurg.

2012;78:164–169. https://doi.org/10.1016/j.wneu.2011.09.020.

[45] El-Sayed IH, Wu JC, Ames CP, Balamurali G, Mummaneni PV. Combined transnasal and transoral endoscopic approaches to the craniovertebral junction. J Craniovertebr Junction Spine. 2010;1:44–48. https://doi.org/10.4103/0974-8237.65481.

[46] Salunke P, Sharma M, Sodhi HB, Mukherjee KK, Khandelwal NK. Congenital atlantoaxial dislocation: a dynamic process and role of facets in irreducibility. J Neurosurg Spine. 2011;15:678–685. https://doi.org/10.3171/2011.7.spine1152.

[47] Gladi M, Iacoangeli M, Specchia N, Re M, Dobran M, Alvaro L, Moriconi E, Scerrati M. Endoscopic transnasal odontoid resection to decompress the bulbo-medullary junction: a reliable anterior minimally invasive technique without posterior fusion. Eur Spine J. 2012;21(Suppl 1):S55–60. https://doi.org/10.1007/s00586-012-2220-4.

[48] Hickman ZL, McDowell MM, Barton SM, Sussman ES, Grunstein E, Anderson RCE. Transnasal endoscopic approach to the pediatric craniovertebral junction and rostral cervical spine: case series and literature review. Neurosurg Focus. 2013;35:E14. https://doi.org/10.3171/2013.5.focus13147.

[49] Stevenson GC, Stoney RJ, Perkins RK, Adams JE. A transcervical transclival approach to the ventral surface of the brain stem for removal of a clivus chordoma. JNS Spine. 1996;24:544–551.

第5章 下颈椎前路

George N. Rymarczuk, Courtney Pendleton, James S. Harrop
周文钰，许梓健 /译校

第一部分：颈椎前路手术的一般考虑

颈椎前路手术的历史

Smith-Robinson[1]首先对用于治疗腹侧脊柱疾病的下颈椎前路暴露进行了详细描述，随后Cloward在20世纪中叶对其也有相关的报道[2]。人们对解剖学和生物力学原理的理解不断加深，自持式牵开器系统和术中照明设计的不断进步，以及显微镜的广泛应用，使得颈椎前路手术成为一种常见而安全的技术。

颈椎前路手术vs后路手术

尽管用后路椎板切除术进行减压是一种主要的治疗方法，但随着脊柱稳定和重建技术的发展，前方（也称为"腹侧"）入路直接减压治疗下颈椎肿瘤已变得越来越流行。

后路椎板切除术加或不加内固定融合可能在缩短手术时间的同时解决脊髓背侧或腹侧肿瘤的压迫症状。此外，它还提供了一种在椎间孔水平减压神经根的方法，并可完全进入位于鞘囊背侧的肿瘤。然而，单纯后方入路，即使进行了内固定，也可能存在进行性后凸畸形的风险[3-4]，而且可能不利于腹侧肿瘤的控制。

颈椎前路手术提供了一条直接减压神经和切除腹侧下颈椎肿瘤的途径，并允许立即重建和稳定脊柱。它为组织诊断、肿瘤控制提供了机会，并且比单纯后路手术具有更低的感染风险，能缩短住院时间和降低假关节形成（骨不连）的风险。对于脊柱后凸患者，尤其是固定性脊柱后凸畸形患者，通过采用前路或前后联合入路，可以更好地矫正力线[5]。然而，单纯前路在治疗脊髓背侧肿瘤方面的作用有限，手术时间可能较长，并存在术后患者吞咽困难和损伤喉返神经[6-7]、颈动脉鞘、纵隔结构的风险。需要部分或完全椎体切除的前路手术在穿过横突孔时还会增加损伤椎动脉的风险，特别是当肿瘤使解剖结构分辨不清时。

相关神经解剖学

下颈椎肿瘤引发的症状包括顽固性疼痛，这种疼痛可能是机械性或神经根性疼痛，或脊髓压迫引起的相关症状。颈髓正中径为10mm，颈椎管正中径为17mm；当椎管直径减小到10mm或更小时，上述症状可能更容易出现[8-9]。

病理学

在下颈椎中发现的大多数肿瘤包括原发性间质肿瘤、脑膜上皮肿瘤、神经鞘瘤、造血系统病变和转移瘤。

颈椎也会发生退变，医生可能在诊断过程中因此忽视了肿瘤的存在，这一点需要特别注意。颈椎的退变包括退行性椎间盘疾病、后纵韧带肥大或骨化（OPLL）、关节突关节病和骨赘形成等，这些疾病可能是单发的或作为综合征的一部分（弥漫性特发性骨质增生、强直性脊柱炎等）出现。可复位的非强直畸形可以利用前凸内固定、复位技术（包括伸展和牵引）、置入Caspar钉和融合来进行矫正。不可复位畸形需要利用更多的外科技术，如截骨术，可能还需要前后联合入路以充分复位腰椎滑脱和矫正后凸畸形[5]。为肿瘤患者矫正脊柱力线需要考虑许多因素，比如相关并发症的风险与肿瘤预后、全身性疾病的控制情况和心理因素等。

颈椎前路暴露和局部解剖

由于暴露过程中喉返神经（RLN）位于气管和食管之间，相对受到保护，而右侧喉返神经相对更容易受损，一些文献支持从左侧入路[6]。随后的研究表明，考虑外科医生的惯用手和偏好、翻修手术和肿瘤形态等可能会倾向于采用右侧入路，这种入路不会增加暂时性或永久性发音困难的发生率[7]。对于做过颈椎前路手术或肿瘤可能累及下颅神经的患者，建议先请耳鼻喉科帮助评估声带功能。在已有损伤的情况下，应行同侧手术入路，以避免造成严重的双侧RLN损伤。此外，应评估和考虑肿瘤的解剖位置，因为其与神经或血管结构的关系可能影响到入路的选择。外科医生应该熟练掌握两种入路（右和左），以便选择潜在并发症发生率最低的入路。

颈部皮纹内的水平切口通常用于颈椎短节段和退行性改变的融合手术中。然而，当进行多层次手术或靠近腹侧脊柱肿瘤时，宽一点的切口往往是更好的。这可以通过颈动脉型切口实现，以提供足够的暴露，同时最大限度地减少对周围软组织结构的牵拉。

手术暴露过程和颈部解剖层次一致。在打开初始皮肤切口后，将颈阔肌横向或平行于其纤维方向切开。在充分解剖颈阔肌前、后平面的情况下，通过单个横切口可以很容易地进入4个甚至5个层面。在胸锁乳突肌的内侧，可以辨认胸骨舌骨肌并在外周切开；胸骨舌骨肌可以被切开而不会有严重的后果，但通常很容易被拉到手术通道之外。在颈动脉鞘内侧和食管/气管外侧之间有一个无血管平面。经过这里可以触摸到脊柱，并通过影像学检查确认解剖层面。颈长肌作为中线的重要标志，在骨膜下剥离后向外侧牵拉，可作为自持式牵开器系统的固定点。之后，可以进行椎间盘伴或不伴椎体切除和肿瘤切除。脊柱肿瘤通常不会侵犯椎间盘间隙，所以应在手术开始时保留椎间盘间隙，以便在肿瘤上方和下方进行椎间盘切除术，将病变的En bloc切除作为手术的最后一步。如果肿瘤本质上是血管性的，可以考虑进行术前栓塞，这通常是有利的。医生在看到肿瘤后，一旦病灶周围解剖完成并清除血管供应，出血就会显著减少。我们通常会选择切除后纵韧带，因为我们发现后纵韧带经常被肿瘤细胞浸润。

颈椎的重建和稳定：选择与挑战

不幸的是，对于肿瘤患者来说，假关节形成是一个经常要考虑的问题，尤其是对于那些有吸烟史或长期使用糖皮质激素的患者，或者需要积极术后化疗或放疗的患者。对这些患者，强烈建议使用自体骨（如髂骨嵴）甚至带血管的游离皮瓣作为移植材料。患者的术前准备、摆放体位和铺巾都应便于取移植物。获取带血管的游离长骨皮瓣，需要手术团队之间的协调，并且应该提前做好计划。其他可选择的移植物包括尸体三皮质骨（TricorticalGraft）以及合成材料（如PEEK、钛等）。这些移植物可以最大限度地降低对供体的免疫反应，便于选择大小和前凸，但可能增加骨不连的风险。市面上有多种钢板固定系统，选择取决于外科医生的偏好以及可用的厂家。为了尽可能减少螺钉滑脱的风险，应在矢状面上分散置钉，在轴向平面上集中置钉。如果对骨的硬度和/或结构稳定性存在疑虑，应考虑进行扩大后路手术（图5.1和图5.2）。

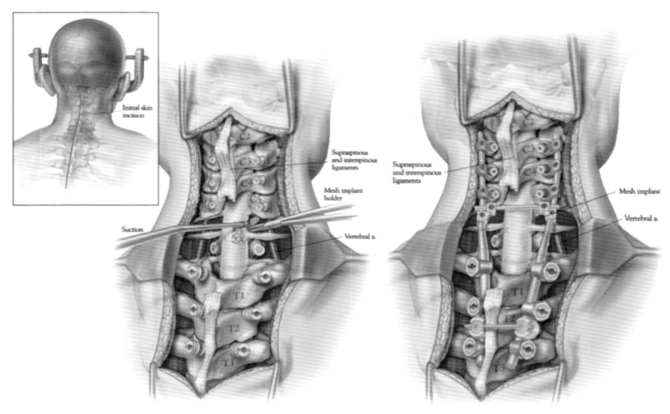

图5.1　颈椎切除后保持后方稳定，以获得颈椎骨肉瘤的肿瘤边界

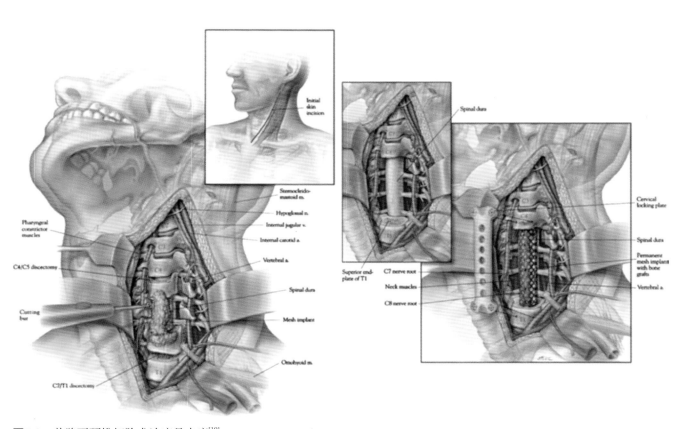

图5.2　前路下颈椎切除术治疗骨肉瘤[10]

并发症及其如何避免

颈前路手术有损伤RLN、食管、甲状腺、气管以及颈动脉或椎动脉、迷走神经和交感神经链的风险。了解相关解剖知识对于避免这些损伤至关重要，在术前做影像学评估时或手术暴露的早期能识别异常的解剖将最大限度地减少术中对这些结构的损伤。正常的解剖标志可能会因为先前的手术或放疗而难以辨认，因此可以考虑招募一个头颈部手术团队协助进行术野的暴露。虽然颈前路手术切破硬膜的风险较低，但在肿瘤患者中可能存在后纵韧带（PLL）钙化或硬膜浸润/侵蚀的情况，使得硬膜撕裂难以避免。如果出现脑脊液漏，虽然也可以考虑硬膜补片或纤维蛋白封闭剂修补以及术后腰椎蛛网膜下腔引流，但还是建议在直视下进行一期修复。对脊髓和神经根的直接损伤也是一种风险，并且可能因肿瘤形态、与周围结构的一致性和对神经结构的侵袭而增加。长期并发症包括假关节形成、移植物移位以及内固定失败等。

第二部分：颈椎前路手术的肿瘤学考虑

原发性肿瘤vs转移性肿瘤

组织学上有多种肿瘤可能侵犯下颈椎[11-18]。肿瘤组织学是决定特定个体治疗的主要考虑因素之一，可大致分为两类：原发性肿瘤和转移性肿瘤。原发性肿瘤和转移性肿瘤均表现出不同程度的放射敏感性。随着立体定向放射手术（SRS）等图像引导下放疗技术的出现，现在我们已经可以治疗传统上被认为对常规外照射放疗具有放射抗性的肿瘤[19-20]，并且图像引导下放疗技术可以限制脊髓和其他关键部位接受放疗的剂量[21]。有鉴于此，对于某些脊柱转移瘤病例，非手术治疗可能会有类似的效果[17-18,20,22]。相反，许多学者主张对所有脊柱原发肿瘤进行神经外科会诊，认为En bloc切除有可能治愈原发性肿瘤[19]。因此，外科医生应该了解肿瘤的组织学，因为它会影响到手术入路和治疗方案的选择。对于孤立或不寻常的病变，应考虑进行活检以确定诊断。例如，对原发性肿瘤进行En bloc切除可以治愈，而在病灶内切除有可能导致复发。在决定行比较激进的En bloc切除术之前，医生必须与患者讨论相关的风险，并了解他们的目标以及在生活质量方面的要求。

原发性肿瘤

原发性肿瘤属于硬膜外病变，其发病率明显低于转移性肿瘤。原发性肿瘤涵盖了整个组织学侵犯的范围。此外，脊索瘤等超微结构良性病变的表现通常比其组织学所揭示的更具局部破坏性。原发性肿瘤起源于最典型的间叶性肿瘤，包括良性病变（软骨瘤、骨瘤、血管瘤）和恶性肿瘤（肉瘤）。

原发性肿瘤通常被单独考虑，因为完全切除肿瘤有可能治愈。随着SRS在转移性疾病中的作用不断扩大，转移性病变所需的切除范围有了更大的回旋余地，在许多情况下，可以做更小、潜在并发症更少的手术。

转移性肿瘤

绝大多数硬膜外脊髓肿瘤表现为转移瘤。最常见的转移瘤包括乳腺癌、前列腺癌、胃肠道癌和肺癌，以及淋巴瘤和黑色素瘤[19]。根据定义，转移指在组织学上具有侵袭性；然而，一些病变表现得比其他病变惰性大，对放射治疗的敏感性也有显著差异。所有这些因素都会影响手术决策过程。

NOMS框架[19]是一种多学科算法，由Memorial Sloan-Kettering Cancer Center开发，用于协助脊柱转移性疾病的决策过程。该算法评估患者临床表现的4个方面：患者的神经病学（"N"）、肿瘤学（"O"）、脊柱的机械（"M"）稳定性以及患者的全身性（"S"）的疾病负担和医学共病（Medical Comorbidity）程度[19]。

对于脊柱稳定性程度的评估，NOMS框架借鉴了脊柱肿瘤学研究小组（Spine Oncology Study

Group）之前的工作。脊柱肿瘤学研究组的脊柱不稳定性肿瘤评分（Spinal Instability Neoplastic Score, SINS）本身就是一个工具，它根据患者的7个放射学和临床表现特征分配分数[23]。根据SINS规定的标准，特别是对于下颈椎，如果有以下情况，即患者有机械性疼痛、病变是溶骨性的、影像学上可见畸形、动态成像上可见明显的平移或半脱位、存在椎体塌陷、累及椎体后方、累及连接层面（枕骨~C2、C7~T2）时，更可能出现不稳定。这些标准总结在表5.1中，改编自文献[23]。明显的不稳定是一个独立于患者其他临床表现特征的内固定指征。

根据NOMS框架进行的神经系统评估是基于影像学上硬膜外间隙的受累程度[19,24]。该评分量表范围为0~3分，1分进一步细分为1a、1b和1c。一般来说，分数越低，放射治疗的效果越好。如果肿瘤对辐射特别敏感，即使肿瘤有明显的压迫效应，放疗仍然是最佳治疗方法。神经系统评估量表见表5.2，转载自文献[24]。

对患者的肿瘤学评估主要关注肿瘤对放射治疗的预期反应[19]。Gerszten[18]和Laufer[19]对多位学者关于各种转移性恶性肿瘤对SRS的相对放射敏感性的研究结果进行了很好的总结。血源性和生殖细胞性恶性肿瘤通常被认为是有放射敏感性的[18-19]，而其他肿瘤的敏感性差异很大[11-17]。Laufer[19]借鉴了Gerszten[18]的早期工作，他发现相对辐射敏感的实体瘤包括乳腺和前列腺肿瘤，而通常表现出辐射抵抗的肿瘤包括肉瘤、黑色素瘤、肾细胞癌和非小细胞肺癌等。

最后，必须评估患者的系统性疾病负担和总体医学共病程度、是否适宜手术和预期寿命[19]。对肿瘤进行细致的分期对延长患者的生存期具有深远影响，也给医生积极干预提供了理论支撑。表5.2总结了NOMS框架治疗脊柱转移性疾病的要点。然而，随着新的化疗药物和其他放射外科技术的使用，肿瘤的敏感性和对治疗的反应正在迅速改变，脊柱外科医生需要与放射肿瘤学和肿瘤内科的医生协同治疗。

表5.1 脊柱肿瘤学研究小组的脊柱不稳定性肿瘤评分（SINS）的标准

位置	分值
连接（枕骨~C2，C7~T2，T11~L1，L5~S1）	3
活动脊柱（C3~C6，L2~L4）	2
半刚性（T3~T10）	1
刚性（S2~S5）	0
疼痛	
是	3
偶尔疼痛但不是机械性的	1
无痛病变	0
骨损伤	
溶解	2
混合（溶解/再结晶的）	1
再结晶的	0
放射学脊柱排列	
半脱位/平移	4
新生畸形（后凸/侧凸）	2
正常对齐	0
椎体塌陷	
>50%塌陷	3
<50%塌陷	2
未涉及50%椎体的塌陷	1
以上都不是	0
脊柱后外侧受累结构	
两侧	3
单侧	1
以上都不是	0
总分	
稳定	0~6
不确定	7~12
不稳定	13~18

诊断和治疗的辅助手段

正电子发射断层扫描（PET）可以作为CT和MRI的有效辅助手段，用于评估新发现的脊柱病变。在诊断仍不明确、肿瘤的组织学表现可能影响手术方式的选择的情况下，CT引导下穿刺活检非常

表5.2 　总结NOMS框架治疗脊柱转移性疾病的要点

NOMS	变量	1	2	3	4
神经系统	无明显压迫/缺损	X	X		
	硬膜外压迫+神经功能缺损			X	X
肿瘤	放疗敏感				
	放疗不敏感				
治疗		传统XRT	SRS	传统XRT	分离手术+SRS

有用。对于局部侵袭性或恶性病变，必须非常注意进针点和进针路线，因为这可能会导致肿瘤细胞播散到正常组织，最终可能要切除活检的通道。

血管内治疗是一种相对较新的辅助治疗手段，在许多情况下有可能促进肿瘤安全且完全的切除。一些累及颈椎的病变倾向于形成特别强大的血管供应。其他病变，如转移性肾细胞癌和血管瘤，因在切除时可能大量出血而"臭名昭著"。此类与血管密切相关的病变可在术前进行栓塞，以尽量减少术中可能遇到的出血。

此外，局部侵袭性病变，如脊索瘤，可能会发展到吞没甚至侵入颈部关键血管结构的外膜。在这种情况下，基于以下几个理由可进行术前血管造影。血管造影上发现重要血管管腔不规则可能表明肿瘤侵犯血管，根据这一发现，可在术前制订应急计划，确保出血时血管夹和血液制品随时可用。另外，在对新诊断病变进行术前评估的过程中，可以评估侧支循环，甚至测试球囊阻塞（Test Balloon Occlusion，TBO），为血管损伤或牺牲后对下游可能带来的影响提供有价值的信息。最后，在血管内技术方面可协助进行术前血管结扎。

手术目标

脊柱手术的传统目标是：①神经减压；②恢复力线；③稳定；④脊柱融合术。神经的减压最终有助于保留其现存的功能。在硬膜外压迫造成神经功能缺损的情况下，多项研究表明，及时的手术减压最有可能使患者保持或恢复行走功能以及维持肠道

和膀胱控制。

脊柱肿瘤特有的问题还包括如何取组织进行活检，以及在适当情况下必须考虑外科治疗原发性肿瘤的可能性。为了治愈原发性肿瘤，必须进行完整带边缘的En bloc切除。在不可能进行En bloc切除或由于潜在的并发症或致命性而不建议进行En bloc切除的情况下，根据肿瘤病理，可以做一系列的减瘤手术（Debulking），范围从大体全切除到仅进行分离手术（Separation Surgery）。在所有的治疗过程中，辅助治疗如放疗或化疗，都是患者治疗方案的重要组成部分。对于转移性疾病，手术的目标是姑息治疗和最大限度地提高患者的生活质量。

关于脊柱转移瘤的治疗，最近的数据似乎表明，"分离手术"的概念与术后图像引导下放射治疗相结合可以提供肿瘤的局部控制，这与更完整的肿瘤切除一样有效，且不会带来更多的手术相关并发症[16,20,22]。在这项技术中，接近并减压神经，使残余肿瘤和脊髓之间有一个最小临界距离，以便术后进行放射治疗。因此，患者不需要进行大面积的切除，能减少手术时间、失血量和潜在的重建需求。

其他需要注意的问题

肿瘤切除后，必须重视伤口的愈合问题。围手术期放射治疗和全身化疗可能增加伤口开裂、伤口感染和愈合不良的风险。尤其是在翻修手术的情况下，可能需要联合整形外科进行皮瓣旋转移植。

第三部分：病例分析

C4血管瘤

一位70岁女性患者，以颈轴性疼痛和早期脊髓病征象为首发症状。口服造影剂增强磁共振成像显示C4椎体病理性骨折，颈髓腹侧受压，脊髓实质内出现异常T2信号。CT显示该病变呈溶骨性，椎体高度显著降低，向前楔形凸出。图5.3中可见上述影像学表现。患者没有恶性肿瘤病史，CT引导下对病变进行穿刺活检，表现与椎体血管瘤一致。

考虑到颈椎血管瘤有出血倾向，我们给患者做

图5.3 一例70岁女性C4病理性压缩骨折的术前影像学检查。**a.** 矢状位T2加权MRI。**b.** 矢状位T1对比MRI。**c.** 矢状位CT

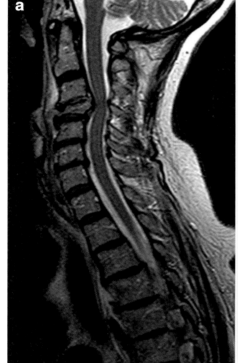
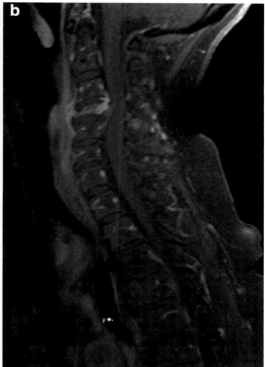
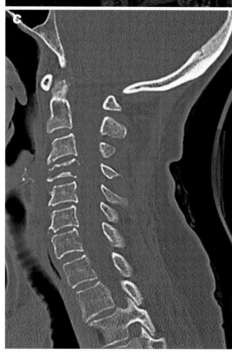

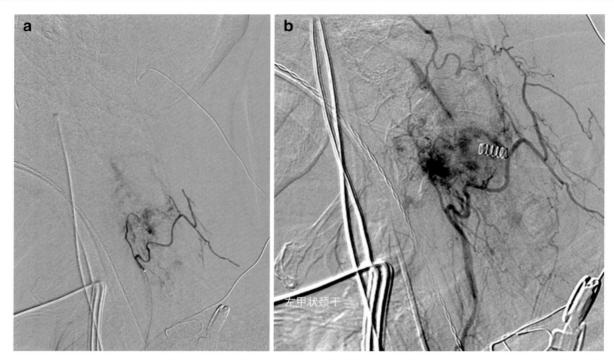

图5.4　**a.** 血管造影、动脉早期、侧位投影，显示来自甲状颈干的动脉供血。**b.** 血管造影、动脉晚期和毛细血管期，栓塞前斜位投影

了血管造影检查。结果显示该病变的主要血供来自左甲状颈干动脉的分支。造影中微导管的路线如图5.4所示。图5.4a为动脉早期侧位投影，而图5.4b为动脉晚期和毛细血管期在更倾斜的位置投影，用于准备下一步栓塞。可以看到肿瘤处有明显的血管红晕。肿瘤的血供用Onyx®液体栓塞剂成功栓塞。在图5.5所示的侧面投影上可以看到栓塞材料的管型。

血管造影后，患者接受了环形减压和融合手术，其中包括C4椎体切除，然后从后路对C3～C5进行融合。术后X线片见图5.6。

C4～C5腹侧脑膜瘤

一名55岁女性患者，症状最初表现为颈部轴性疼痛和右上肢神经根痛。影像学显示在偏向椎管的右侧有一钙化灶，位于C4椎体背侧，跨越C4～C5椎间盘间隙。矢状面和轴位CT图像见图5.7。基于病变位置，患者接受了C4椎体切除术以暴露病变。术中发现一个部分钙化的、底部连接硬脑膜的肿块。我们将病灶连同其连接的硬脑膜一起切除，然后行

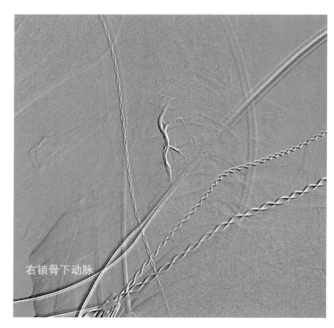

图5.5　栓塞后。在动脉中明显可见栓塞材料的管型，供血动脉起源于甲状颈干

硬脑膜修补术，随后插入一个可扩张型Cage，并在C3～C5进行前关节融合术。最后，置入腰椎引流管。最终病理结果为WHO Ⅰ级脑膜瘤、砂粒体亚型。术后侧位片见图5.8。

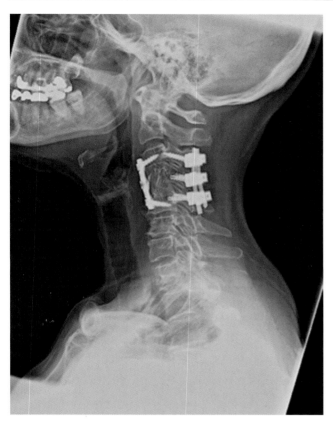

图5.6　患者行C4椎体切除并扩大后路手术。病理结果显示与椎体血管瘤一致

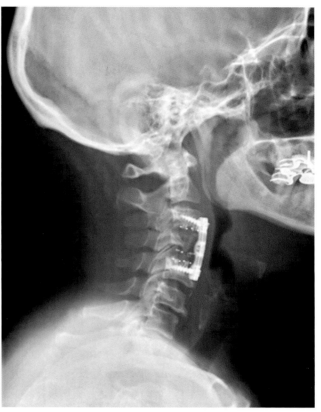

图5.8　患者行C4椎体切除术，病理符合WHO Ⅰ级砂粒体亚型脑膜瘤

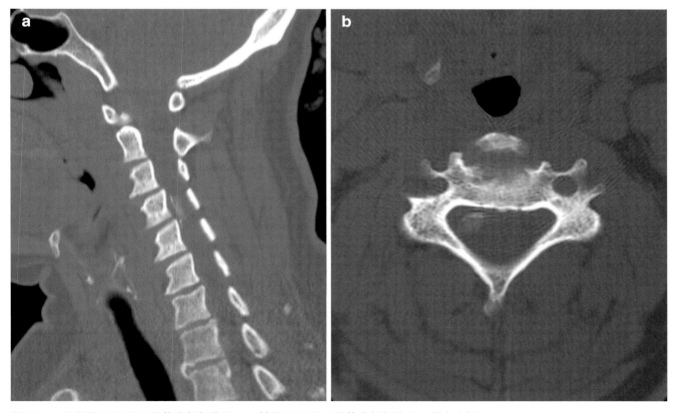

图5.7　**a.** 矢状位CT显示C4椎体背侧钙化灶。**b.** 轴位CT显示C4椎体背侧钙化灶，偏向右侧

颈部脊索瘤

一名21岁女性患者，主诉为颈部轴性疼痛逐渐加重和右手麻木。磁共振成像显示有一个均匀强化，T2像显示在C3～C5水平呈高信号的硬膜外肿块，对颈髓有占位效应，并从右侧神经孔延伸至颈前三角。该病变包绕右侧椎动脉。矢状位T2 MRI、矢状位T1

对比增强MRI和轴位T1对比增强MRI见图5.9。

该患者进行了CT引导下穿刺活检，病理结果为脊索瘤。考虑到患者的椎动脉被肿瘤包裹，我们对患者进行了血管造影，评估其大脑后循环侧支血流的情况，同时对右侧椎动脉进行球囊阻塞试验。在发现她有足够的侧支循环后，用Onyx®栓塞材料栓塞右椎动脉，以便行脊索瘤的En bloc切除。栓塞后

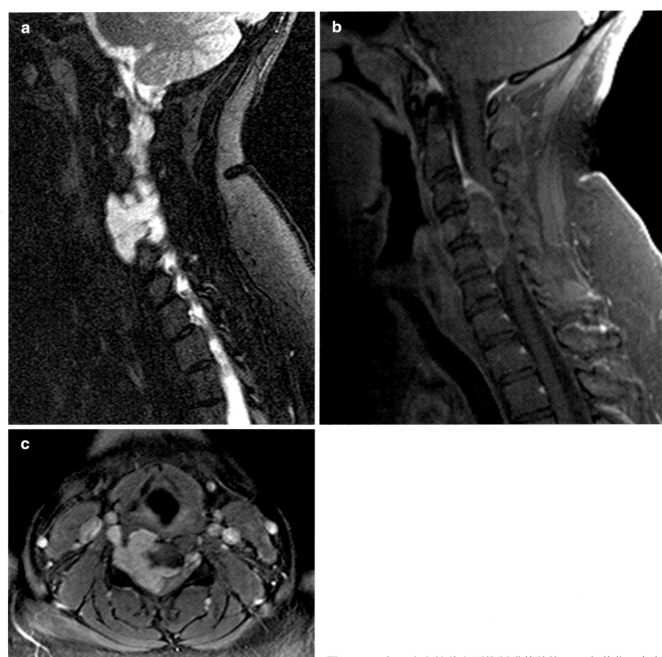

图5.9　一名21岁女性前方颈椎硬膜外肿块。**a.** 矢状位T2加权MRI。**b.** 矢状位T1对比增强MRI。**c.** 轴位T1对比增强MRI

的左椎动脉Towne造影如图5.10所示。该图中可见右侧椎动脉内的Onyx®管型，并且剩下的左侧椎动脉对大脑后循环有足够的灌注。

　　患者接下来接受了分期环肿瘤减压、En bloc切除和融合手术。手术包括C3～C5椎体切除术和使用腓骨游离皮瓣并进行血管吻合的前路关节融合术，再加上C3～C7椎板切除术和右侧C3～C5关节面切除术，以及C2～T1后路关节融合术。术后CT见图5.11。图5.11a是正中矢状位片，可见腓骨移植物的位置。图5.11b是旁矢状位图像，可见多节段全关节面切除术后表现。患者对手术耐受良好。

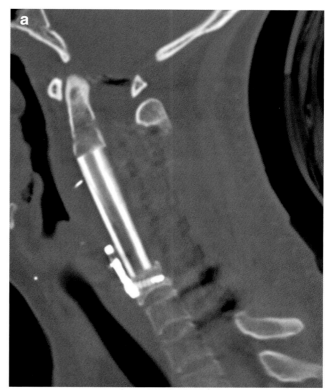

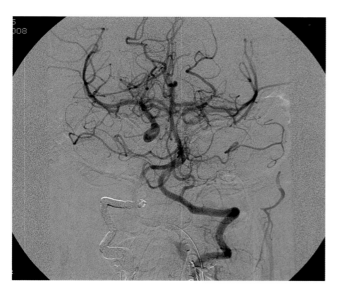

图5.10　栓塞后Towne造影，显示右侧椎动脉内的Onyx®管型和剩下的左侧椎动脉对大脑后循环有足够的灌注

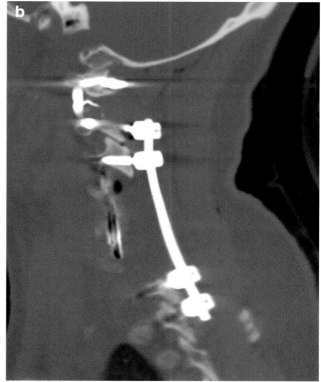

图5.11　患者接受了C3～C5椎体切除术，使用腓骨游离皮瓣并进行血管吻合的前路关节融合术，再加上C3～C7椎板切除术和右侧C3～C5关节面切除术，以及C2～T1后路关节融合术。**a.** 术后矢状位CT。**b.** 术后旁矢状位CT

参考文献

[1] Smith GW, Robinson RA. The treatment of certain cervical-spine disorders by anterior removal of the intervertebral disc and interbody fusion. J Bone Joint Surg Am. 1958;40-A(3):607–624.

[2] Cloward RB. The anterior approach for removal of ruptured cervical disks. J Neurosurg. 1958;15(6):602–617.

[3] de Jonge T, Slullitel H, Dubousset J, Miladi L, Wicart P, Illés T. Late-onset spinal deformities in children treated by laminectomy and radiation therapy for malignant tumours. Eur Spine J. 2005;14(8):765–771.

[4] Lonstein JE. Post-laminectomy kyphosis. Clin Orthop Relat Res. 1977;128:93–100.

[5] O'Shaughnessy BA, Liu JC, Hsieh PC, Koski TR, Ganju A, Ondra SL. Surgical treatment of fixed cervical kyphosis with myelopathy. Spine. 2008;33(7):771–778.

[6] Kriskovich MD, Apfelbaum RI, Haller JR. Vocal fold paralysis after anterior cervical spine surgery: incidence, mechanism, and prevention of injury. Laryngoscope. 2000;110(9):1467–1473.

[7] Shriver MF, Lewis DJ, Kshettry VR, Rosenbaum BP, Benzel EC, Mroz TE. Dysphagia rates after anterior cervical Diskectomy and fusion: a systematic review and meta-analysis. Global Spine J. 2017;7(1):95–103.

[8] Pavlov H, Torg JS, Robie B, Jahre C. Cervical spinal stenosis: determination with vertebral body ratio method. Radiology. 1987;164(3):771–775.

[9] Lim J-K, Wong H-K. Variation of the cervical spinal Torg ratio with gender and ethnicity. Spine J. 2004;4(4):396–401.

[10] Cohen ZR, Fourney DR, Marco RA, Rhines LD, Gokaslan ZL. Total cervical spondylectomy for primary osteogenic sarcoma: case report and description of operative technique. JNS Spine. 2002;97:386–392.

[11] Rades D, Fehlauer F, Stalpers LJA, Wildfang I, Zschenker O, Schild SE, et al. A prospective evaluation of two radiotherapy schedules with 10 versus 20 fractions for the treatment of metastatic spinal cord compression: final results of a multicenter study. Cancer. 2004;101(11):2687–2692.

[12] Rades D, Fehlauer F, Schulte R, Veninga T, Stalpers LJA, Basic H, et al. Prognostic factors for local control and survival after radiotherapy of metastatic spinal cord compression. J Clin Oncol. 2006;24(21):3388–3393.

[13] Rades D, Karstens JH, Alberti W. Role of radiotherapy in the treatment of motor dysfunction due to metastatic spinal cord compression: comparison of three different fractionation schedules. Int J Radiat Oncol Biol Phys. 2002;54(4):1160–1164.

[14] Gilbert RW, Kim JH, Posner JB. Epidural spinal cord compression from metastatic tumor: diagnosis and treatment. Ann Neurol. 1978;3(1):40–51.

[15] Maranzano E, Latini P, Perrucci E, Beneventi S, Lupattelli M, Corgna E. Short-course radiotherapy (8 Gy x 2) in metastatic spinal cord compression: an effective and feasible treatment. Int J Radiat Oncol Biol Phys. 1997;38(5):1037–1044.

[16] Maranzano E, Bellavita R, Rossi R, De Angelis V, Frattegiani A, Bagnoli R, et al. Short-course versus split-course radiotherapy in metastatic spinal cord compression: results of a phase III, randomized, multicenter trial. J Clin Oncol. 2005;23(15):3358–3365.

[17] Katagiri H, Takahashi M, Inagaki J, Kobayashi H, Sugiura H, Yamamura S, et al. Clinical results of nonsurgical treatment for spinal metastases. Int J Radiat Oncol Biol Phys. 1998;42(5):1127–1132.

[18] Gerszten PC, Mendel E, Yamada Y. Radiotherapy and radiosurgery for metastatic spine disease: what are the options, indications, and outcomes? Spine. 2009;34(22 Suppl):S78–92.

[19] Laufer I, Rubin DG, Lis E, Cox BW, Stubblefield MD, Yamada Y, et al. The NOMS framework: approach to the treatment of spinal metastatic tumors. Oncologist. 2013;18(6):744–751.

[20] Laufer I, Iorgulescu JB, Chapman T, Lis E, Shi W, Zhang Z, et al. Local disease control for spinal metastases following "separation surgery" and adjuvant hypofractionated or high-dose single-fraction stereotactic radiosurgery: outcome analysis in 186 patients. J Neurosurg Spine. 2013;18(3):207–214.

[21] Lovelock DM, Zhang Z, Jackson A, Keam J, Bekelman J, Bilsky M, et al. Correlation of local failure with measures of dose insufficiency in the high-dose single-fraction treatment of bony metastases. Int J Radiat Oncol Biol Phys. 2010;77(4):1282–1287.

[22] Bilsky MH, Laufer I, Burch S. Shifting paradigms in the treatment of metastatic spine disease. Spine. 2009;34(22 Suppl):S101–107.

[23] Fisher CG, DiPaola CP, Ryken TC, Bilsky MH, Shaffrey CI, Berven SH, et al. A novel classification system for spinal instability in neoplastic disease: an evidence-based approach and expert consensus from the Spine Oncology Study Group. Spine. 2010;35(22):E1221–1229.

[24] Bilsky MH, Laufer I, Fourney DR, Groff M, Schmidt MH, Varga PP, et al. Reliability analysis of the epidural spinal cord compression scale. J Neurosurg Spine. 2010;13(3):324–328.

第6章　颈胸入路：胸骨柄切开术和胸骨切开术

Katherine Miller, Shanda H. Blackmon, Rex A. W. Marco
周文钰，许梓健，黄霖/译校

概述

　　颈胸交界区（CTJ）的前入路技术要求很高，暴露受胸骨、锁骨和肋骨以及包括颈动脉鞘、气管、食管、喉返神经、大血管和交感干在内的神经血管结构限制。根据近期各大脊柱中心的经验，行后路手术治疗颈胸段脊柱疾病是一种趋势。尽管存在这种趋势，大型骨外肿块、原发性恶性骨肿瘤、感染、不稳定骨折以及涉及胸壁或主要血管结构的肿瘤可能还是需要使用前路手术[1]。

　　上胸椎肿瘤（T1～T4）占所有脊柱肿瘤的15%，占脊柱转移性疾病的10%[2]。这些病变通常累及前部椎体，并延伸至后部。CTJ从C7延伸至T4，随着僵硬、后凸的胸椎转变为可移动、前凸的颈椎，它展示了独特的生物力学特性。结合椎管相对较小的特点，使得该区域神经系统受累较为常见。椎体破坏伴进行性不稳定常导致脊柱后凸和脊髓腹侧受压[3]。在这种情况下，通过后入路破坏椎体后结构可能会进一步破坏该区域的稳定性，最好采用前入路，从而允许直接减压和保留后方结构。为了提供足够的稳定性，可能还需要延长固定或环形固定。

　　根据病变所在的脊柱水平选择合适的颈胸段脊柱前入路，选择前需要仔细检查术前影像，以确定目标椎体的可及性。影像学研究表明，在大约2/3的患者中，从胸骨切迹到胸椎的一条线与T3或以上椎体相交。这表明，在一些患者中，不劈开胸骨的纯颈部入路可以提供足够的途径到达这些病变水平[4-5]。然而，重要软组织结构的收缩通常会增加骨约束，限制器械的可操作性，尤其是在前路稳定和重建这些上胸段的情况下[6]。术前影像学检查时应特别注意大血管，因为解剖变异可能导致其延伸至胸骨切迹。

　　颈胸交界处的前入路包括以下几种：①下颈椎前入路；②改良前入路加内侧锁骨切除术；③部分或完全胸骨切开术[2]。前下入路允许进入到T2水平（对短颈患者的适用性有限），改良前入路允许进入低至T4。如果需要进一步暴露，通常需要胸骨切开入路，以到达C3～T5。胸骨由柄部、胸骨体和剑突组成，在发育过程中融合，在柄部和胸骨体之间形成一个融合。在一些胸骨切开手术中，外科医生可以利用这个骨性融合[7]。

入路概况

　　颈胸交界区（CTJ）位于通过高位外侧开胸术（T2～T5）或允许进入T2的纯颈部入路不侵犯到胸骨的区域之间。如果暴露过程需要穿过CTJ，可能需要做胸骨切开入路以帮助进入该区域。传统的手术设计提供了这种通路，同时避免了胸骨正中切口对胸锁关节的破坏。然而，这往往会引起与慢性疼痛和上肢活动受限有关的不可接受的并发症的发生[1]。

　　1957年，Cauchoix和Binet最初描述了胸骨正中切开术结合锁骨上入路进入CTJ[8]。后来，Hodgson等关于该入路引起的高并发症发生率和高死亡率的报告导致作者反对这种方法[9]。在20世纪80年代，

Sundaresan等描述了一种手术，该手术移除了胸骨柄部的矩形部分以及锁骨内侧的1/3，重新推广了经胸骨入路[10]。锁骨内侧切除显著改善了暴露，切除的锁骨可作为支撑移植物重建前柱[11]。也有一些人提出部分胸骨切开术，即沿中线切开胸骨柄并切开胸骨外侧，形成一个反向的T形或Y形截骨术[3-4,12]。或者，如Darling等[7]所述，可以经过柄部和胸骨体之间的融合来切开胸骨外侧。然后可以将柄连接在一起，这样既不会切除锁骨，也不会切除柄。

主张胸骨正中切开术的作者认为，与涉及锁骨内侧或柄部切除的手术相比，这种手术的并发症发生率更低[9-10,13]。在大多数情况下，部分胸骨切开足以进入上胸椎。也有几位学者报告，部分胸骨切开术可以减少失血和术后疼痛，同时提供与完全胸骨切开术相同的暴露，因为心脏和大血管阻碍了更多的远端通路[3-4,7,12]。为了便于切除明显向胸内延伸的肿瘤，Kraus等描述了对经胸骨入路的一种改进，切口继续向外穿过肋骨，从而形成胸壁的活板门或"蛤壳"[14]。

手术技巧

体位

患者仰卧在手术台上，肩胛骨下方横向放置一个凸起物，以允许颈部伸展，最大限度地减少胸椎后凸，让肩部远离手术区域。通常，由于左侧喉返神经在气管食管沟近端的走行更容易预测，因此左侧颈部入路更可取。因此，在低位前入路中，颈部略微向右伸展和倾斜，在改良前入路和胸骨切开入路中，颈部过度伸展并向右旋转60°。术中可以放置鼻胃管，以便于触诊和识别食管[2,15]。

下前入路

下前入路，也被称为Smith-Robinson入路，本质上是普通颈椎前路的下延伸，可以与经胸骨入路结合，提供颈椎前路的延伸暴露。如果单独使用，可以使用旁正中横切口。对于结合胸骨切开入路使用的伸展暴露，采用胸锁乳突肌（SCM）内侧的纵向皮肤切口。该切口可沿胸骨中线向剑突延伸。在一些患者中，对颈长肌进行烧灼，可以进入低至T1～T2椎间盘的间隙。

改良下前入路

通过包括切除锁骨内侧部分的改良前入路，可以在颈胸交界区获得更广泛的暴露。一些人认为，内侧锁骨切除术提供的广泛前外侧暴露对于减压是最佳的，但由于有限的颅尾暴露，可能不足以用于肿瘤切除、重建和器械置入，尤其是欠缺在尾部水平正确放置螺钉所需的颅骨角度[4,6]。此外，这种切除术与胸锁关节和锁骨间韧带断裂相关的并发症有关[11]。

Kurz等描述了一种纯粹的经锁骨入路，在该入路中，首先从左锁骨上方1～2cm处的左胸锁乳突肌外侧缘到中线做一个横向的皮肤切口[13]。从初始皮肤切口的内侧端向尾部延伸至胸骨和胸骨柄的交界处。切开颈阔肌和颈深筋膜。为了暴露锁骨，必须抬高和牵开胸锁乳突肌的胸骨和锁骨头以及下肩带肌肉。接下来，切除左锁骨内侧1/3，并将其与胸锁关节分离，这个过程中要特别注意位于锁骨后方和下方的锁骨下静脉。通过在颈动脉鞘与气管和食管之间建立一个平面，可以识别头臂血管，然后将其拉向尾侧。这些操作可暴露C4～T4。如Sundaresan等所述，这种方法可以与胸骨柄切开术相结合，即去除胸骨柄的矩形部分，以促进尾部暴露[10]。或者，胸锁关节可以保持完整，用SCM的胸骨头反映胸骨柄和锁骨内侧。

胸骨切开入路

皮肤切口从胸骨切迹上4～8cm处的胸骨锁乳突肌前缘开始。一个倾斜的纵向切口沿着SCM的内侧边缘到胸骨切迹，并沿着胸骨中线向剑突延伸。颈阔肌和颈浅筋膜被锐利地切开，露出下面的带状肌和SCM。此时，供应颈前皮肤的颈丛浅支和颈前静脉可能穿过术野，可以移动或切开它们。可以看到颈深筋膜的包埋层包围着SCM，将它与包绕着带状肌肉的颈深筋膜的气管前层一并切除。这样就可以进行钝性剥离，从而可以移动SCM，并在颈动脉鞘外侧与气管和食管的内侧之间形成一个平面。

切开骨膜后暴露胸骨，去除胸骨后脂肪和残余胸腺组织。根据外科医生的偏好选择胸骨锯用于进行胸骨切开术。正如入路概述中所讨论的，可以使用几种胸骨劈开技术，包括中线胸骨柄切开术合并融合处单侧或双侧切开，或部分胸骨切开术，向尾侧延伸至胸骨与胸骨柄融合处，形成倒Y形或T形结构。为了更好地到达胸内结构，可以使用完整的胸骨切开或经胸外侧壁延伸的开门入路。

胸骨切开术完成后，进行止血，并使用骨蜡控制胸骨出血。胸腔牵开器用于轻轻扩大胸廓。胸骨舌骨肌和胸骨甲状腺肌与胸骨柄后部相连，可以切开后向上拉。经过之前在颈动脉鞘、气管和食道之间形成的平面，烧灼颈长肌后可以进入下颈椎水平。在胸骨柄下方的深处，可以识别出左侧头臂静脉。对颈内静脉进行钝性分离，颈内静脉沿着SCM下方进入胸腔，并与锁骨下静脉汇合形成头臂静脉。一旦辨认出左头臂静脉，可以缓慢地向后牵拉

它。甲状腺下静脉向上汇入头臂静脉，必要时可将其结扎。放置深部牵开器，从内侧保护气管和食管，从外侧保护颈动脉鞘和左锁骨下血管，形成一个窗口，以进入达到T4的上胸椎水平（图6.1）。

不同的血管通道

通过温和地移动血管结构来创建工作窗口，可以进入到上胸椎水平。传统上，这些窗口位于左头臂静脉上方。如Sattarov等[16]所述，随着将血管向尾部牵拉，可以利用头臂动脉（BCA）内侧和外侧的窗口。BCA内侧的一个窗口通常允许足够到达T3，这与左头臂静脉的水平相对应。该窗口的外侧边界由左颈总动脉、左颈内静脉和左迷走神经组成。或者，可以在BCA的侧面设置一个窗口来进入T4，T4对应于左、右头臂静脉汇合处的上缘。该窗口的顶部由右侧颈总动脉形成[16]。

Cohen等也描述了一个主动脉瓣下无名窗，它可以提供到T5的通道[6]。在这种方法中，将左头臂静脉沿着其长度移动至上腔静脉（SVC）。通过切开覆盖升主动脉的心包上部，可促进近端BCA的活动。将升主动脉牵拉至患者左侧，将SVC、气管和食道牵拉至患者右侧，然后打开左头臂静脉下方的窗口（图6.2）。

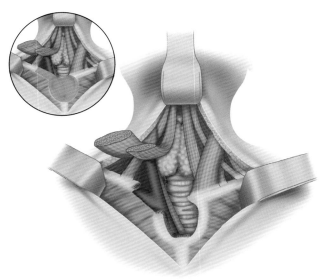
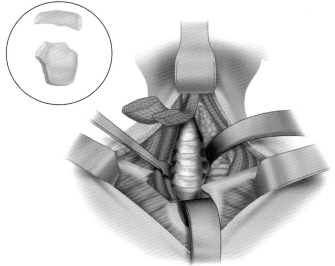

图6.1 胸骨柄切开术的手术示意图

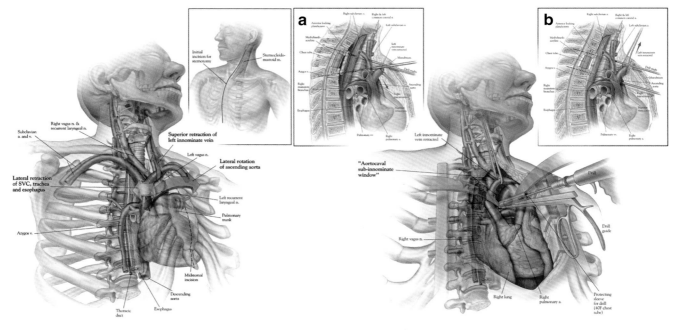

图6.2 胸骨切开术，通过主动脉上腔静脉间无名窗进入上胸椎

并发症

颈胸交界区前路手术的并发症包括喉返神经、食管、胸导管、颈交感干和膈神经损伤。当增加锁骨截骨术时，血管损伤（锁骨下血管和头臂血管）以及锁骨不愈合的可能性也很高。

危险区域

迷走神经和喉返神经

迷走神经在颈总动脉内侧和颈内静脉外侧之间的颈动脉鞘内下行。左迷走神经在锁骨下动脉和颈总动脉之间走行，在左头臂静脉后方进入胸腔，在主动脉弓的左侧下行。右迷走神经穿过右锁骨下动脉前方，穿过头臂静脉后方的脂肪，沿气管右侧下行。

喉返神经（RLN）是迷走神经的一个分支，供应喉肌；左喉返神经和右喉返神经的走行不同，左喉返神经被认为存在较少解剖变异。左喉返神经在颈动脉鞘内下行，在主动脉弓水平从迷走神经分支出来，在动脉韧带远端的主动脉弓后方环行。它在气管食道沟的近端走行，起点较低，因而在颈胸段脊柱前入路的手术窗口内它的走行较为一致和可预测。右喉返神经在颈动脉鞘内继续下行，通常在T3水平经过右锁骨下动脉时从迷走神经分支。它在锁骨下动脉后方环行，以一定角度向内侧移动，直到到达气管食管沟并上升。

喉返神经损伤可导致声带麻痹，可因剧烈牵拉颈动脉鞘或气管而造成。在颈长肌的表面进行解剖时也有可能损伤RLN和食管。放置牵开器后降低气管内袖带压力可以降低RLN麻痹的发生率[17]。

胸导管

胸导管是人体最大的淋巴管，为双侧下肢、腹部、左半胸和左上肢、面部和颈部提供引流。它在T5水平面左右穿过中线左侧，在食管和左胸膜之间的主动脉弓后方上升至胸腔入口左侧。在颈底部，胸导管位于左颈总动脉、迷走神经和颈内静脉的后方，内侧以食管为界，外侧以舌骨肌为界，后方是椎体。它高出锁骨3～4cm，穿过锁骨下动脉前方，在C7处形成一个拱形，然后流入左锁骨下静脉和颈内静脉形成的夹角处。

胸导管损伤是一种罕见的并发症，最近的回顾性研究显示，在9591例接受颈椎前路手术的患者中其发生率为0.02%[18]。长期住院和乳糜胸、颈乳糜瘘、电解质紊乱、营养不良、免疫抑制和伤口感染等严重并发症，都可能导致胸导管损伤。如果术中怀疑胸导管受损，可通过鼻胃管注射高脂溶液。如果存在乳糜漏，给药后不久手术部位就会出现乳白色液体。一旦术中发现应立即修复。对于术后发现的渗漏，保守治疗通常包括向低脂饮食过渡，以及液体和电解质平衡的管理[19]。

颈交感干

颈交感干（CST）位于颈动脉鞘的后内侧，位于颈长肌（LCM）的前表面。颈胸段脊柱前方入路会使该结构面临损伤风险，导致C6水平的Horner综合征。CST位于LCM内侧边缘外侧约1cm处，为避免CST损伤，在进行下颈椎广泛的前外侧剥离时应谨慎，在LCM下方轻轻放置钝性牵开器，并且应避免横切LCM。在一些患者中，CST可能在颈动脉鞘的后壁内走行，因此也应避免对该结构剧烈的侧向牵拉[20]。

病例展示

病史

一名60岁女性，患有左侧Pancoast肿瘤，大小为8cm×8cm×6cm，起源于左肺上叶，侵犯T2和T3椎体，主诉为上背痛和Horner综合征。曾有吸烟史。值得注意的是，该患者最初因颈部和手臂疼痛被送往外院就医，被认为该疼痛源于C5～C6椎间盘突出。在转诊到我们中心前6周，她接受了C5～C6前路减压融合术（ACDF）治疗。

体格检查和影像学检查

在体检中，患者没有表现出任何神经功能缺陷或病理反射。肿瘤是一个孤立的病变，未发现系统性疾病。磁共振成像（MRI）显示一个巨大的软组织肿块，累及T2和T3椎体以及多根肋骨。肿块在T3水平延伸至椎间孔，没有脊髓受压的迹象。肿瘤呈浸润性，部分包裹左锁骨下动脉，并延伸至胸腔入口，可能累及臂丛神经（图6.3）。

手术过程

考虑到肿瘤的大小和复杂性以及与邻近重要结构的密切关系，我们决定分阶段进行手术。在第一阶段，通过标准的后中线入路，在患者处于俯卧位的情况下，从C2～T6进行双侧后路脊柱内固定和融合（图6.4）。

手术的第二阶段包括T2和T3的前路椎体切除术，从主动脉上切除肿瘤，楔形切除左上肺叶，以及从T1～T4的前脊柱重建。如前所述，患者仰卧在手术台上。肿瘤的尾部延伸至胸骨切迹下方，因出现严重的胸内受累，需要经胸骨入路，并延伸至胸廓，形成"蛤壳"或活板门。该左侧活板门切口是沿着胸锁乳突肌的前边缘至胸骨切迹，到胸骨中线的远端，并继续向左第三肋间隙延伸。这个切口打开了一扇通向胸骨的窗户，且没有分开锁骨。切开胸肌，在进入胸腔的过程中软组织内会出现小面积出血，可以顺着它找到内乳动脉，将其结扎，不会发生并发症。胸骨正中切开术是用胸骨锯进行的，并向外延伸到第三肋间，以允许创建活板门。打开前胸壁，用胸部牵开器固定。钝性分离左头臂静脉和左锁骨下动脉。在分开这些血管后，继续在左侧第一和第二肋骨的下面进行解剖，以便打开胸壁，并在肿瘤前面形成一个平面。肿瘤沿左锁骨下动脉周围延伸，位于主动脉上方（图6.5）。

对这个区域进行广泛切除，要特别注意解剖和识别膈神经、迷走神经、左喉返神经、左锁骨下动脉、左颈总动脉、臂丛神经、甲状腺颈干和椎动脉。在识别这些结构并标记上血管环后，将前斜角肌和中斜角肌分开，以更好地暴露锁骨下动脉和臂

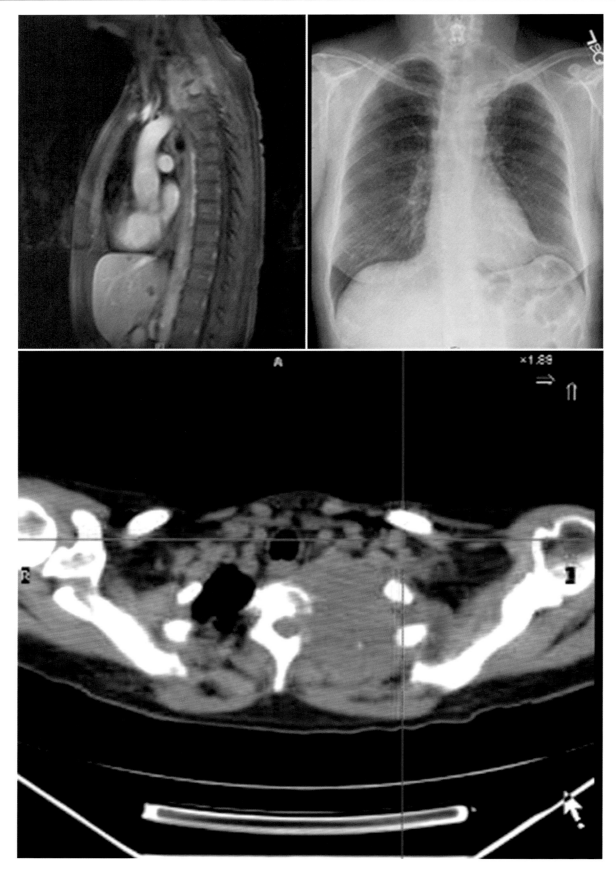

图6.3　术前矢状位增强MRI（左上图）显示上胸椎受累。术前前后（AP）位胸片（右上图）显示肺左上叶有病变。术前轴位CT（下图）显示肿瘤延伸至T3椎体

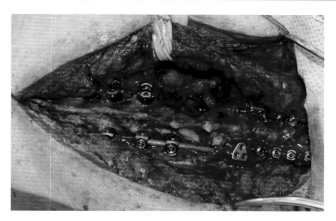

图6.4 第一阶段，带脊柱内固定和融合C2~T6的标准后中线入路。在第三阶段进行了肌肉切除高位开胸手术，切除T1~T3椎体后外侧的剩余肿瘤

丛。肿瘤从邻近的软组织分离，并从其与食管的内侧附着处剥离。我们对食道进行了空气测试，发现其完好无损。因为有少部分肿瘤与主动脉直接粘连，无法切除。对左锁骨下动脉环周受累的处理需要由胸外科医生进行左颈动脉至锁骨下动脉分流手术。切除大部分肿瘤后，使用Kerrison咬骨钳、Leksell咬骨钳和垂体咬骨钳进行椎体切除术，从T2和T3椎体内切除所有可见肿瘤（图6.6）。

使用填充磷酸钙的网格Cage进行脊柱前柱重建，并将其夯实到位。在T1~T4处放置一块前钢

板，并用螺钉固定。胸骨用胸骨钢丝重新固定。

手术的第三阶段是保留肌肉、部分切除第一至第三肋骨的高位开胸手术，通过该手术切除与脊柱后外侧直接相对的肿瘤。结扎左侧T3神经根，以便清除残余肿瘤。

术后病程

患者在每个手术阶段之间留在重症监护病房（ICU），术后被转移到外科ICU。估计3次手术的总失血量为4L。因为术后出现肺炎她的住院时间延长了，在最后一次手术后16天出院。最终病理结果显示边缘呈阳性，肿瘤被确认为具有肉瘤样特征的未分化癌。该患者接受了辅助化疗和放疗，除两次因反应性支气管炎入院外，手术后恢复良好。术后2年的MRI检查显示没有肿瘤复发的证据，目前术后9年，患者能独立生活（图6.7）。术后4年和8年的计算机断层扫描（CT）显示完整的内固定，没有出现假关节（图6.8）。在她最近的随访中，X线片显示对线良好，没有内固定失败或松动的证据（图6.9）。

图6.5 第二阶段，颈胸入路，活板门延长。a. 右心房。b. 上腔静脉。c. 右无名静脉。d. 左无名静脉。e. 左颈总动脉。f. 甲状腺下静脉。g. 左锁骨下动脉。h. 肿瘤。i. 主动脉

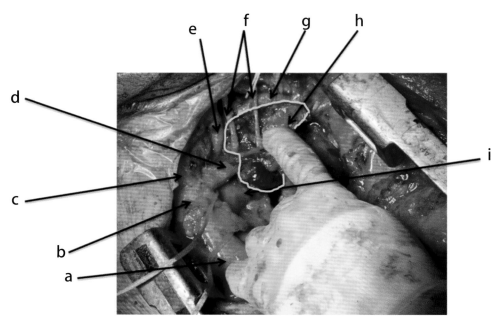

图6.6　第二阶段，剩余肿瘤切除。**a.** 右心房，
b. 上腔静脉，**c.** 左无名静脉，**d.** 左颈总动脉，
e. 颈动脉–锁骨下动脉旁路移植术，**f.** 左锁骨下
动脉，**g.** 主动脉

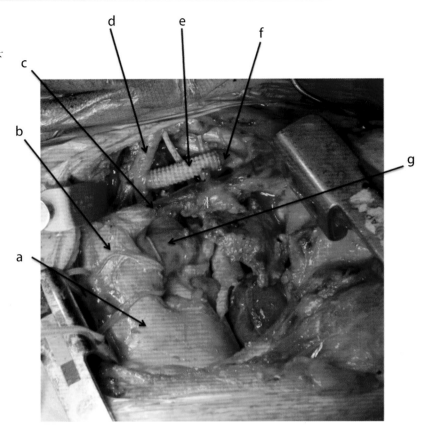

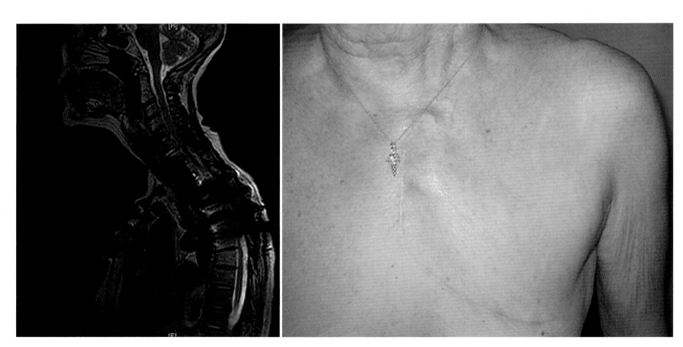

图6.7　术后2年的矢状位MRI（左图）。经胸骨正中切开和活板门延长的颈椎前路扩大术后的手术瘢痕（右图）

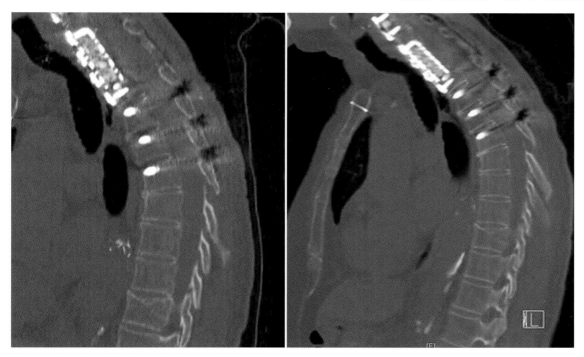

图6.8 术后4年（左图）和8年（右图）的矢状位CT

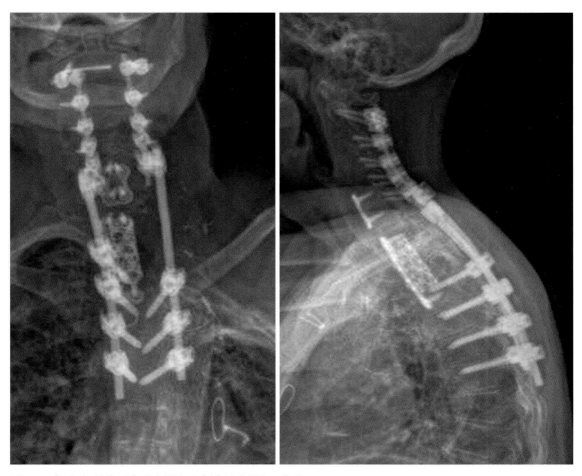

图6.9 术后9年的前后位（左图）和侧位（右图）X线片

参考文献

[1] Ames CP, Boriani S, Jandial R. Spine and spinal cord tumors: advanced management and operative techniques. Taylor and Francis Group, LLC: St. Louis; 2014.

[2] Lam FC, Groff MW. An anterior approach to spinal pathology of the upper thoracic spine through a partial manubriotomy. J Neurosurg Spine. 2001;15(5):467–471.

[3] Liu YL, Hao YJ, Li T, Song YM, Wang LM. Trans-upper-sternal approach to the cerivcothoracic junction. Clin Orthop Relat Res. 2009;467(8):2018–2024.

[4] Teng H, Hsiang J, Wu C, Wang M, Wei H, Yang X, Xiao J. Surgery in the cervicothoracic junction with an anterior low suprasternal approach alone or combined with manubriotomy and sternotomy: an approach selection method based on the cervicothoracic angle. J Neurosurg Spine. 2009;10:531–542.

[5] Lakshmanan P, Lyons K, Davies PR, Howes JP, Ahuja S. Radiographic assessment of sternal notch level and its significance in approaching the upper thoracic spine. Am J Orthop. 2009;38(4):E71–74.

[6] Cohen ZR, Fourney DR, Gokaslan AL, Walsh GW, Rhines L. Anterior stabilization of the upper thoracic spine via an interaortocaval subinnominate window: case report and description of operative technique. J Spinal Disord Tech. 2004;17:543–548.

[7] Darling GE, McBroom R, Perrin R. Modified anterior approach to the cerivcothoracic junction. Spine (Phila Pa 1976). 1995;20(13):1519–1521.

[8] Cauchoix J, Binet JP. Anterior surgical approaches to the spine. Ann R Coll Surg Engl. 1957;21:234–243.

[9] Hodgson AR, Stock FE, Fang HY, Ong GB. Anterior spinal fusion. The operative approach and pathological findings in 412 patients with Pott's disease of the spine. Br J Surg. 1960;48:172–178.

[10] Sundaresan N, Shah J, Foley K, Rosen G. An anterior surgical approach to the upper thoracic vertebrae. J Neurosurg. 1984;61:686–690.

[11] Sar C, Hamzaoglu A, Talu U, Domanic U. An anterior approach to the cerivcothoracic junction of the spine (modified osteotomy of manubrium sterni and clavicle). J Spinal Disord. 1999;12(2):102–106.

[12] Shin D, Chae K, Shin D, Kim H. Modified manubriosternal approach to the cerivcothoracic junction. Kor J Spine. 2005;2(1):88–91.

[13] Kurz LT, Pursel SE, Herkowitz HN. Modified anterior approach to the cerivcothoracic junction. Spine. 1991;16(10):542–547.

[14] Kraus DH, Hua J, Burt M. Surgical access to tumors of the cerivcothoracic junction. Head Neck. 1995;17(2):131–136.

[15] Schuchert MJ, McCormick KN, Abbas G, Pennathur A, Landreneau JP, Landreneau JR, et al. Anterior thoracic surgical approaches in the treatment of spinal infections and neoplasms. Ann Thorac Surg. 2014;97:1750–1757.

[16] Sattarov KV, Fard SA, Patel AS, Alkadhim M, Avila MJ, Walter CM, et al. Peribrachiocephalic approaches to the anterior cervicothoracic spine. J Clin Neurosci. 2015;22(11):1822–1826.

[17] Jung A, Schramm J. How to reduce recurrent laryngeal nerve palsy in anterior cervical spine surgery: a prospective observational study. Neruosurgery. 2010;67(1):10–15.

[18] Derakhshan A, Lubelski D, Steinmetz MP, Corriveau M, Lee S, Pace JR, et al. Thoracic duct injury following cervical spine surgery: a multicenter retrospective review. Global Spine J. 2017;7(1):115S–119S.

[19] Delaney SW, Shi H, Shokrani A, Sinha UK. Management of chyle leak after head and neck surgery: review of current treatment strategies. Int J Otolaryngol. 2017;2017:8362874. https://doi.org/10.1155/2017/8362874.

[20] Civelek E, Karasu A, Cansever T, Hepgul T, Hepgul K, Sabanci A, et al. Surgical anatomy of the cervical sympathetic trunk during anterolateral approach to cervical spine. Eur Spine J. 2008;17(8):991–995.

第7章 后外侧开胸术

Corinna C. Zygourakis, Dean Chou
周文钰，许梓健 /译校

后外侧开胸术是治疗胸椎腹侧肿瘤的一种很好的方法。它最早被报道用于治疗波特氏（Pott）病[1]，但现在不仅用于治疗感染，还用于治疗创伤、胸椎间盘突出症和脊柱肿瘤等疾病。与后路手术相比，它能更直接地显示椎体和腹侧硬脑膜，因此对前路的病变可能更有效。它可以避免损伤后部韧带复合体、椎旁肌和大部分后部结构。前路手术还能尽可能地减少切除未受累的骨，有效地切除肿瘤，并重建前承重柱[2]。通常胸外科医生会协助进行胸腔的暴露，但对于所有脊柱外科医生来说，了解这种入路的解剖细微差别、局限性、并发症和后果仍然很重要。

解剖学

首先，我们来回顾胸廓的解剖，它由12个胸椎、胸骨、肋软骨组成，通常每侧有12根肋骨。在定位和假设每个人都有12根肋骨时，需要注意的是在有些情况下，有些人有13或11根肋骨，或者L1横突可能看起来是一根肋骨，但实际上它是一个拉长的横突。肋间肌位于肋骨之间，分为3层：最外层（前下）、内层（后下）和最内层。神经血管束沿着每根肋骨的下侧延伸，从上到下包括肋间静脉、动脉和神经。每个肋骨头部包含一个与上面的椎体连接的上关节面和一个与相同序列的椎体连接的下关节面。每个椎骨的横突也与相同序列的肋骨头相连。

对于位于上胸椎（T1~T4）的肿瘤，可能需要进行部分胸骨柄切开术[3]或胸骨切开术，以便从前方到达脊柱，这将在另一章中进一步讨论。在本章，我们重点介绍后外侧开胸术。

体位的摆放

患者采用侧卧位，背部和腿部轻轻弯曲，以避免周围神经紧张，这和脊柱外侧入路的常规摆体位类似。一般来说，对于上胸椎的病变，由于左侧脊柱被主动脉阻隔，我们从患者右侧（即左侧卧位）进入。相比之下，在下胸椎（T10~T12），最好采用左侧入路，以避免牵拉肝脏，尤其是对肝大患者。我们小心地用凝胶垫和枕头垫住患者的膝盖和脚后跟。将手臂伸展放在臂板上，上臂以直角放置在开胸手术专用的臂架上。手臂必须垫好，以防止臂丛神经或肩部受伤。在臀部和上胸部周围用肢体约束带将患者固定在床上。这个过程必须格外小心，不要将患者绑得太紧，以免压迫神经。此外，将约束带贴在皮肤上也很重要，因为在胶带和皮肤之间放置泡沫将会使患者在手术期间旋转。我们对几乎所有此类病例进行术中神经监测，包括运动和体感诱发电位（MEP和SSEP）。我们还要求麻醉师使用一种特殊的气管插管（带有双腔管或支气管阻塞器），以便在必要时进行单肺通气。

手术过程

暴露

我们首先在腋前线的水平上做一个曲线切口，在适当的肋间隙向后延伸。因为肋骨向前下方走行，我们通常必须进入一个比我们试图到达的椎体水平高出两个椎体的肋间隙。例如，要进行T7椎体切除术，我们将切口放在第五肋间。用电灼法打开背阔肌。对于上胸椎，我们通过向后分割斜方肌和菱形肌来移动肩胛骨。我们尽量保留前锯肌，尽管在必要时也可以将其切开。我们要小心避免胸长神经损伤，因为这会导致前锯肌失神经支配和"翼状肩"，方法是在肩胛骨尖前6～7cm处切开[4]。同

样，我们也要避免胸背神经的损伤，胸背神经支配背阔肌。即使采取了这些预防措施，也应提醒患者术后可能出现肩部功能障碍，这是开胸手术的正常预期结果。

然后，我们取出肋骨打开肋间隙，但如果可以通过肋间隙得到充足的视野，则无须取出肋骨。我们首先对肋骨进行骨膜下解剖（图7.1a），小心不要损伤沿着其下表面的神经血管束。我们使用肋骨切割器将肋骨向后（图7.1b）和向前（图7.1c）分开，然后将其移除（图7.1d）。然后我们要求麻醉师给肺放气，并切换到单肺通气。我们放置了一个大型Finochieto牵开器系统，以牵开肋骨和肩胛骨，并保持切口打开（图7.2a）。如有必要，可放大海绵在肺上将其移出术野（图7.2b）。在右侧，应注

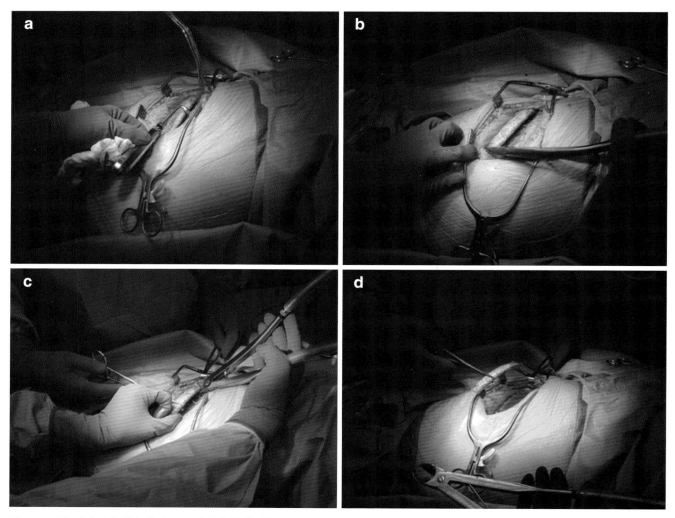

图7.1 开胸手术中肋骨切除术。**a.**肋骨的骨膜剥离。**b.**后面的切除。**c.**肋骨前切、以移除肋骨（**d**）

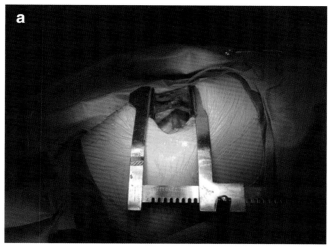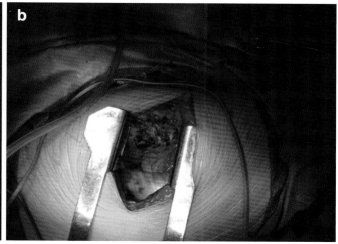

图7.2 放置大型Finochieto牵开器系统以牵开肋骨并保持开胸（**a**）。大海绵经常被用来将肺移出术野（**b**）

意奇静脉及其分支、食管和胸导管，以避免损伤。然而，一般来说，采用标准的外侧脊柱入路时，这些结构距离足够远，因此不需要进行移动。

定位

此时，我们在目标椎体上放置一个标记，并获得术中前后位X线片，以确认我们处于正确的椎体水平。我们通常从头侧到尾侧计数，根据典型的宽而平的外观来识别第一根肋骨（T1）和C7椎体，后者不与肋骨相连。由于上胸椎的侧位X线检查通常会被肩关节遮挡，所以前后位X线片更有用。需要通过术前X线检查进行相关分析，以确保患者有12根肋骨，并且没有异常的C7肋骨。一旦我们确认了正确的椎体水平，我们就确定了沿着椎体的肋间动脉和静脉（也称为节段动脉和静脉），并使用双极烧灼器或手术夹结扎血管。如果我们在T8～T12椎体的左侧进行手术，Adamkiewicz动脉通常在这个位置，我们将首先夹闭节段血管，等待10min，以确保在结扎和牺牲血管之前，运动诱发电位没有发生变化。

椎体切除术

接下来我们将关注椎体切除术和稳定性。我们首先确定并移除附着在相关椎体上的肋骨头（图7.3a）。我们识别椎弓根并向下磨钻，以辨认硬脑膜和脊髓。使用高速钻头进行椎体切除术（图7.3b），然后，组合使用刮匙和垂体咬骨钳移除相关脊椎上方和下方的椎间盘。移除椎体并充分减压脊髓后，放置椎体切除器（图7.3c）和带螺钉外侧钢板（图7.3d），以实现脊柱固定。如果需要长节段脊柱稳定，我们也可以考虑额外的后方固定（如应用椎弓根螺钉）。

关闭切口

在闭合之前，如果壁层胸膜受到侵犯，我们会在胸膜腔放置一根胸管。胸管从手术切口下方的一个小皮肤切口出来，对准气胸部位的尖端或肺的一部分，以帮助引流血液。在直视下，麻醉师使肺部重新充气。如果怀疑开胸手术造成漏气，可在肺部和可疑漏气区域涂抹大量纤维蛋白胶。较大的漏气口将需要胸外科手术来关闭。

我们用8针2号Vicryl缝线将肋骨连接在一起。然后我们使用粗的Vicryl缝线将前锯肌和背阔肌逐层缝合。然后，依次闭合皮下层和皮肤层。切口保持气密性至关重要。

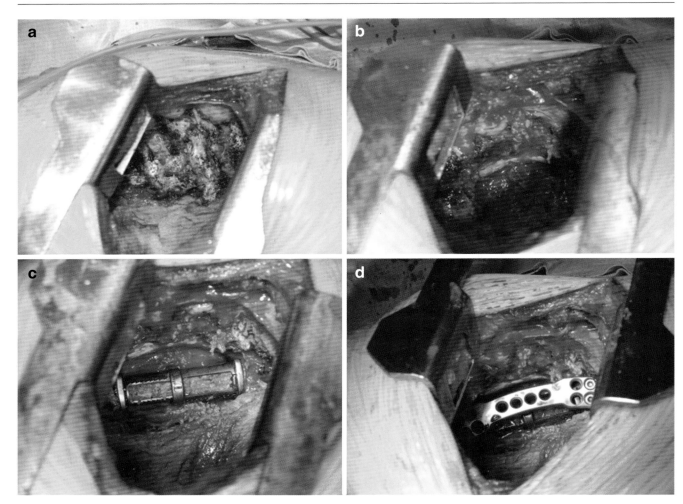

图7.3 椎体切除术之前的胸椎侧视图（**a**）和之后的胸椎侧视图（**b**）。**c.** 椎体切除术中Cage的放置。**d.** 用于稳定的外侧钢板

术后护理

所有患者均接受常规术后脊柱护理，包括X线检查，以评估植入物的位置，还有疼痛管理和物理治疗。胸管负压最初设置在20mmH$_2$O（1mmH$_2$O≈9.8Pa），但通常会很快变为水封。我们每天会给患者做胸部X线检查，以评估是否有气胸或胸腔积液，并在24h内引流量低于250mL时取出胸管。

并发症

这种手术最常见的并发症包括胸壁疼痛，也称为开胸术后疼痛综合征，在高达50%的开胸患者中可能会出现这种症状[5]。目前尚不清楚发生这种现象的原因，可能是由于用牵开器进行开胸手术时肋间神经受到压迫[5]。积极的多模式疼痛疗法是预防和治疗这种疼痛的重要组成部分。

呼吸系统并发症，如肺不张、肺炎和气胸，也可能发生在多达一半接受开胸手术的患者身上[6]。对高危患者（如吸烟或有既往肺部疾病的患者）应考虑进行术前肺功能检测、诱发性肺量计法，术后立即进行早期活动也非常重要。具有讽刺意味的是，由于手术过程中的依赖性体位，对侧（非手术）肺多见肺不张。其他不太常见的并发症包括伤口感染、乳糜胸和肩部功能障碍，导致肩关节活动范围减小和疼痛[7]。但这个手术引起的死亡率非常低（<1%）[8-9]。

综上所述，这些研究表明后外侧开胸术是一种安全有效的手术方式，可用于腹侧脊柱肿瘤的切除。

参考文献

[1] Hodgson AR, Stock FE. Anterior spinal fusion a preliminary communication on the radical treatment of Pott's disease and Pott's paraplegia. Br J Surg. 1956;44(185):266–275.

[2] Gokaslan ZL, York JE, Walsh GL, McCutcheon IE, Lang FF, Putnam JB Jr, et al. Transthoracic vertebrectomy for metastatic spinal tumors. J Neurosurg. 1998;89(4):599–609.

[3] Lam FC, Groff MW. An anterior approach to spinal pathology of the upper thoracic spine through a partial manubriotomy. J Neurosurg Spine. 2011;15(5):467–471.

[4] Salazar JD, Doty JR, Tseng EE, Marin PC, Girotto JA, Roseborough GS, et al. Relationship of the long thoracic nerve to the scapular tip: an aid to prevention of proximal nerve injury. J Thorac Cardiovasc Surg. 1998;116(6):960–964.

[5] Karmakar MK, Ho AM. Postthoracotomy pain syndrome. Thorac Surg Clin. 2004;14(3):345–352.

[6] Pettiford BL, Schuchert MJ, Jeyabalan G, Landreneau JR, Kilic A, Landreneau JP, et al. Technical challenges and utility of anterior exposure for thoracic spine pathology. Ann Thorac Surg. 2008;86(6):1762–1768.

[7] Miranda AP, de Souza HC, Santos BF, Abrã OJ, Cipriano FG, de Oliveira AS, et al. Bilateral shoulder dysfunction related to the lung resection area after thoracotomy. Medicine (Baltimore). 2015;94(44):e1927.

[8] Borm W, Hübner F, Haffke T, Richter HP, Kast E, Rath SA. Approach-related complications of transthoracic spinal reconstruction procedures. Zentralbl Neurochir. 2004;65(1):1–6.

[9] Ikard RW. Methods and complications of anterior exposure of the thoracic and lumbar spine. Arch Surg. 2006;141(10):1025–1034.

第8章　胸椎前方微创胸腔镜入路

Meic H. Schmidt
周文钰，许梓健，黄霖/译校

概述

胸椎和胸腰椎交界区的前方入路已经从传统的开放式入路逐步发展到微创。自20世纪90年代首次在文献中有相关报道以来，内镜在脊柱手术中的应用已经非常广泛。胸腔镜手术现在已经是安全、省时的选择，其并发症发生率和手术效果较开放式手术相当甚至更好[1]。胸腔镜在脊柱手术中的常见应用是脊柱侧弯前路松解术、胸椎间盘突出症和创伤性骨折重建时的椎体切除术。在本章中，我们将讨论胸腔镜手术在脊柱转移性疾病治疗中的作用。

胸腔镜手术设备

视频成像系统

成功的内镜手术所需的最重要的一个方面就是获得高质量的术野图像。目前，可用的新高清视频技术是图像质量的一次重要改革。该技术用高强度氙气光源连接到30° 10mm内镜，将图像通过高清摄像机传输到2个或3个平面显示器呈现。

内镜工具

用于胸腔镜手术的工具通常需要足够长，以便进行三点锚定（Three-Point Anchoring Surgical Technique）。此外，工具应具有深度标记，并且

要能穿过10mm的开口。每个开口都有一个灵活的黑色螺纹套管针，其内径为11mm。值得一提的是套管针必须是黑色的，以尽量减少来自摄像头的反光。同样，所有胸腔镜工具表面都应是不反光的。

超声刀（The Harmonic Scalpel）是内镜手术的另一个非常重要的工具，尽管它在其他脊柱手术中并不常用。超声刀通过向组织传递机械能来切割和凝血。因此，它可以最大限度地减少热损伤和可能会干扰内镜视野的烟雾。

离胸腰椎交界区越近，内镜下牵拉横膈膜就越有必要。在左侧，横膈膜通常在T12/L1椎间隙沿脊柱侧面附着。想创造出操作空间，必须小心拉开横膈膜，从而扩大肋膈隐窝来进行手术。将螺钉置入L1椎体的上1/3或行L1椎体切除并将螺钉置入L2椎体顶部时，需要切开横膈膜暴露腹膜后间隙。

行椎体切除术时，建议使用带有深度标记的骨刀。骨刀可以有效切除椎体，减少灌洗液和血液飞溅，以免遮挡内镜镜头。我们偶尔还会使用内镜钻（Midas Rex）钻取肋骨头部，甚至钻取终板。

内镜下脊柱重建

通常，椎体置换（可扩张型Cage）或前外侧钢板系统这两种植入物中的任何一种都可以用于转移性疾病的胸腔镜脊柱手术。可扩张型Cage已成为转移癌行椎体切除术后的首选植入物。它们通常由钛合金制成，以尽量减少术后拍片产生的伪影。它们

可以通过一个小开口置入，并在两个终板之间展开。前外侧钢板可从多家公司购买。MACS TL钢板（Aesculap，德国）是胸腔镜手术的首选，因为它是专为胸腔镜手术而设计的，带有一些便于在内镜下置入的特点。

术前注意事项

对患者进行脊柱的标准影像学评估，包括计算机断层扫描（CT）和磁共振成像（MRI）以及胸部前/后和侧位X线检查，以评估胸腔有无积液、纤维膜或致密粘连。

对于有症状的脊髓压迫或脊髓病患者，我们一般会静脉注射大剂量类固醇。此外，对于大多数血管丰富的转移瘤，我们通常要求进行血管内栓塞。

单肺通气

良好的单肺通气对胸腔镜脊柱手术至关重要。最好使用双腔气管插管。对于较小的患者，可以使用支气管内阻滞器（Endobronchial Blocker）。值得注意的是，胸腔镜脊柱手术通常需要比其他大多数使用单肺通气的手术更长的手术时间。

适应证和禁忌证

胸腔镜手术治疗脊柱转移性疾病的适应证如下：

- 病理性骨折。
- 压迫脊髓。
- 后路手术后的前柱支撑。

胸腔镜手术的禁忌证通常与导致不能行单肺通气的并发症有关，如肺心病、慢性阻塞性肺疾病、广泛的肺转移以及由先前胸外科手术引起的肺粘连。此外，患者应具备正常的骨质量和凝血功能。

患者教育和知情同意

应告知患者与麻醉和手术相关的潜在并发症，并取得患者的知情同意。与胸椎前路手术相关的风险包括：

- 脊髓损伤与神经和交感干损伤。
- 大血管损伤。
- 胸导管损伤。
- 脾、肝、肾损伤。
- 膈疝。

对于同意行胸腔镜手术的患者，也应告知其转为小切口或开胸手术的可能性。

手术技巧

手术的操作步骤如图8.1所示。图示为一名行胸腔镜下置入可扩张型Cage治疗的患者[2]。

体位的摆放

根据大血管（即主动脉和下腔静脉）相对于脊柱的位置选择入路侧。最常见的是左侧入路进入胸腰椎交界处（T11~L2）。对于上胸椎和中胸椎（T3~T10），首选右侧入路。

在手术室，患者以侧卧位摆在可透过射线的手术台上。我们使用3~4个支架（分别顶住骶骨、耻骨、肩胛骨、胸骨）和患者双腿之间的U形垫，使患者保持垂直于地面。放置腋垫，用Krause扶手支撑悬吊的手臂。术中透视用于确认患者的脊柱位置、对线和受累的节段。

胸腔镜手术路线和暴露

我们使用透视来设计手术路线。在皮肤表面标记上需要用到的解剖结构，如椎体、相关椎间隙、

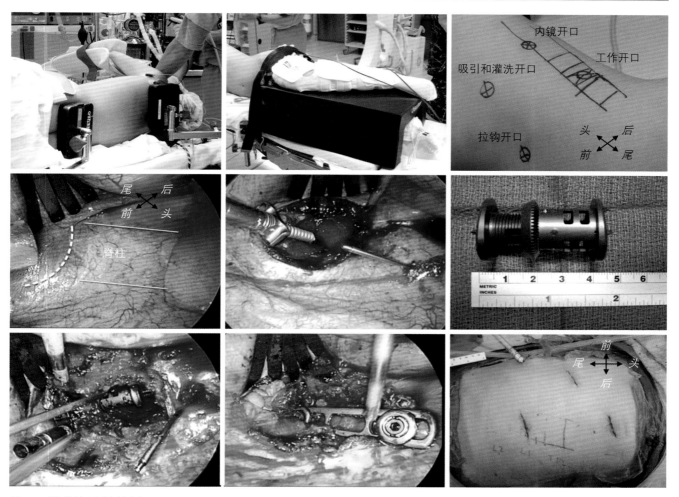

图8.1　胸腔镜下减压固定

前后脊柱线以及手术位点（即开口）。对于大多数病例，四孔技术足以进行胸腔镜下椎体切除术。在大型病例中，有时需要第5个开口，以便更容易到达目标椎体。这4个开口分别是：

（1）工作开口，直接定位在要切除的椎体上方。它通常比其他开口大，以通过两个相邻的肋间隙，并且可以通过这一个切口更轻松地放置可扩张型Cage。

（2）内镜开口，位于工作开口上方2～3个椎体的位置，与脊柱成一条直线。对于病灶在胸腰椎交界区的病例，内镜放置在相对于工作开口的头侧。对于病灶在上胸椎的病例，将其放置在工作开口的尾侧。

（3）拉钩开口，位于工作开口的前方，用于安全

牵拉膈肌和肺。

（4）在拉钩和内镜开口之间开一个吸引和灌洗开口。

这种配置可使所有器械汇聚在目标椎骨上，并避免内镜各个工具之间"打架"（Fencing）。确定开口位置后，我们开始进行单肺通气，等待肺放气完毕（图8.2）。然后对胸壁按开胸手术进行消毒和铺巾，以便在必要时转为开胸手术。

为了避免对下面的器官造成医源性损伤，我们将第一个开口安排在离横膈膜最远的位置。这个切口与放置一个胸导管的切口相似。皮肤切开后，暴露肋骨。用钝的血管钳在直视下小心地进入胸腔。一旦胸膜腔被打开，可以用手触摸以确认有无胸膜粘连并定位。确定胸膜腔没有问题后，插入初始套管针，并将30°内镜引入胸腔。完成360°检查后，

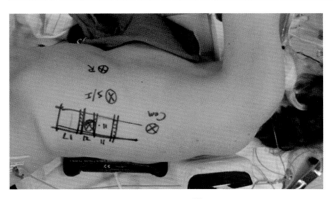

图8.2　胸腔镜手术患者体位和开口[3]

在内镜观察下将其余3个套管针插入。这样我们就能避免"盲目"插入套管针。此时，关键的解剖结构，包括脊柱、横膈膜、主动脉和奇静脉，都可以辨认。至于方向，我们可以旋转显示器上的图像，使脊椎平行于显示器的下缘。

进入胸腰椎交界区

横膈膜通常附着在T12～L1椎间隙水平的脊柱上。为了进入上腰椎的腹膜后部分，需要打开横膈膜。这可以通过内镜用超声刀在横膈膜最薄的部分完成。之后，可以到达L1～L2水平。横膈膜切开后，需要从腰大肌筋膜上钝性分离出腹膜后脂肪和腹膜，显露椎体。

椎体暴露

暴露胸椎椎体和椎间盘需要使用超声刀提升胸膜瓣，并辨认节段血管，该节段血管横穿椎体中部，深至壁层胸膜。然后将这些血管结扎并分开，从而完成暴露到外侧椎体和椎间盘的过程。

置钉和内固定

我们在所有病例中都使用MACS TL内镜下前外侧钢板系统进行前路固定。该系统包括2个夹钳和4个螺钉（2个前方稳定螺钉和2个后方多轴向螺

钉）。在邻近病变椎体的每个椎体上使用1个夹钳和2枚螺钉。在透视引导下用短的克氏针引导空心锥将每个螺钉入口去皮质。组装并插入多轴螺钉夹钳，并在螺钉打到骨皮质上以后取出克氏针。为避免损伤沿椎体中线走行的节段动脉，在椎体上部或下部1/3，椎管前方10mm处插入后方多轴向螺钉（分别是病变水平以上的螺钉和病变水平以下的螺钉）。将后方多轴向螺钉置入在病变椎体的上方和下方后，夹钳的方向会垂直于椎体的前面，并仔细探查周围的大血管。

椎体切除和椎管减压

椎间盘切除和椎体切除术的实施方式与开放手术相似。椎间盘用细长的内镜手术刀切开并用咬骨钳取出。使用直形和弯形骨刀从椎体中间切开，移除有问题的椎体。追踪同侧肋骨头到同侧椎弓根和位于其底部的神经孔，使用高速钻和内镜Kerrison咬骨钳（Endoscopic Kerrison Punches）移除椎弓根。游离骨碎片和硬膜外肿瘤被移动到椎体切除后的空腔并移除，以避免在脊髓上过度操作。这些步骤可以直接减压并显露前方脊髓。

椎间重建和内镜下稳定

在全椎体切除术后，在直接透视下置入可扩张的Cage重建胸腰椎连接处。放置后，扩开Cage，同种异体移植物被包裹在Cage周围。将前外侧钢板放置在后方多轴向螺钉上，拧紧后方螺钉，并在每个节段水平放置前方稳定螺钉。然后，锁定并拧紧钉板结构。在关闭切口之前要拍摄最终的前/后和侧位透视图像，确定内固定的位置。

胸导管放置和闭合

将横膈膜缝合上，冲洗手术野和整个胸腔。在直视下或胸腔镜下，通过下外侧开口或侧方吸引器

口放置一根24Fr胸管，并对肺重新通气。关闭切口前，观察术野，确保肺充分通气并且表面无出血。逐层关闭各开口，将胸管固定到位。

结果

在最近的一篇文章中，我们总结了治疗12例因转移性疾病接受脊柱胸腔镜手术的患者的经验[4]。这些患者的平均年龄为59岁，平均估计失血量为613mL，手术的平均持续时间为234min，住院时间中位数为7.5天（范围5～21天）。所有12例患者术后疼痛评分均比术前改善，术后没有患者出现神经功能恶化。在7例出现神经功能障碍的患者中，6例（86%）术后Frankel评分有所改善。在平均随访10个月（范围1～45个月）期间，没有患者出现后期内固定失败需要再次手术的情况。

结论

在过去的20年中，内镜手术已成为脊柱转移性疾病患者的一个可行选择。我们可以通过一个小横膈膜切口进入胸腰椎交界区的腹膜后部分。胸腔镜手术的统计结果和结局指标与标准开放手术已经可以相提并论。

参考文献

[1] Zuckerman SL, Laufer I, Sahgal A, Yamada YJ, Schmidt MH, Chou D, et al. When less is more: the indications for MIS techniques and separation surgery in metastatic spine disease. Spine (Phila Pa 1976). 2016;41(Suppl 20):S246–S53.

[2] Ragel BT, Amini A, Schmidt MH. Thoracoscopic vertebral body replacement with an expandable cage after ventral spinal canal decompression. Neurosurgery. 2007;61(5 Suppl 2):317–322; discussion 22–23.

[3] Amini A, Beisse R and Schmidt MH. Thoracoscopic spine surgery for decompression and stabilization of the anterolateral thoracolumbar spine. Neurosurg Focus. 2005;19:E4.

[4] Ravindra VM, Brock A, Awad AW, Kalra R, Schmidt MH. The role of the mini-open thoracoscopic-assisted approach in the management of metastatic spine disease at the thoracolumbar junction. Neurosurg Focus. 2016;41(2):E16.

第9章　胸腹入路治疗胸腰椎肿瘤

A. Karim Ahmed, Daniel M. Sciubba, Feng Wei
周文钰，许梓健，黄霖/译校

解剖学和生物力学方面的考虑

胸腰椎区（T11～L2）是胸腹部之间的解剖过渡区，是后凸型胸椎和前凸型腰椎之间的结构过渡区，是半刚性胸椎和活动型腰椎之间的动态过渡区。

胸腰椎，从T11～L2，独特的结构带来了生物力学上的挑战。半刚性的胸椎由肋骨固定，几乎不参与活动。这与尾侧腰椎节段形成鲜明对比，尾侧腰椎节段赋予躯干大部分屈曲和伸展的能力，尤其是L2～L4。

12对肋骨对应12个胸椎，包含用于肋骨头部连接的上肋面和下肋面，以及用于与肋骨结节连接的关节面关节。前7对肋骨构成"真"肋骨，后5对肋骨构成"假"肋骨——后2对肋骨被称为"浮肋"，不与胸骨形成肋关节。

除了负责手指外展的T1神经根外，大多数胸运动神经并不支配活动或功能所需的关键肌肉，这与颈椎和腰椎不同。T1～T11的前支形成肋间神经，这些神经在神经血管束中沿着肋骨的尾端走行，位于肋间内肌和最内侧肋间肌之间，支配胸部和腹部的皮肤和肌肉。乳晕、脐和下腹壁的皮神经支配分别对应于T4、T10和T12（肋下）的神经根。髋关节屈曲主要由髂腰肌完成，它大部分由L2神经根支配。L1～L3的上腰椎节段通过腰丛支配腰大肌。髂肌由L2～L4发出的股神经支配。

与肋骨内表面相连的肋胸膜和壁层胸膜代表胸膜腔的表面边界，脏层胸膜代表深交界。壁层胸膜的膈部位于膈上，由膈神经（C3～C5）支配，对呼吸功能至关重要。膈肌将胸腔和腹腔分开，由两个主要部分组成：外周肌和中央肌腱。中央肌腱膜，内含下腔静脉开口（T8水平），是呼吸肌的止点，对在吸气时减少胸膜腔的压力至关重要。外周肌可细分为胸骨部、肋部和腰部肌肉。食管裂孔和主动脉裂孔分别由T10水平和T12水平处的外周肌形成。主动脉裂孔允许主动脉、奇静脉、半奇静脉和胸导管通过。腰大肌和腰方肌构成膈肌的后外侧缘，毗邻正中和外侧弓状韧带。膈肌成对的腱脚与腰椎前纵韧带相连：右侧（较长）脚从L1连接到L3，左侧从L1连接到L2[1-7]。

手术技巧

选择手术入路

病理位置和所需暴露对于确定最佳手术入路至关重要。可以通过开胸手术到达T5～T10胸椎前方。对于T5或T6的病变，要移除对应的肋骨（n）。然而，在T7和T8处，要移除上一个水平的肋骨（n-1）。暴露T9和T10时，需要切除病变两个水平以上的肋骨（n-2）。然而，在上腰椎，可以通过腹膜后入路到达前方。因此，胸腹联合入路是一种联合开胸术和腹膜后暴露的入路，并且可能需要分离膈肌，以进入胸腰椎交界区的腹侧，适用于单独一种入路无法到达的情况。对于需要En bloc切除的较大原发性肿瘤，胸腹入路可辅以后入路分期手术[8-11]。

体位的摆放

将患者置于左侧卧位。左侧胸腰椎入路更受青睐，因为与左侧的脾脏相比，右侧肝脏体积大且活动受限。与右侧腔静脉相比，左侧厚壁主动脉的血管损伤也被认为更容易修复；后者可能更容易移动，尤其是在辐射诱导的腹膜后纤维化的情况下[9]。

胸腹暴露

从第10肋到腹壁做一个斜向皮肤切口。可在分离肌肉时将背阔肌向后拉。肋骨根据其皮下和肌肉附着（即前锯肌、背阔肌和肋间肌）进行识别，从上缘进行骨膜下解剖，从而避开神经血管束。可将肋骨切除以改善手术暴露，将健康的骨用于骨移植。沿着肋缘，仔细解剖腹内外斜肌。若过度剥离，则会导致腹部隆起、疼痛和无力[8]。切开腹横筋膜，深至肋缘，暴露腹膜。

剖开腹膜，使其脱离毗邻的腰大肌、腰方肌和膈肌，进入腹膜后间隙。牵开腹膜、向后拉开腰大肌、分离后外侧膈肌有助于暴露于前脊柱。横膈膜可通过内外侧弓状韧带或腱足从其附着点进入。必须注意保留膈肌的远端肌肉成分（以进行修复）以及包含膈神经的中央部分。

分离膈肌，并将肺部轻微向上牵拉，可暴露壁层胸膜的膈肌部分。通过切开壁层胸膜可以到达下胸椎和胸腰椎交界区。切断节段血管可暴露前椎间盘间隙和椎体，但由于存在出血风险，应小心进行。如果要牺牲大量下胸段血管，术前对Adamkiewicz动脉进行血管造影可能是必要的。为了保护侧支循环（即根动脉、脊髓前动脉）、神经和/或脊髓，应在椎体前部结扎节段血管。腹膜后淋巴管（即胸导管、乳糜池）也应小心接近，以避免术后淋巴囊肿的发生。使用双极电刀、类棉素和止血剂，有助于在整个过程中保持止血[9-11]。

减压

在暴露前脊柱的情况下，椎间盘的纤维环可以被切开，为椎间盘切除术做准备。在这个过程中，大血管应该向前移动，以防止损伤。高速钻、Leksell咬骨钳和Kerrison咬骨钳可用于移除病变层面上下的椎间盘。用垂体咬骨钳逐块取出椎间盘碎片，用Kerrison咬骨钳取出后纵韧带。首先移除肋骨头和近端椎弓根进行椎体切除术。移除近端椎弓根会暴露硬脑膜[9-11]。

重建和内固定

前柱支撑通过在椎体缺损处放置可扩张型Cage来完成，可以用健康的自体（即切除的肋骨）骨或同种异体骨填充。外侧螺杆系统（或钢板）可稳定上、下节段。广泛切除后，后路经椎弓根螺钉和棒内固定可有助于增加稳定性[9-11]。

关闭伤口

关闭伤口时要注意防水。如果在暴露时取下膈膜，则放置大口径胸管，并使用不可吸收性缝线对膈膜进行初步修复。缝合壁层胸膜和肋骨以闭合胸腔。肋间肌、腹壁、前锯肌和背阔肌用不可吸收的缝线逐层闭合。用0号Vicryl缝线缝合筋膜，再缝合皮下层。可使用3-0号Vicryl缝线缝合皮内[9-10]。

病例展示

一位63岁的女性患者，发现左侧背部肿块增大3年，伴有进行性同侧胸腰椎疼痛和腹部麻木。6.5年前，她曾因T10椎旁纤维瘤接受过开胸手术。体格检查发现左侧胸腰段肿块压痛阳性，但在其他方面神经功能完好。

影像学评估

CT显示T9～T11脊柱左侧有一个不规则形状的软组织肿块（61.0mm×47.7mm×77.4mm，高密度38.4HU）（图9.1f）。增强CT显示不均匀强化，并发现低密度坏死灶。T10和T11椎体左后外侧溶解破坏，并延伸至椎弓根（图9.1g）。T9～L2的左椎旁肌比对侧宽。MRI同样显示T9～T11一个巨大的软组织肿块（112.7mm×104.3mm×62.6mm），边缘不规则（图9.1a）。病变为T1低信号、T2高信号和DWI高信号。左T10/T11神经孔可见软组织浸润，导致硬膜外脊髓受压。在T9～L2水平，在左侧椎旁肌中发现一个形状不规则的多小叶软组织肿块（图9.1b、c）。

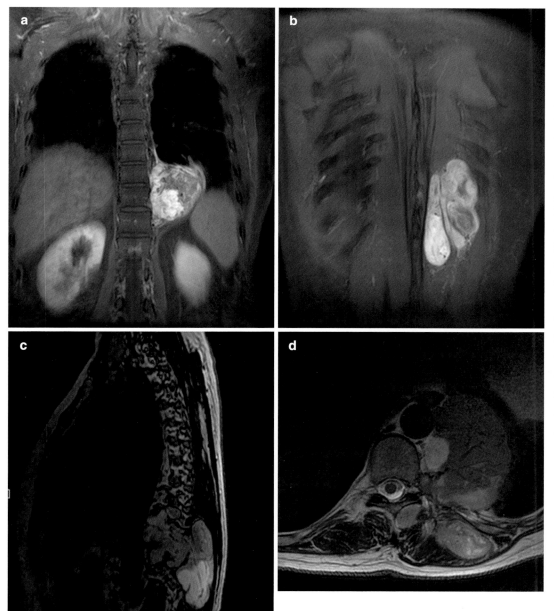

图9.1 患者首次就诊时的图像，包括胸椎的MRI（a～e）和CT（f～i）。a. 冠状位MRI显示T9～T11椎体左侧的肿瘤。b. 冠状位MRI显示了髂肋胸肌肿瘤，达到L1～L2水平。c. 矢状位MRI显示了髂肋胸肌的肿瘤，达到L1～L2水平。d. T9轴位MRI。e. T10～T11轴位MRI。f. T9轴位CT。g. T10～T11轴位CT。黑色箭头指示膈膜的位置。h. 冠状位CT显示T9～T11椎体左侧的肿瘤。白色箭头指示膈膜的位置。i. 矢状位CT。白色箭头指示横膈膜的位置，显示肿瘤位于横膈膜上方

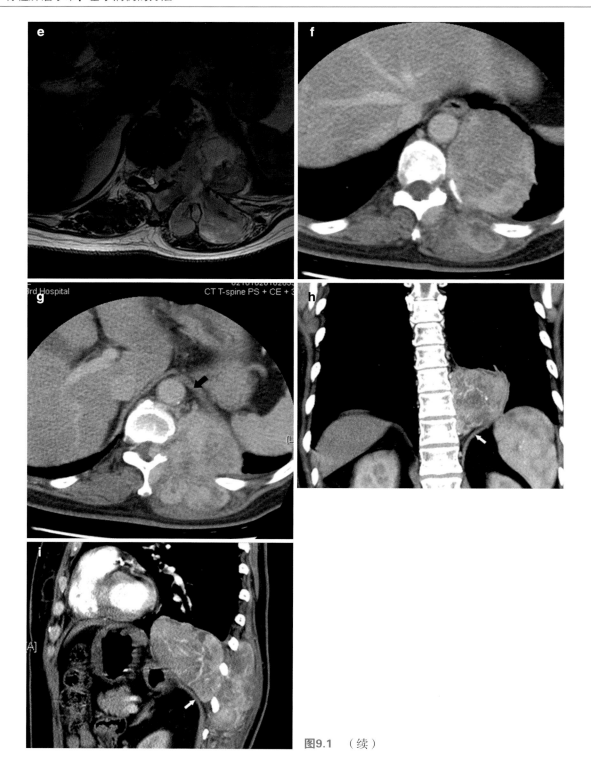

图9.1   （续）

病理诊断

患者之前手术切除的病理切片不可用。因此，我们在CT引导下进行了活检，发现了一个梭形细胞间质瘤，其基质血管丰富，有众多分支血管。肿瘤

细胞没有明显的多形性，细胞外基质是胶原的。这些特征提示诊断为孤立性纤维瘤。尽管肿瘤细胞不是高度有丝分裂（Ki-67较低），但大的（>10cm）胸膜外孤立性纤维瘤通常被认为是侵袭性的，且边缘呈阳性的囊内手术切除与次优预后相关。这些肿

瘤被称为血管外皮细胞瘤，因为它们有大量的间质血管生成，肿瘤囊内切除可能会导致术中大量失血。因此，为了减少失血、防止复发、延长无瘤生存期，我们制订了一个合适的囊外整体切除计划。

肿瘤分期和手术计划

肿瘤呈Enneking S3和WBB1~6、A~D型（图9.1d、e和图9.2a）。根据WBB胸腰椎肿瘤切除指南，我们制订了一个详细的手术方案。在第一阶段，采用前外侧入路将肿瘤与相邻的正常结构分离，包括左肺、膈肌和主动脉（图9.2b）。在第二

个阶段，在棘旁浅肌和深肌之间形成一个平面，向前外侧推进，直到肿瘤被环切。肿瘤未累及的右后部分被逐块切除，以显示神经结构。通过近端和远端椎间盘切除术将受累节段与正常脊柱分离，并从受累椎体的右后方到左前方对角进行矢状截骨术（图9.2c）。将肿瘤从后入路整体取出。

术前准备

肿瘤供血动脉在一期手术前一天由介入放射科医生选择性栓塞。血管造影术显示一个大肿瘤，由T9~T11肋间动脉提供丰富血供，使用氰基丙烯

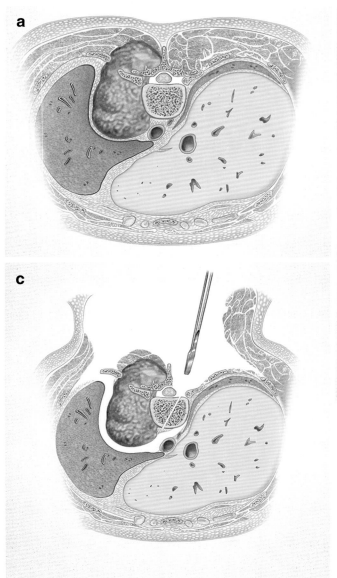

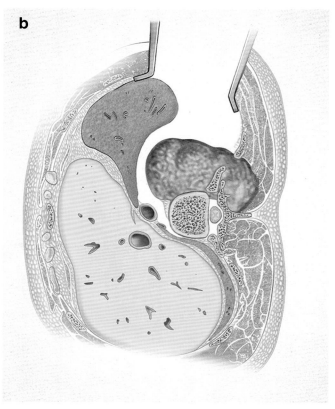

图9.2　肿瘤和手术阶段的图示。**a.** 图示肿瘤累及包括椎体外侧、阑尾和椎间孔的广大区域。**b.** 一期手术，包括左侧开胸，肿瘤从肺、主动脉、膈肌和椎体上剥离。**c.** 二期手术，经后路矢状位En bloc切除

酸正丁酯（300～500μm）和弹簧圈栓塞这些血管（图9.3）。

手术技巧

第一阶段：患者置于右侧卧位，全身麻醉下双腔气管插管。T10椎体（肿瘤直径最大）与腋中线第8肋的水平面相对应。沿着左侧第8肋，以腋中线为中心，在皮肤、浅筋膜和背阔肌上做一个15cm的切口。暴露第8肋并切除约12cm。左肺放气后，打开壁层胸膜进入胸腔（图9.4）。用电刀切断肿瘤与左肺之间的粘连。在肿瘤的尾部和横膈膜之间用手触诊确定肿瘤的下边缘。由于主动脉位于肿瘤的背面，不直接可见，用手指钝性剥离有助于将肿瘤与主动脉和脊柱分离。由于术前做了栓塞，在第一

阶段手术中仅出现有限的静脉出血。然后使用电刀解剖壁层胸膜和肋间肌，近侧和侧边各留1cm。使用肋骨切割钳部分切除第9～11肋。近端，通过透视确定T9/T10椎间盘，并进行外侧部分椎间盘切除术。前纵韧带的左半部分也被切除。在主动脉和受累椎体之间形成的空间中填充大量明胶海绵，用于止血和防止第二阶段的粘连。伤口逐层闭合，并放置胸管。

第二阶段：第一次手术后7天，患者在双腔气管插管全身麻醉下俯卧在手术台上。在T7～L2做一个中线切口，然后进行骨膜下剥离。在透视辅助下，将右侧椎弓根螺钉从T7放置到L1。暂时移除T9～T11的右侧螺钉，以便随后进行截骨术。在前一切口向外侧延伸，做一个向下延伸至背阔肌的左横切口，垂直于中线。通过向头侧牵拉背阔肌和锯齿肌暴露胸腰椎筋膜。此时可以触诊到第一阶段手术的肋骨切口。从T7～L2在胸最长肌外侧切开胸腰椎筋膜。将未累及的、较浅的胸最长肌与较深的胸髂肋肌分开。在T9～T12水平，在髂肋胸肌深处可触及肿瘤。将胸髂肋肌近端和远端横切，与肿瘤间隔1cm。暴露左侧T7～T8椎板，置入两枚椎弓根螺钉。将髂肋胸肌的远端向头侧拉，暴露出肿瘤在T11～L1的左侧小关节。在T12和L1处置入椎弓根螺钉。

对第一阶段第9～11肋的切端进行触诊，并进一步向外切除3cm，以便进入左胸腔。左肺放气

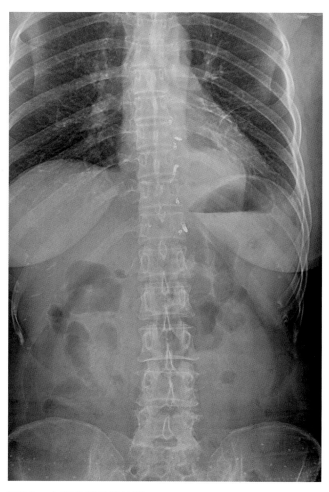

图9.3 左侧节段动脉栓塞

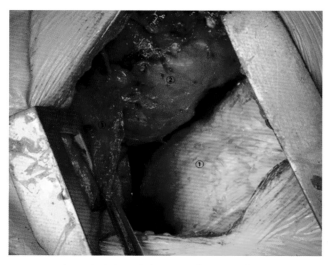

图9.4 左侧开胸手术的手术照片。①膈膜；②肿瘤；③肺

后，利用钝性剥离向前剥离肿瘤，释放肿瘤与邻近肺、膈肌、主动脉和脊柱之间的疏松结缔组织。暂时放置纱布在肿瘤肿块和邻近结构之间。肋间肌分别沿第9肋上缘和第11肋下缘切断至T8/T9和T11/T12小关节水平。切除受累的肋间血管和神经。至此肿瘤从前面完全脱离邻近器官，从后面完全脱离未累及的背部肌肉。

随后，使用超声刀切除T8的棘突、下半椎板、下关节突和T9的上关节突。T11/T12椎间水平也用相同的方法进行切除。从T9～T11行右半椎板切除术和小关节切除术。结扎右侧T9～T11神经根，使用Penfield剥离子从后纵韧带上松解硬膜囊。切除相应节段的近端（T8/T9）和远端（T11/T12）椎间盘和后纵韧带。由于第一阶段切除了部分T8/T9椎间盘和前纵韧带，使得近端松解更为容易。T11/T12椎间盘在第一阶段无法触及，该水平的前纵韧带从后入路切除。为了防止损伤主动脉，在用骨刀切断前纤维环和纵韧带之前，沿着肋骨的切割端插入压肠板，并将其置于主动脉和脊柱之间。T9～T11椎体的左半部分及其后部现在可以通过矢状切除整体切除。根据基于CT的术前计划，从椎弓根内侧壁到椎体左前部的截骨线与患者身体纵轴成30°角，与肿瘤边缘保持足够的距离。

使用超声刀对T9～T11椎体进行截骨术，同时分别用神经剥离子和压肠板保护硬脑膜和主动脉。使用15号手术刀和垂体咬骨钳对T9/T10和T10/T11进行部分椎间盘切除术。整个肿瘤块，包括T9～T11椎体的左半部分、后方构件和相应肋骨的近端，均被移除。

用球尖探针感受T9和T11椎体内右侧椎弓根螺钉钉道的内侧壁。在确认完好无损后，重新插入两枚螺钉。在右侧放置并锁定一个预弯的连接杆。轻轻地向侧面推动肿瘤块，直到可以看到左侧硬膜囊边缘和左侧T9～T11神经根，结扎神经根。在T10/T11神经孔附近小心地解除肿瘤与硬脑膜的粘连后，整体取出肿瘤块（图9.5和图9.6）。

用刮匙将T8的下终板和T12的上终板剥离，并

在T8和T12之间放置一个带有同种异体骨的15mm钛笼。放置并锁定左连接杆，在T8～T12之间加压。用两个交叉连接支撑结构。为了修复第9～11肋在切除10cm后的左胸壁缺损，将两个模拟肋骨轮廓的钛棒连接到左连接杆上（图9.7）。将疝修补膜缝合到肋骨杆上，并放置胸管（图9.8）。整形外科医生同事使用逆行背阔肌皮瓣修复这个大型椎旁软组织缺损（图9.9）。放置一个Jackson-Pratt引流管在手术伤口下方，另一个放在供体下方。

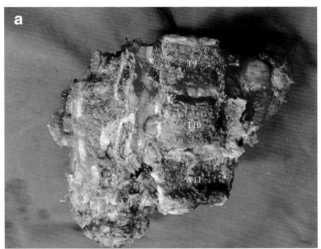

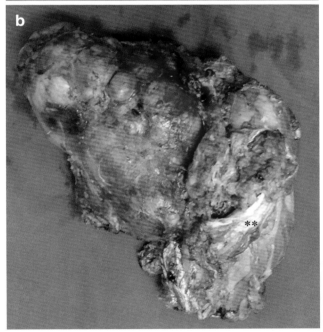

图9.5 手术取出标本的照片。**a.** 矢状位视图。*标示T10～T11椎间孔中的肿瘤。**b.** 侧位视图。**标示髂肋胸肌包裹在肿瘤内部

图9.6 手术标本的MRI（上面两幅图像）和CT（下面两幅图像）

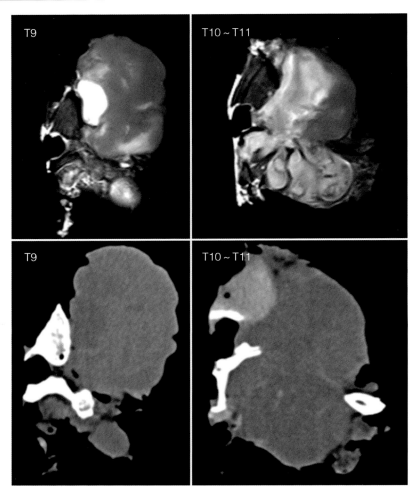

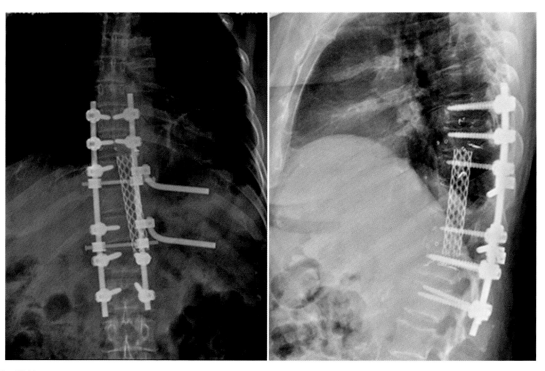

图9.7 术后X线片

临床结局

手术后患者神经系统完好无损。在第1周内，拔除胸管和引流管，患者开始走动。术后X线片和CT显示植入物固定在位（图9.10），对边缘的病理检查显示无肿瘤包膜的侵犯。患者术后8个月恢复良好，没有肿瘤复发或出现并发症的迹象。

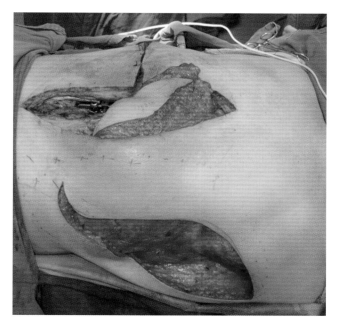

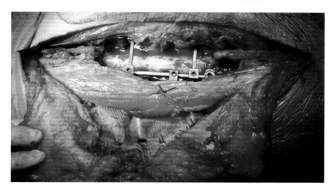

图9.8 后入路手术的手术照片

图9.9 背阔肌逆行肌皮瓣的手术照片

图9.10 术后CT。**a.** 冠状位。**b.** T9水平的轴位。**c.** T10水平的轴位。**d.** T11水平的轴位

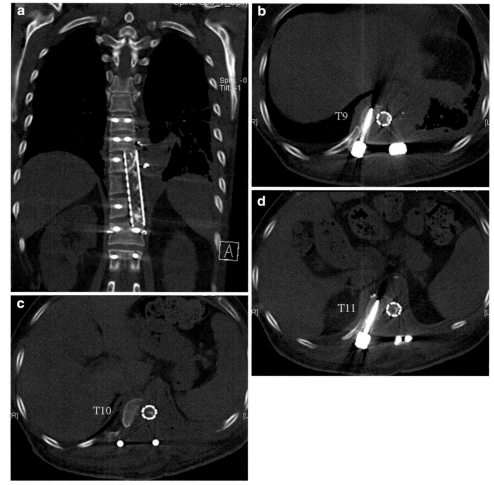

结论

根据WBB指南，至少涉及3个椎体的大型胸腰椎肿瘤可以分期切除。可以先进行前外侧经胸松解术，然后进行后路En bloc矢状切除术。

参考文献

[1] Vollmer DG, Banister WM. Thoracolumbar spinal anatomy. Neurosurg Clin N Am. 1997;8:443–453.

[2] Willard FH, Vleeming A, Schuenke MD, Danneels L, Schleip R. The thoracolumbar fascia: anatomy, function and clinical considerations. J Anat. 2012;221:507–536.

[3] Baaj AA, Papadimitriou K, Amin AG, Kretzer RM, Wolinsky JP, Gokaslan ZL. Surgical anatomy of the diaphragm in the anterolateral approach to the spine: a cadaveric study. J Spinal Disord Tech. 2014;27:220–223.

[4] du Plessis M, Ramai D, Shah S, Holland JD, Tubbs RS, Loukas M. The clinical anatomy of the musculotendinous part of the diaphragm. Surg Radiol Anat. 2015;37(9):1013–1020.

[5] Lumsden AB, Colborn GL, Sreeram S, Skandalakis LJ. The surgical anatomy and technique of the thoracoabdominal incision. Surg Clin North Am. 1993;73:633–644.

[6] Konig MA, Milz S, Bayley E, Boszczyk BM. The direct anterior approach to the thoracolumbar junction: an anatomical feasibility study. Eur Spine J. 2014;23:2265–2271.

[7] Dakwar E, Ahmadian A, Uribe JS. The anatomical relationship of the diaphragm to the thoracolumbar junction during the minimally invasive lateral extracoelomic (retropleural/retroperitoneal) approach. J Neurosurg Spine. 2012;16:359–364.

[8] Fahim DK, Kim SD, Cho D, Lee S, Kim DH. Avoiding abdominal flank bulge after anterolateral approaches to the thoracolumbar spine: cadaveric study and electrophysiological investigation. J Neurosurg Spine. 2011;15:532–540.

[9] Molina CA, Gokaslan ZL, Sciubba DM. Retroperitoneal approaches to the thoracolumbar spine. Neupsy key 2011. Available from: https://neupsykey.com/retroperitoneal-approaches-to-thethoracolumbar-spine/.

[10] Fourney DR, Gokaslan ZL. Thoracolumbar spine: surgical treatment of metastatic disease. Curr Opin Orthop. 2003;14:144–152.

[11] Walsh GL, Gokaslan ZL, McCutcheon IE, Mineo MT, Yasko AW, Swisher SG, et al. Anterior approaches to the thoracic spine in patients with cancer: indications and results. Ann Thorac Surg. 1997;64:1611–1618.

第10章 腰椎腹膜后入路：一种基于病例的原发性肿瘤入路

Étienne Bourassa-Moreau, Joel Gagnon, Charles G. Fisher
周文钰，许梓健 /译校

概述

原发性脊柱肿瘤非常罕见，肿瘤边缘需要做到非常精确，并且解剖上难度高，因此其手术治疗可谓最为复杂。目前，已有几种经过验证的分型帮助指导脊柱外科医生处理这些具有挑战性的肿瘤。Enneking分期[1]使用组织学分级、局部侵犯范围和是否存在远处转移来指导选择合适的肿瘤边缘。应用Enneking分期的原则处理原发性脊柱肿瘤在局部复发和生存率方面都显示出最佳结果[2]。一旦确定了合适的肿瘤边缘，就可以使用Weinstein Boriani Biagini（WBB）[1]分期来规划手术操作和评估手术切除的可行性（图10.1）。

原发性腰椎肿瘤通常需要进行前路手术。因此，手术团队必须深入了解腹膜后前入路的解剖学、手术技术和缺陷。

规划原则

一个准确的通用术语是多学科团队进行适当手术规划和沟通的关键。肿瘤切除的策略基于Enneking分期提示需要达到的边缘。潜在的肿瘤边缘可能是在病变内的、边缘的和宽的，后两者是侵袭性良性或恶性原发性脊柱肿瘤的判别标准。

病灶内切除意味着肿瘤在其边缘被切除。这种切除策略可以通过各种技术实现，包括刮除术、分段切除术、大体全切除术或去瘤术。在病灶内切除术中，显微镜下和可能肉眼可见的肿瘤被留下，失

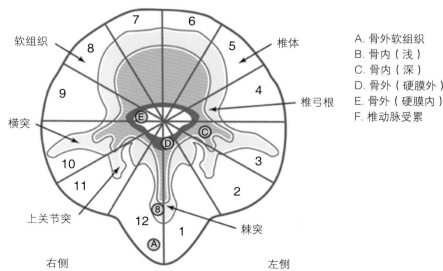

图10.1 WBB分期示意图。脊椎分为12个放射状的分区。从棘突左侧（1区）到棘突右侧（12区），按逆时针方向编号。肿瘤从边缘到中心按字母顺序进一步分为5个同心层

软组织
椎体
横突
椎弓根
上关节突
棘突
右侧
左侧

A. 骨外软组织
B. 骨内（浅）
C. 骨内（深）
D. 骨外（硬膜外）
E. 骨外（硬膜内）
F. 椎动脉受累

去了任何无瘤边缘的机会。

通过En bloc切除可获得较宽或边缘的边缘。这意味着肿瘤被完整地包裹在健康组织（宽边缘）或沿着肿瘤包膜（边缘的边缘）移除。在脊柱肿瘤中，切除通常是切除宽和边缘（沿硬膜等关键结构边缘）的结合。尽管手术医生的意见很重要，但切除边缘只能由经验丰富的骨骼肌病理学家确认（图10.2）。

在脊柱，肿瘤En bloc切除的两个先决条件如下：

（1）在肿瘤边缘外有足够多的椎体环可以切除，从而形成一个窗口，允许在不牵拉脊髓/马尾的情况下安全地切除肿瘤。

（2）任何肿瘤侵犯的神经根都可以在肿瘤边缘以外看到，在硬脑膜处捆绑并切断。

制订En bloc切除的计划，需要仔细分析三维成像［计算机断层扫描（CT）和磁共振成像（MRI）］（图10.3），由病理学家、肿瘤学家、放射科医生和外科医生共同确定每个特定肿瘤的适

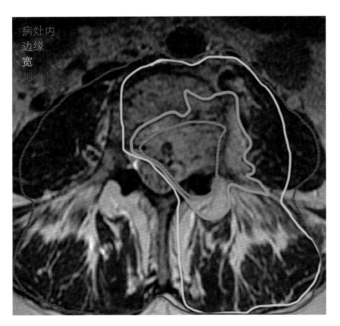

图10.2　根据边缘进行不同类型的切除。从中心到外周：病灶内切除：侵犯肿瘤边缘；边缘切除：沿肿瘤假包膜；宽切除：在假包膜外；根治性切除：整个部分切除

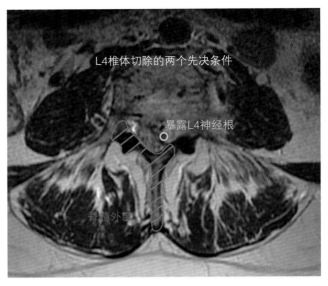

图10.3　在本例中，L4椎体行En bloc切除的两个先决条件都符合，必须牺牲左侧L4神经根

当切除边缘。这个确定基于Enneking分期，但也基于肿瘤的位置和切除后对功能的影响。

腰椎腹膜后前入路的适应证

脊柱后入路和前入路的专业知识对于治疗原发性脊柱肿瘤至关重要。腹膜后前入路最常见的适应证是En bloc切除一个肿瘤，该肿瘤穿过骨向前偏心生长，进入软组织（通过WBB的A层）。在这种情况下，前入路是必要的，以提供足够的视野看到5～8区的手术边缘。另一个适应证是单一前路手术，可以En bloc切除腰椎椎体中的小肿瘤（5～8区）。

腰椎腹膜后前入路的手术解剖

做肿瘤切除的腹膜后前入路通常取仰卧位。尽管在其他情况下（创伤、畸形和感染），可以使用惰性侧位（Lazy Lateral Position）进行胸腹暴露，但通常不用于肿瘤，因为侧位使得对侧解剖在技术上要求更高。

腰椎前凸使得我们更容易接近上腰椎（L1～L3）。脊柱前凸的程度可以通过放置在腰椎下的充

气袋或伸展时调整手术台来控制。

腹膜后前入路的入侧取决于肿瘤的位置和预期的解剖难度。4~6区最好从左侧接近，而7~9区最好从右侧接近。

切开腹横筋膜后层可进入腹膜后间隙。在解剖过程中，将腹直肌向内侧拉，可进入腹膜后平面（图10.4）。

在腹膜后剥离过程中，手术医生应常规识别重要结构，包括腰大肌、股外侧皮神经、生殖股神经（GFN）、交感干、输尿管和主要血管结构（主动脉、下腔静脉、髂血管、节段血管和髂腰静脉）[3]（图10.5）。

图10.4　腹膜后间隙通路是在切开腹横肌后获得的。请注意，解剖是从侧面进行，以避免产生张力

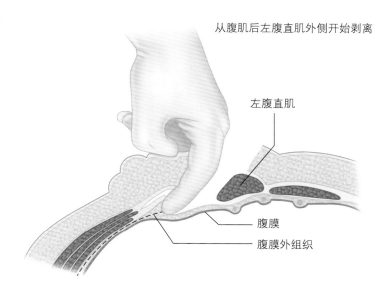

从腹肌后左腹直肌外侧开始剥离

左腹直肌

腹膜

腹膜外组织

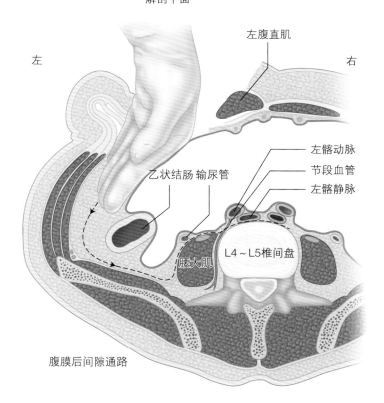

解剖平面

左腹直肌

左

右

乙状结肠　输尿管

左髂动脉

节段血管

左髂静脉

腰大肌

L4~L5椎间盘

腹膜后间隙通路

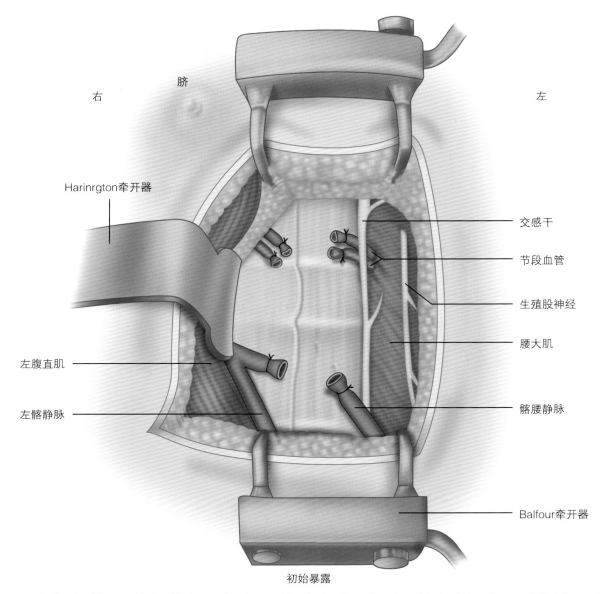

右　　　　　　　脐　　　　　　　左

Harinrgton牵开器

交感干

节段血管

生殖股神经

腰大肌

左腹直肌

左髂静脉

髂腰静脉

Balfour牵开器

初始暴露

图10.5　腹膜后间隙的重要结构。将髂腰静脉和节段血管系紧并切断。请注意，该解剖结构可能因生殖道异常、退变和肿瘤影响而改变

通过手指盲触确认腰大肌，它是该入路早期的一个关键标记。

股外侧皮神经（LFCN）在L3～L4水平穿出腰大肌，通常在腰大肌外侧缘走行。生殖股神经可在腰大肌前部辨认，于L2～L3椎间盘水平下方穿出。其相对于腰大肌的位置可能有所不同，但GFN通常位于腰大肌内侧边缘附近[4]。GFN和LFCN的拉伸或撕裂可导致术后感觉麻木。

交感神经干可在腰大肌内侧边缘或腰椎稍内侧处辨认（图10.5）。它在L4～L5水平以下的髂血管

下方走行。然而，交感干可能因骨赘或肿瘤进一步向内侧移位[5]。手术医生应在条件允许的情况下尽量保留交感干，以避免术后低血压（双侧损伤）或局部血管扩张和皮肤干燥（单侧损伤）。

输尿管是一个小的半透明管状结构，如果没有注意识别很容易被忽略。大多数情况下，当输尿管被提离腰大肌时，它仍然附着在壁腹膜上，但这种附着可能会影响辨认。因此，输尿管蠕动（Kelly征）对辨认输尿管非常有帮助。输尿管损伤并不常见，但其诊断和治疗非常具有挑战性[6-7]。没有尿漏不能作为排

除受伤的可靠标志。因此，如果术中怀疑输尿管损伤，脊柱外科医生应立即寻求泌尿科帮助。一旦辨认好周围神经和输尿管，就可以调动血管结构。

应在血管结构没有任何张力或阻力的情况下清离脊柱。预先了解血管解剖存在的病理和先天性结构异常对于安全实施腹膜后前入路至关重要。因此通常术前要做CT血管造影。血管结构附近的血管钙化和骨赘增加了移动血管时损伤的风险，这两种情况在老年患者中都很常见[8]。

手术区的所有节段血管都应在椎体的中间峡部辨认出来，并使用血管夹进行结扎。在脊椎前方和对侧、静脉和脊椎之间至少保持1指宽的距离是安全的。

按椎体水平列出的具体考虑事项

L5～S1水平的暴露需要解剖髂动脉分叉和结扎骶中动脉。髂动脉分叉与下腹神经丛非常接近。对

于男性患者，应保护下腹神经丛以防止造成逆行性射精[3]。此外，在接近L5～S1时应小心移动精索，以防止过度牵拉导致动脉血栓形成。

进入L4～L5椎间盘需要移动髂总血管和结扎髂腰静脉。髂腰静脉在L5椎体汇入下腔静脉（IVC）。如果没有正确识别和结扎，髂腰静脉的牵拉会导致下腔静脉后部撕裂。手术医生应注意髂腰静脉的常见解剖变异，高达25%的患者在此发出多条静脉[9]。静脉和动脉之间的平面需要仔细解剖，对这个平面的解剖可能会非常沉闷乏味。

当需要进入L1～L3时，通常需要移动胰腺、肠系膜上动脉和肾动脉。手术医生应注意可能出现的多（极）肾动脉或左主动脉后肾动脉[10]。如果需要结扎极动脉才能进入，这将不可避免地导致一些肾功能丧失。

完成腹膜后剥离后，最后可以把牵开器放置在腹直肌内侧，以在手术的其他步骤中减少肌肉的张力（图10.6和图10.7）。

图10.6 正常脊柱左侧腹膜后入路时牵开器放置的位置。注意，牵开器的叶片重新放在腹直肌内侧，需要安全地移动血管结构以实现这种牵拉

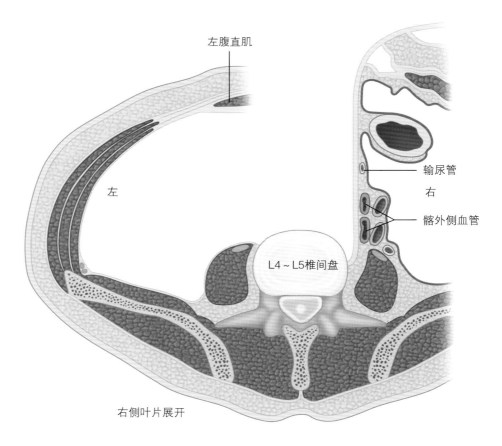

左腹直肌

左

右

输尿管

髂外侧血管

L4～L5椎间盘

右侧叶片展开

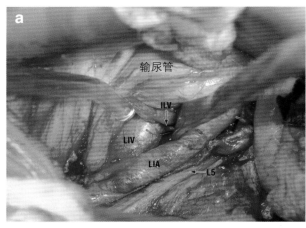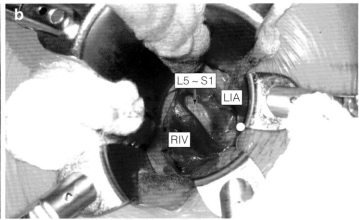

图10.7 术中腹膜后暴露到腰椎的照片，患者头部指向照片左上角。**a.** 向外牵拉左侧髂总动脉，暴露髂总静脉。**b.** L5～S1椎间盘位于左髂总动脉和右髂总静脉之间。LIV，左髂总静脉；LIA，左髂总动脉；ILV，回肠腰静脉；RIV，右髂总静脉

并发症

脊柱肿瘤手术的术后不良事件非常常见，尤其是En bloc切除后[11-12]。进行腰椎腹膜后前入路手术的医生应该具备筛查、识别和处理特定入路的术后并发症的能力。

虽然很罕见，但动脉血栓形成或夹层可以是灾难性的并发症，尤其是在诊断不及时的情况下[13]。在手术过程中，可以用一般固定在跗趾上的血氧计监测肢体灌注。术后常规进行外周脉搏触诊，出现任何异常时都需要立即进行动脉B超或血管造影术。如果需要做血栓切除术或血管支架成形术，必须紧急咨询血管外科。

脊柱肿瘤手术后发生深静脉血栓的风险非常高，这意味着在手术医生认为安全时就要开始常规的术后血栓预防。对血栓保持警惕和积极筛查也是有必要的。

在广泛外侧暴露的情况下可能发生腹直肌麻痹，这种暴露可能导致肋间神经的多个外侧终末支损伤。因此，应避免腹直肌的广泛外侧暴露，并用内侧的入路代替。术后肠梗阻往往发生于腹膜内手术，但很少发生于腹膜后手术。因此，当出现肠梗阻时，应通过CT扫描排除切口疝。

病例描述：病史、体格检查和影像学诊断

一名38岁女性患者，进行性腰痛9个月，伴左L4神经根病。无任何夜间疼痛或体重减轻。

体格检查显示左下腰部有压痛，神经功能正常。

CT显示L4有一处溶解性病变，累及超过50%的椎体，未累及椎间盘间隙。轴位CT显示左L4外侧隐窝狭窄（图10.8）。

鉴别诊断包括原发性恶性肿瘤或良性肿瘤、淋巴瘤、多发性骨髓瘤，以及可能性较低的转移瘤。

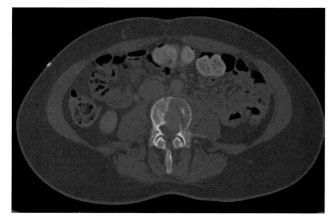

图10.8 以L4椎弓根为中心的轴位CT显示，50%的椎体溶骨性破坏，扩张到硬膜外腔，堵塞左外侧隐窝

病例描述：分期

局部分期：MRI显示L4一个巨大的肿块扩张至左侧前部软组织、左前硬膜外间隙，并堵塞左L4～L5椎间孔（图10.9）。值得注意的是，主动脉与肿瘤向左前方扩张密切相关（图10.10）。系统分期需要进行血液检查、骨扫描、胸部和盆腹CT扫描。检查发现胰腺肿瘤和良性颅内及髓内肿瘤。最后，使用后外侧导针进行经皮经椎弓根CT引导活检，以便在肿瘤切除过程中移除活检道（图10.10）。

该病例接受了多学科肿瘤委员会的讨论。最终

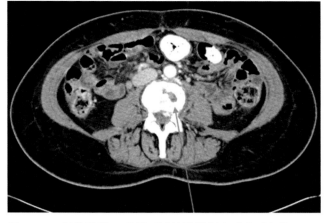

图10.10　经椎弓根CT引导下活检道计划在手术时切除

病理报告证实为1/3级透明细胞软骨肉瘤。偶然发现的胰腺肿瘤、良性颅内和髓内肿瘤与Hippel–Lindau综合征的诊断一致[14]。遗传学和医学团队认为该综合征与软骨肉瘤无关。该病例被归类为Enneking ⅡB（低级别，无局部或远处转移）。因此，多学科团队的共识是采用En bloc切除对肿瘤进行广泛/边缘切除，结合术后放疗（图10.11）。

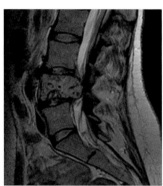
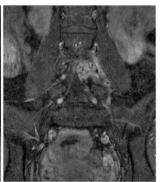
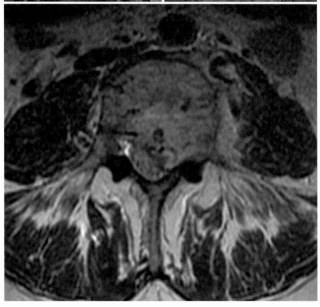

图10.9　以腰椎为中心的T2序列的矢状位、冠状位和轴位MRI。左侧L4神经根包裹在肿瘤的硬膜外和椎间孔延伸处部分中。轴位图像清楚地显示肿瘤的扩张与硬脑膜、左侧腰大肌和主动脉密切相关

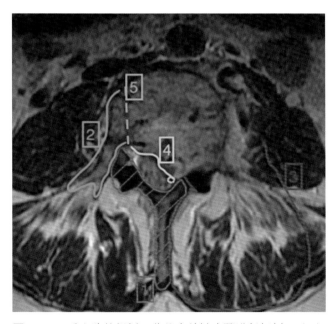

图10.11　后入路的规划；分几个关键步骤进行解剖。（1）分段切除后弓11区至1区。（2）8～10区骨膜下解剖。（3）通过2区和3区的后方肌肉进行解剖。（4）将肿瘤和硬脑膜分离，切断左L4神经根。（5）矢状截骨术。（6）首尾侧截骨术（未显示）

病例描述：手术计划

该病例符合En bloc切除的两个先决条件。肿瘤局限在L4椎体的2~7区（A~D层）内，因此不累及8区至1区，提供了一个合适的无瘤窗口。左侧L4神经根被肿瘤包裹在椎间孔的水平（图10.12），因此需要切断。可在不进入肿瘤的情况下，在硬膜外间隙结扎L4神经根。切除边缘在主动脉前方（6区，A层）和硬脑膜内侧（3~7区，D层）附近。因此，手术团队准备将硬脑膜和/或主动脉纳入切除边缘，必要时在手术中重建这些结构。

计划先采取后入路，需完成以下目标（图10.13）：

（1）切除肿瘤未累及的后弓（11区至1区）。

（2）8~10区骨膜下切除。

（3）广泛（A层）切除覆盖肿瘤的后方肌肉（2区和3区）。

（4）从肿瘤中分离硬脑膜，切断穿过肿瘤的L4神经根。

（5）对椎体右1/4部分进行矢状截骨术。

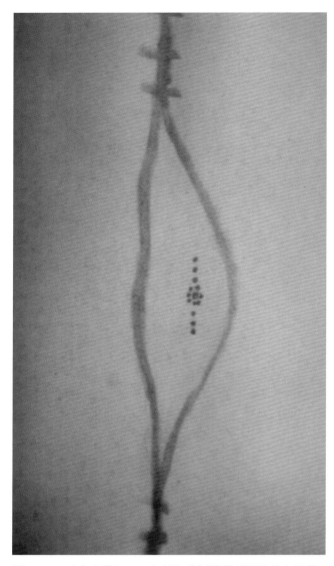

图10.13　后方中线切口，包括切除活检道周围的软组织蒂

（6）通过对在下方的L3终板和上方的L5终板进行截骨确定上、下边缘（图10.12中未显示）。

该病例的第二阶段手术采用左侧腰椎腹膜后前入路，目的如下（图10.14）：

（1）识别和保护邻近脊柱的关键腹膜后结构。

（2）通过左侧腰大肌在肿瘤上方留出适当的宽边缘，可能需要穿过主动脉和切断肿瘤外侧的L4神经根。

（3）整体切除肿瘤。

（4）重建前柱。

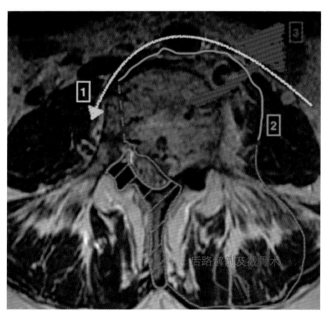

图10.12　前入路的规划。（1）腹膜后前入路。（2）对肿瘤外侧的左L4神经根进行切除，在3~7区进行宽边缘解剖（通过腰大肌，预期可能切除主动脉以获得无瘤边缘）。（3）En bloc切除肿瘤。（4）重建前柱（未显示）

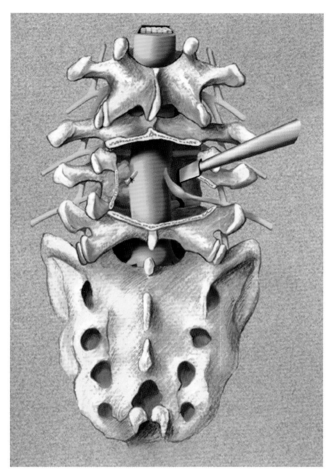

图10.14　后段分段切除、后段解剖、神经根识别和矢状截骨术范围的示意图。注意左L4神经根被捆扎并切除。L3和L5后部与L4断开，但左侧L4～L5关节保持完整，以切除肿瘤边缘

病例描述：手术操作

En bloc切除持续2天，患者在恢复室整晚插管观察。后入路在第1天进行，前入路在第2天进行。手术团队包括2名肿瘤脊柱外科医生、1名整形外科医生和1名血管外科医生。

病例描述：后入路

首先，在髂嵴上做单一切口获取三皮质髂骨来进行移植。保存髂骨移植物，关闭伤口。然后做一中线切口，切除活检道周围的肌肉皮肤组织（图10.14）。该方法可以进入L2～S1椎弓根入口点，除

L4外，所有这些层面均置入椎弓根螺钉。值得一提的是，在左侧（2区和3区）进行的L4后切除是通过一个看起来健康的多裂肌和最长肌（A层）的大袖口进行的。

在远离肿瘤的位置（11区至1区），以零碎的方式解剖L4后方结构的右侧。该过程还包括L3部分截骨术和断开L4～L5小关节，以完全分离出L4（图10.14）。之后，使用1号剥离子和电刀钝性分离L4椎体的右侧（8～10区）。放置纱布并留下，在前路手术时取走。

从L3～L5对硬膜外平面进行仔细环切。虽然硬膜外平面与肿瘤关系密切（3～9区，D层），但在肿瘤边缘外很容易建立。识别L3～L5神经根，并从侧面追踪至腰大肌，移动并用血管环标记，除了左侧L4神经根。结扎左侧L4神经根，并在硬膜外间隙内、进入椎间孔的近端处切断。

使用直骨刀，进行3次矢状截骨术以分离肿瘤。第一次矢状截骨术是在右椎弓根内侧通过L4椎体进行的（图10.13）。

然后，通过切除L3椎间盘的下终板和L5椎间盘的上终板，首尾分离出L4椎体（图10.15）。

接着，完成L4椎体从硬脊膜腹侧的后路松解。这种松解在几个平面内通常都很困难。在第二次前路手术中，所有的Hoffman韧带都必须松解，以确保顺利完成En bloc切除。将椎弓根螺钉连接到杆上，在整形外科团队的帮助下冲洗并闭合伤口。引流管Hoffman留在原位，并固定在无菌敷料下。

病例描述：腹膜后前入路

在手术的第一阶段和第二阶段之间，患者仍在康复室保持插管和镇静。患者取仰卧位。手术医生站在患者的左侧（腹膜后入路的一侧），助手站在右侧。在左踇趾上放置一个脉搏血氧计。

在本例中，我们做了一个从中线（L5～S1水平）到左腹直肌外侧边缘（L2～L3水平）的左斜切口（图10.16）。切口向下，斜切腹直肌，从四周松

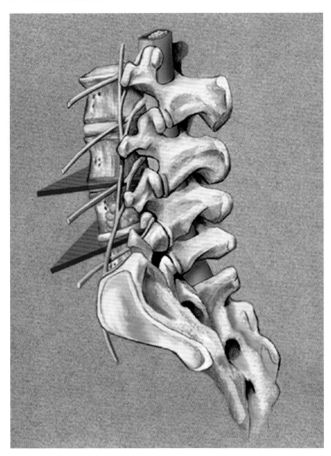

图10.15　L4椎体间室上方和下方截骨平面的示意图

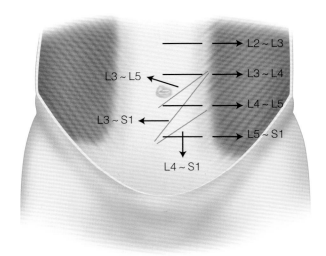

典型切口

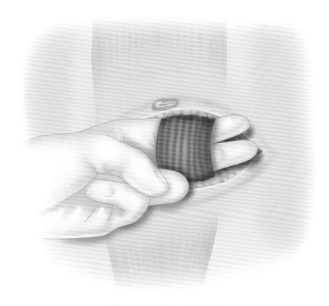

将左腹直肌向四周分离

图10.16　皮肤切口的标记和暴露早期向四周分离腹直肌，对其进行操作

解腹直肌。仔细进行解剖，以免损伤在腹直肌后走行的上腹部血管。

　　钝性分离至腰大肌进入腹膜后间隙。确认重要的神经结构。用不透光的标记物定位一个正常的椎体来拍摄X线片，确认椎体水平。解剖L3～L5的节段血管和髂腰静脉，可评估主要血管和椎体之间的平面。仔细进行解剖，从头侧的正常组织开始，到尾侧的肿瘤（L3和L5），然后小心地向L4移动。在主动脉、下腔静脉和髂总血管之间有一个清晰的平面，不需要进行血管切除（6区和7区，A层）。然后，在右侧腰大肌下取出后入路时填塞的纱布。之后，在腰大肌腹内（5区和4区，A层）进行仔细的肌肉解剖，在肿瘤前部留下一个厚的正常肌肉袖带。

　　在左侧，L3～L5神经根可以通过后入路的标记轻松识别。切断在肿瘤外侧的L4神经根。

病例描述：切除病变脊椎

　　通过锐性切除和钝性分离完成后路截骨术（矢状、头侧和尾侧截骨术）。

　　将椎体向左侧拉，与椎板切除术后方的区域呈一直线，从而顺利完成En bloc切除（图10.17）。移开左L3神经根以确保其不受左横突剩余部分的损伤。

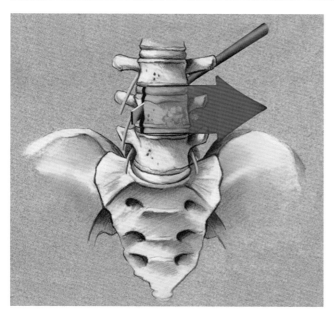

图10.17 L4椎体En bloc切除方向的示意图。注意，左L3神经根移动至左横突后，以避免过度牵引。向左拉的方向与病变外窗一致，以避免对硬膜囊的牵拉

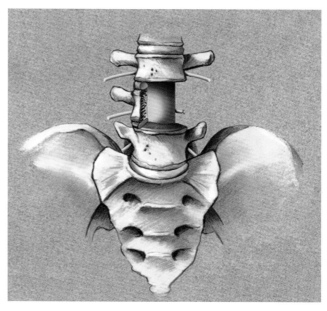

图10.19 L4椎体切除后产生的空洞的示意图。注意左侧L4神经根在近端捆扎

检查样本以确认手术切缘（图10.18）。

用填充髂骨的Cage重建前柱（图10.19和图10.20）。用一块明胶海绵将前硬脑膜与Cage和移植骨分离。拍摄前后（AP）位和侧位X线片，以确认

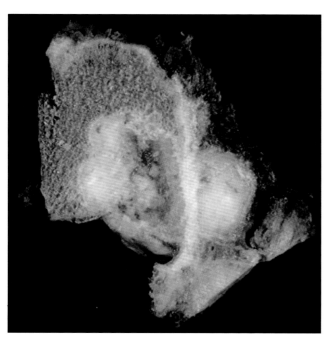

图10.18 病理标本的轴向切片显示灰白分叶肿块，局部钙化和软骨肉瘤坏死。注意，左侧软组织（3～7区）的解剖和标本形状与图10.8中的手术计划一致

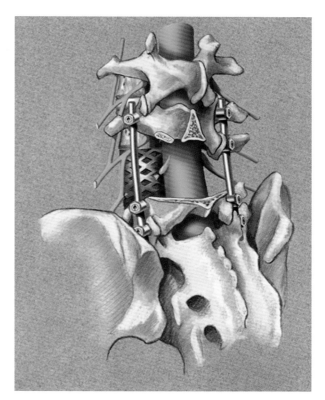

图10.20 用一个填充髂骨的Cage和后路椎弓根内固定完成前柱重建的示意图

Cage是否在位（图10.21）。伤口在逐层关闭前用流动生理盐水和必妥碘冲洗。

目前，市面上有可扩展的PEEK Cage可供使

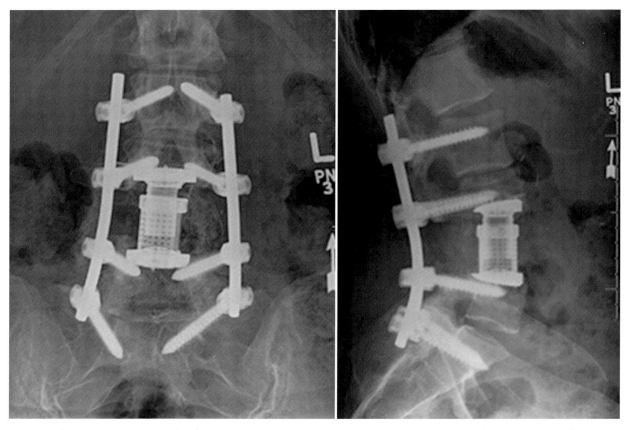

图10.21　在8年的随访中，站立AP位和侧位腰椎X线片。由于发生了骨不连，内固定和后路融合进行了一次返修。在8年的随访中，没有出现肿瘤局部或全身复发

用，它具有便于置入、减少成像伪影的优点。

病例描述：术后病程

　　术后，患者意外地出现了右L4神经病变，伴不完全足下垂，但3个月后完全恢复。患者没有因牺牲了左L4神经根而出现明显的功能障碍。患者在6个月后恢复所有活动。

　　患者接受了Whipple手术治疗胰腺肿瘤，无并发症。该患者在前3年每6个月进行一次影像学检查，后面每年1次，直到第10年，结果显示无局部或全身复发。

参考文献

[1] Enneking WF, Spanier SS, Goodman MA. A system for the surgical staging of musculoskeletal sarcoma. Clin Orthop Relat Res. 1980;153:106–120.

[2] Fisher CG, Saravanja DD, Dvorak MF, Rampersaud YR, Clarkson PW, Hurlbert J, et al. Surgical management of primary bone tumors of the spine: validation of an approach to enhance cure and reduce local recurrence. Spine (Phila Pa 1976). 2011;36(10):830–836.

[3] Brau SA. Mini-open approach to the spine for anterior lumbar interbody fusion: description of the procedure, results and complications. Spine J. 2002;2(3):216–223.

[4] Feigl GC, Dreu M, Ulz H, Breschan C, Maier C, Likar R. Susceptibility of the genitofemoral and lateral femoral cutaneous nerves to complications from lumbar sympathetic blocks: is there a morphological reason? Br J Anaesth. 2014;112(6):1098–1104.

[5] Feigl GC, Kastner M, Ulz H, Breschan C, Dreu M, Likar R. Topography of the lumbar sympathetic trunk in normal lumbar spines and spines with spondylophytes. Br J Anaesth. 2011;106(2):260–265.

[6] Bjurlin MA, Rousseau LA, Vidal PP, Hollowell CM. Iatrogenic ureteral injury secondary to a thoracolumbar lateral revision instrumentation and fusion. Spine J. 2009;9(6):e13–15.

[7] Isiklar ZU, Lindsey RW, Coburn M. Ureteral injury after anterior lumbar interbody fusion. A case report. Spine (Phila Pa 1976). 1996;21(20):2379–2382.

[8] Rothenfluh DA, Koenig M, Stokes OM, Behrbalk E, Boszczyk BM. Access-related complications in anterior lumbar surgery in patients over 60 years of age. Eur Spine J. 2014;23(Suppl 1):S86–92.

[9] Nalbandian MM, Hoashi JS, Errico TJ. Variations in the iliolumbar vein during the anterior approach for spinal

procedures. Spine (Phila Pa 1976). 2013;38(8):E445–450.

[10] Satyapal KS, Haffejee AA, Singh B, Ramsaroop L, Robbs JV, Kalideen JM. Additional renal arteries: incidence and morphometry. Surg Radiol Anat. 2001;23(1):33–38.

[11] Amendola L, Cappuccio M, De Iure F, Bandiera S, Gasbarrini A, Boriani S. En bloc resections for primary spinal tumors in 20 years of experience: effectiveness and safety. Spine J. 2014;14(11):2608–2617.

[12] Boriani S, Gasbarrini A, Bandiera S, Ghermandi R, Lador R.

En bloc resections in the spine: the experience of 220 patients during 25 years. World Neurosurg. 2017;98:217–229.

[13] Brau SA, Delamarter RB, Schiffman ML, Williams LA, Watkins RG. Vascular injury during anterior lumbar surgery. Spine J. 2004;4(4):409–412.

[14] Maher ER, Yates JR, Harries R, Benjamin C, Harris R, Moore AT, et al. Clinical features and natural history of von Hippel-Lindau disease. Q J Med. 1990;77(283):1151–1163.

第11章 腰椎前侧及腰骶前侧入路：经腹膜

Cecilia L. Dalle Ore, Darryl Lau, Christopher Pearson Ames
秦毅，李兆峰，黄霖/译校

病例展示

一名57岁男性患者，进行性腰痛，非甾体抗炎药物（NASID）治疗无效。计算机断层扫描（CT）和磁共振成像（MRI）显示，L2椎体、硬膜外间隙和腰大肌出现膨胀性病变，导致严重椎管狭窄（图11.1和图11.2）。CT血管造影显示，病变也累及下腔静脉。CT引导下病灶活检结果为平滑肌肉瘤。至此，决定行两阶段的步骤以进行肿瘤整块切除。此外，患者将在术中植入磷-32（^{32}P）进行放射治疗。

在第一阶段，采用后方入路。从T12 ~ L4置入椎弓根螺钉（跳过L2），并对L1 ~ L2和L2 ~ L3进行小关节截骨，以便对L2后方附件行整块切除（整块全椎板切除和椎弓根切除），并对L1和L3进行全椎板切除。在背根神经节附近切除L1和L2神经根，并在硬膜和硬膜外肿瘤之间形成一个平面，为第二阶段的前侧入路做准备。在L1 ~ L2和L2 ~ L3水平上进行椎间盘切除术和后纵韧带切除术。然后将棒塑形并固定在椎弓根螺钉上，放置额外的卫星棒并用锁定帽锁定在螺钉上。通过去除骨皮质并放置同种异体骨完成T12 ~ L4的后外侧融合，之后缝合切口。

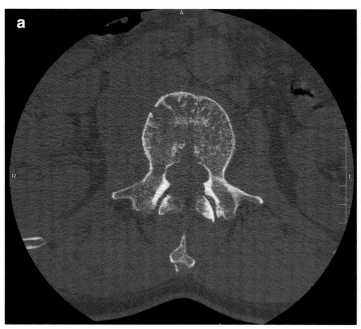
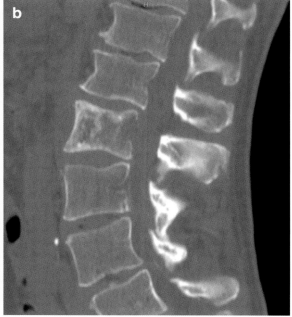

图11.1 术前腰椎CT显示L2椎体存在破坏性病变。轴向腰椎CT显示破坏性的L2椎体病变，伴有右侧前外侧椎前软组织成分（**a**）。腰椎矢状位CT显示相同的溶骨性病变（**b**）

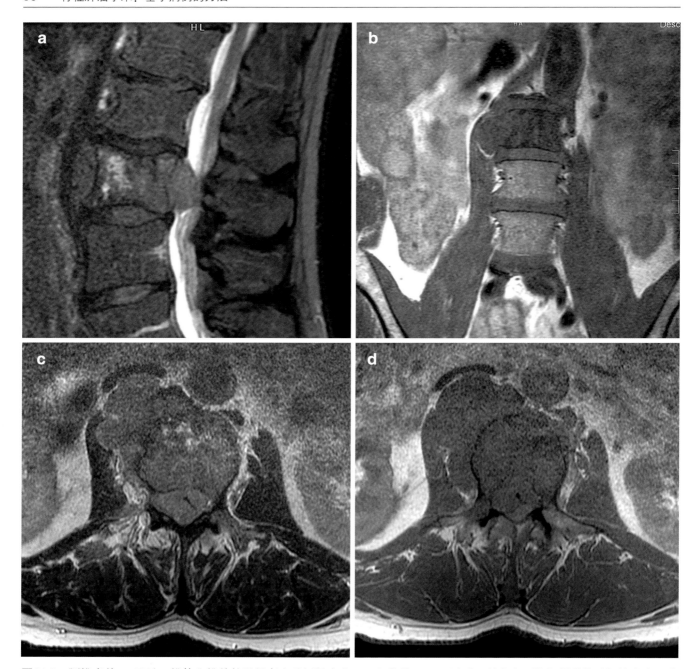

图11.2 腰椎术前MR显示L2椎体和椎前软组织存在破坏性病变。**a.** 矢状位T2 MRI显示L2处存在不均匀增强的破坏性病变。病变压迫椎管，导致严重的椎管狭窄和脑脊液间隙闭塞。**b.** 在冠状位T1 MRI上，病变的前外侧椎前软组织成分在右侧腰肌内很明显。L2水平的轴位MRI（图**c**为T2序列，图**d**为T1序列）显示破坏性病变，并显示前外侧扩张到右侧腰肌。严重的椎管狭窄伴脑脊液间隙闭塞再次明显

　　2天后，患者返回手术室进行计划中第二阶段的腹膜前入路。一名血管外科医生参与手术以协助腰椎前方的显露。通过双侧肋下切口进入腹部，通过翻转右侧内脏，游离右结肠、结肠肝曲、横结肠、十二指肠上段至中线以左，以暴露腹膜后间隙。进入腹膜后，从后方游离右肾。从下腔静脉（IVC）肝下段连同左、右肾静脉分离至髂总静脉分叉处（视频11.1）。于肿瘤中分离腔静脉并将其游离以远离肿瘤。分离腰动脉及肿瘤的引流静脉。然后分离右肾动脉和主动脉，使肿瘤完全暴露（视频11.2）。

　　通过定位图像确认L2椎体。切断前纵韧带，在L1~L2和L2~L3水平完成椎间盘切除和截骨。横向

方式分离右腰大肌，以便清理椎体远端和近端的边缘。完全分离后，L2椎体和肿瘤块小心地从下腔静脉下方取出（视频11.3和视频11.4）。

^{32}P近距离放射治疗和相应的放射源"试模"以无菌方式制备。放射源"试模"用于测试和验证硬脑膜和下腔静脉腰肌手术边缘的放置。使用放射源"试模"确定适当的放置位置后，将"真"放射源放置在同一位置，每个位置14.25min，对应于10Gy和＜1mm的深度。首先治疗硬膜位置，然后治疗下腔静脉和腰肌边缘。在此期间，手术床上充满了温生理盐水以进行屏蔽，并使用湿纱布将放射源固定在适当的位置。近距离放射治疗部分结束后，吸出盐水，去除湿纱布，并根据辐射安全规则和条例适当存放放射源。

选择合适的可扩张椎间融合器并填充植骨，放置在L1和L3之间。术中影像证实放置位置合适。放置椎间移植物后，使用椎体前方钢板将其固定并闭合伤口（图11.3）。

患者术后病程因甲氧西林敏感金黄色葡萄球菌（MSSA）血症和需要引流和延长抗生素疗程的积液而变得复杂。6个月随访时，患者右侧 L2 和 L3 皮区感觉减弱，并伴有间歇性严重背痛，但双侧下肢力量正常。

介绍

由于化疗和此类特定病变的抗辐射性质，活动脊柱区域的原发性肿瘤历来被认为是无法治愈的，并且局部解剖条件使得完全手术切除成为一项复杂的挑战。Tomita等描述了后路整块脊柱切除术，改变了原发性脊柱病变的治疗方法[1-2]。虽然后路是许多病变的首选术式，但明显的腹侧椎旁延伸或累及腹膜后血管结构的大病灶可能不适合后路整块脊柱切除术。经腹膜前腰椎和腰骶入路可以直接观察并接近腰椎和大血管等相关结构。

与病灶内手术方法（包括刮除术和分段切除术）不同，整块切除术包括将病灶和受影响的椎骨部分作为一个整体切除[3-4]。整块切除可用于治疗孤立性脊柱转移瘤、局部侵袭性原发性良性病变和恶性放射局灶性肿瘤[5]。整块脊柱切除术的主要目的是切除整个肿瘤和病变椎骨，并保留适当的周围边缘[3-4]。有必要对手术标本进行组织学检查，以确定整块切除是病灶内、边缘切除（需要沿着肿瘤周围的假包膜进行解剖）还是广泛切除（其中肿瘤和健康组织的连续外壳被切除）[3,6]。已证明对特定病变进行适当切缘的整块切除可以最大限度地减少局部复发的机会，并提高患者的生存率和健康相关的生活质量（HRQoL）[5,7-10]。

分期和手术计划

疑似脊柱肿瘤的患者必须首先通过X线、CT和MRI检查进行术前分期，然后进行活检[4]。活检对于决定是否应进行整体治疗以及是否需要新辅助化疗或放疗至关重要。可能有助于分期过程的其他成像方式包括正电子发射断层扫描（PET）、胸部和腹部CT（以寻找转移性疾病）和骨扫描[4]。

CT引导下的套管针活检为推荐的活检方法[3-4,6]，因为开放活检会增加局部扩散和复发的风险[3-4]。鉴于在最终的手术干预期间可能需要切除活检道，建议在具有多学科团队的经验丰富的中心进行，以确保与外科医生的充分协调[3-4]。由于活检确实存在播种风险，因此在某些情况下可能会推迟活检，包括对于某些已知原发性、复发性疾病的转移性疾病以及一些疑似软骨肉瘤，在活检过程中假包膜破裂有扩散的风险[6]。活检和影像学检查后，对患者应进行多学科会诊，包括外科医生、内科医生、放疗医生、放射科医生和病理学家[4]。

Enneking分期系统允许根据级别（G）、局部范围（T）和转移（M），将最初在长骨中应用的肿瘤学原理应用到脊柱[3,11]。基于这些特征，Enneking分期系统规定了适当的切缘[3,12]。与Enneking分期分级一致的切缘［即Enneking Appropriate（EA）切缘］与恶性脊柱肿瘤局部复发率降低和生存率提高

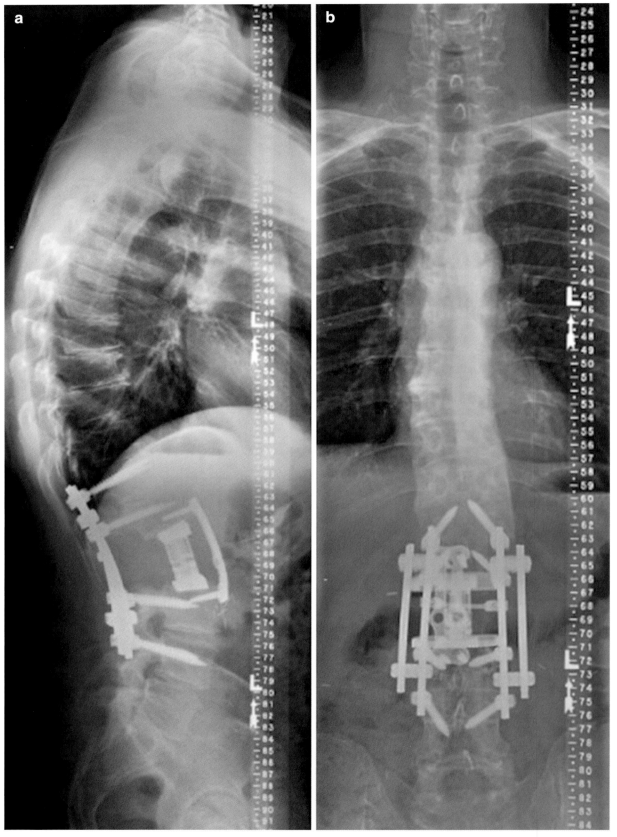

图11.3　术后X线片显示T12~L4的最终脊柱结构。术后侧位和前后位X线片（**a**、**b**）。X线片显示局部和整体脊柱排列。更重要的是，这些影像学资料展示了由椎间融合器和新的融合结构组成的完整结构，该融合结构由T12~L4双侧椎弓根螺钉固定和双侧双棒（总共4根棒）构成

相关[3,9,13-14]。Enneking分期系统建议对3期良性病变（快速生长的病变，包膜薄、不完整或缺失）和ⅠA、ⅠB、ⅡA和ⅡB期恶性病变（即所有非转移性恶性病变，无论分级及局部侵犯）进行广泛整块切除，建议对更高级别的病变进行辅助治疗[6]。

使用WBB分期标准对病变进行分类可能有助于手术计划，因为WBB分期通常决定成功切除的策略[3,6,15]。在WBB分期系统中，椎骨分为12个辐射区和5个层[6]。根据涉及的区域，整块脊柱切除术的不同技术更有可能是可行的。在对89篇文章进行的Meta分析中，WBB分期能够预测88%病例的边界及病灶内边缘情况[4]。

适当的分期、手术计划和技术至关重要。多个系列研究已经证明，第一次手术治疗对患者预后的影响最大[4,16-17]。病变内和边缘手术边缘已被确定为局部复发的重要风险因素[16,18]，而局部复发又与生存率密切相关[3]。复发性疾病也与患者生活质量（QoL）的显著降低有关[4]。

辅助治疗

原发性脊柱肿瘤手术治疗可行的辅助疗法包括化疗、经皮技术和放射治疗[3]。在经验丰富的中心，由能够提供多种治疗方式的多学科团队管理，与结局改善相关[3-4,19]。

化疗

大多数原发性脊柱肿瘤对化疗反应不佳，但针对包括骨肉瘤、尤文氏肉瘤和骨巨细胞瘤的特定病变，存在辅助和新辅助化疗方案[3,20]。使用地舒单抗新辅助治疗巨细胞瘤已被证明可以改善疾病控制并减少手术并发症[3,20]。

系列研究报道了在患有侵袭性良性肿瘤和单一转移病灶的患者中，对椎弓根进行病灶内T形锯切割以保留神经根的情况下，使用蒸馏水和顺铂化疗进行术中化疗[21]。然而，有关脊柱肿瘤术中化疗的证据非常有限。尤文氏肉瘤可能是需要在整块切除之前进行新辅助化疗的一种恶性肿瘤。

经皮技术

选择性动脉栓塞（SAE）和热消融等经皮技术可能适用于选定的病变。术前SAE是动脉瘤样骨囊肿的标准治疗方法[22]，初步数据表明，单独SAE的多种治疗方法可能足以治疗未广泛神经受累或高风险骨折的动脉瘤性骨囊肿[3]。SAE也可在术前用于治疗巨细胞瘤和血管转移瘤，如肾细胞癌、甲状腺癌或肝细胞癌[23-24]，并可在全脊椎切除术治疗复发性低度骨肉瘤之前使用[25]。经皮热消融治疗骨样骨瘤已被证明是非常有效的[26]。

放射治疗

大多数脊柱病变具有辐射抗性，但某些病变对放射敏感[24]，足够剂量（60～65Gy）的放射治疗可以为恶性脊柱肿瘤患者带来生存获益[3]。放射治疗是治疗脊索瘤和软骨肉瘤的有效辅助疗法，特别是对于无法进行整块切除的病变[3,27]。多种放疗方法已被证明是有效的，包括基于光子的调强放射治疗、质子束治疗、碳离子治疗和高剂量单次放射外科治疗，在适当剂量并结合原发性脊柱肿瘤手术时，所有这些治疗方法均已被证明可提供相似的5年局部控制率的获益[3,28]。

有人主张通过术前和术后放疗以降低术中播散率。与手术和术后放射治疗相比，增加术前放射治疗已被证明可以改善局部控制[3]。但术前放射治疗会因伤口愈合受损而导致围手术期并发症发生率显著增加，并且由于瘢痕形成而增加术中难度[3,29-30]。

如本例所示，磷-32（^{32}P）近距离放射治疗在神经外科中的应用相对新颖。关于颅咽管瘤腔内磷-32近距离放射治疗的系列研究表明，囊内磷-32可以有效治疗颅咽管瘤，而与近距离放射治疗相关的不良反应率有限[31-32]，并且有病例报告描述了应用磷-32近距离放射治疗块治疗复发性脊髓神经母细胞瘤，在11个月时局部控制良好[33]。

手术方法

由于重要的神经和血管结构邻近，脊柱病变的整块切除有重大的技术挑战和并发症风险[3,6]。脊椎切除术本质上也是破坏结构稳定的手术，需要器械重建以允许患者适当活动。成功的整块脊椎切除术可以带来显著的生存优势。因此，整块脊椎切除术有3个关键目标：以可接受的边缘成功切除病变，以最大限度地提高局部控制和生存率，限制对周围结构的损害以降低发病率和死亡率，并最大限度地提高功能结果以及重建以恢复稳定性和功能[34]。整块脊柱切除术存在3种主要方法：椎体切除术、矢状切除术和后弓切除术[6]。根据肿瘤的位置、大小和局部范围选择手术方法。

椎体切除术

椎体切除术为通过经椎弓根截骨术从后部结构分离后整体切除椎体和椎板[35]，是不伴有椎弓根累及的至少一处椎体中央处病变的首选方法（涉及WBB 4~8区或5~9区的肿瘤）[4]。这可以通过前路和/或后路入路来实现，并且可以通过一个或两个阶段来完成[6]。

后路椎体切除术

后路椎体切除术是切除椎体病变最常用的方法[5,7,21,36-41]。后方入路可以直接控制硬膜外静脉丛出血并行后路内固定[6]。当采用后方入路时，可能会牺牲胸椎区域的神经根，以便为椎体切除和前路重建留出足够的空间[42-43]。因此尽可能避免牺牲胸腰椎和腰椎的神经根，并且在脊髓根最大动脉（Adamkiewicz动脉）附近进行手术时需要小心。脊髓根最大动脉损伤可导致脊髓前部缺血和下肢功能丧失[5]。单期后方入路与适当病变的发病率较低有

关，对于一段或两段整块切除术可能是首选入路[25]。

前路椎体切除术

对大的病灶和具有显著腹侧扩张的病灶可能需要直接行前方入路[6]。前路椎体切除术可以更轻松地结扎节段血管，并且可以在诸如因椎旁扩张的肿瘤或因粘连和瘢痕组织等复杂的复发性疾病中，通过前路切除变得获得更好的边缘[6,25]。前路入路对于靠近主要血管的病变可能特别有用。在肿瘤黏附或累及主要血管的情况下，特别是在需要修复血管的情况下，血管外科医生的协助可能会有用。对于具有明显腹侧延伸的L5病变，也可能需要经腹膜入路，因为髂嵴可能会限制通过矢状入路的进入[21]。

前路椎体切除术通常与后路椎板切除术和内固定术相结合，然后采用两阶段方法进行前路整块切除和内固定术[5,21,34]。这允许在前部整块切除之前在直接可视化下动员硬膜囊并将硬脑膜表面与后纵韧带或肿瘤包膜分离[21]。

矢状切除术

位于椎体、椎弓根或横突（即3~5区或8~10区）偏心处的病变可通过矢状切除术切除[4]。此法可用于一个或多个节段的整块切除[6,44]。患者采取侧卧位，通过腹膜后入路到达脊柱[6]。矢状切除需要切除包括椎弓根在内的后部结构，以允许硬膜移位，然后整块切除前部结构[6]。矢状入路可与后路入路相结合进行器械固定或在后路切除原发性脊柱肿瘤之前进行前路松解[6,24,44-46]。

后弓切除术

仅限于10区至3区的病变可以通过孤立的后路手术切除。切除后弓病变需要在病变上方和下方进行广泛的椎板切除术，暴露上方和下方的硬膜囊。病变水平的侧向解剖可以暴露椎弓根，然后将其切除，以实现所涉及的后部附件的整块切除[6]。切除孤立

于后部的肿瘤可能不需要切除椎体或前部重建[47]。

手术技术：经腹膜椎体切除术

术前放置不透射线的定位植入物可能有助于术中病变的定位[48]。患者应俯卧在透视兼容的手术床上[48]。建议使用术中运动诱发电位和体感诱发电位，并且应在病例开始之前以及体位改变之前和之后获得基线测量结果[48]。脊柱整块切除与大量失血有关，应提供多个单位的浓缩红细胞（PRBC）[48]。若可行，则使用带有白细胞过滤器的细胞保存器以减轻输血负担[48]。后路椎板切除术、椎弓根切除术、器械固定和融合术可以先于前路整块切除术。椎弓根切口的位置应根据肿瘤扩展的程度来确定，切口应避开病灶内边缘。在所描述的病例中，由于肿瘤没有延伸到椎弓根，因此可以在前路椎体切除术之前进行后路椎弓根切除术。

入路

建议与普外科医生或血管外科医生合作，特别是对于肿瘤受压或主要血管受累的患者。Pfannenstiel切口、水平切口或垂直切口都可能是合适的，决定使用哪个切口主要是为了美观。然而对于L4～L5病变，垂直切口可允许更好的暴露[49]。切开后，使用电刀解剖腹直肌前鞘。使用电刀打开腹直肌鞘并暴露成对的腹直肌。横向牵开腹直肌以暴露横筋膜。锐性解剖腹横筋膜以暴露腹膜。切开腹膜，注意避开肠道[49]。

将小肠和肠系膜向上和左侧牵开，并用湿海绵包裹[49]。将乙状结肠向下和向左牵开，露出后腹膜。观察并触诊主动脉、腔静脉和骶骨岬。腹膜后结构定位后，用钳子提起腹膜后，并迅速进入[49]。在后腹膜内，避免使用电凝，因为腹下神经丛损伤后有逆行性射精的风险[49]。

使用Kittner分离器在腹膜后进行钝性解剖，以识别椎间隙和椎体[49]。术中透视可用于确认适当的

椎体水平。向后游离同侧肾脏。在分离大血管之前，识别并结扎髂腰静脉和骶中动脉[49]。然后再游离大血管。在L5～S1节段，可以于大血管之间通过。在L4～L5以上，需要横向分离髂血管才能进入[49]。一般来说，为了限制下腔静脉损伤，首选左侧入路。然而，如果右侧是肿瘤延伸最大的一侧，则可能需要采用右侧入路（如本例）[5]。

整块椎体切除术

在暴露适当的椎体和椎间盘间隙并分离大血管后，可以进行整块椎体切除术。切除受影响椎体远端和近端的椎间盘[5,21]。不建议通过椎体进行截骨术，因为术后移植物沉入椎体松质骨的风险增加[5,50-51]。如果在第一阶段尚未切除椎弓根，则横断纤维环和前纵韧带，然后使用T形锯分割椎弓根[5,21]。根据病变扩展的程度，对于脊柱旁结构（如腰肌）也可能需要在肿瘤病变周围进行切除。椎体和肿瘤完全分离后，可将受累椎体和肿瘤整体取出。为了确定切除边缘，需要对标本进行组织病理学检查。

重建

整块脊柱切除术本质上是高度不稳定的，并且需要重建。前路重建的选择包括使用钛笼或碳笼以填充自体移植材料，或应用宽直径全轴股骨或胫骨同种异体移植物[5,25,40]。融合器或同种异体移植物可以使用杆、板或缆线在前路固定脊柱[5,24]。前路器械可以通过后路器械进行增强，例如通过椎弓根螺钉和杆结构，采用分阶段固定方法[25,52]。与前外侧板固定相比，椎弓根螺钉在屈曲、伸展和轴向旋转过程中提供了更好的支撑，整块脊柱切除术后的稳定性主要取决于后路固定器械中螺钉的数量[5]。

并发症

整块脊柱切除术有很大的并发症风险。系列

研究报道的并发症发生率为13%~65%，死亡率为0~7.7%[4,16-17,40,53]。由于异常解剖、粘连和纤维化，复发性疾病切除或放射治疗后报告的并发症发生率略高[4,17,25,53]。与前路或前后路联合入路相比，单纯后方入路的并发症发生率较低，尽管这可能也提示了通常需要前方入路以处理更复杂的病变[17]。同样，多级整块脊柱切除术由于复杂性增加而与并发症发生率增加相关[40]。

报告的并发症包括血管损伤、输尿管损伤、出血、血肿、伤口坏死、内固定器械故障、脑脊液漏、深部伤口感染、截瘫和局部复发等手术并发症，以及肺栓塞、呼吸衰竭、心肌梗死等医疗并发症和急性肾损伤[4,17,24,39,40]。最常见的并发症是伤口并发症和术中失血[4,54]。但值得注意的是，大多数患者都能康复，其并发症能够取得长期良好的结果[40]。

手术辅助可降低围手术期并发症的风险。术中导航的使用可以实现无肿瘤截骨，改善手术切缘和Enneking适当切除率，同时降低周围结构损伤的风险[3,55]。据报道，降低整块脊柱切除术感染率的策略包括使用术中万古霉素粉末[56]、负压伤口吸引[57]以及整形外科协助闭合大伤口或具有明显软组织缺损的区域[58]。

结论

由于靠近重要结构，脊柱肿瘤的切除在技术上具有挑战性。整块脊柱切除术与相对较高的并发症风险相关，但已被证明可以显著提高脊柱肿瘤患者的生存率。术前多学科团队应使用MRI、CT 和必要时的其他影像学对患者进行分期。强烈建议使用CT引导下的活检来对病变进行组织病理学诊断，并且应在与最终手术治疗相同的机构进行，以便与脊柱外科医生进行沟通，并在必要时切除活检道。辅助治疗方案可能适合特定患者。选择切除的手术方法取决于脊柱病灶的解剖结构。肿瘤位置的WBB分期可能有助于指导手术决策，病变的Enneking分期规定了适当的切缘。适当的切除与生存率和HRQoL的

提高相关。病变明显向前延伸或压迫或累及主要血管的患者，可能需要前路经腹膜入路。与血管外科的合作也可能是必要的。前路入路也可以在两阶段手术中与后路入路相结合，以便在前路入路之前进行后路减压、解剖和器械固定。具有显著前椎旁受累的大病变可以通过前路成功整块切除。

参考文献

[1] Tomita K, Kawahara N, Baba H, Tsuchiya H, Fujita T, Toribatake Y. Total en bloc spondylectomy. A new surgical technique for primary malignant vertebral tumors. Spine (Phila Pa 1976). 1997;22(3):324–333.

[2] Tomita K, Kawahara N, Baba H, Tsuchiya H, Nagata S, Toribatake Y. Total en bloc spondylectomy for solitary spinal metastases. Int Orthop. 1994;18(5):291–298.

[3] Dea N, Gokaslan Z, Choi D, Fisher C. Spine oncology – primary spine tumors. Neurosurgery. 2017;80(3S):S124–S130.

[4] Yamazaki T, McLoughlin GS, Patel S, Rhines LD, Fourney DR. Feasibility and safety of en bloc resection for primary spine tumors: a systematic review by the spine oncology study group. Spine (Phila Pa 1976). 2009;34(22 Suppl):S31–38.

[5] Zaidi HA, Awad AW, Dickman CA. Complete Spondylectomy using orthogonal spinal fixation and combined anterior and posterior approaches for thoracolumbar spinal reconstruction: technical nuances and clinical results. Clin Spine Surg. 2017;30(4):E466–E474.

[6] Boriani S, Weinstein JN, Biagini R. Primary bone tumors of the spine. Terminology and surgical staging. Spine (Phila Pa 1976). 1997;22(9):1036–1044.

[7] Matsumoto M, Tsuji T, Iwanami A, Watanabe K, Hosogane N, Ishii K, et al. Total en bloc spondylectomy for spinal metastasis of differentiated thyroid cancers: a long-term follow-up. J Spinal Disord Tech. 2013;26(4):E137–142.

[8] Boriani S, Bandiera S, Casadei R, Boriani L, Donthineni R, Gasbarrini A, et al. Giant cell tumor of the mobile spine: a review of 49 cases. Spine (Phila Pa 1976). 2012;37(1):E37–45.

[9] Weinstein JN, McLain RF. Primary tumors of the spine. Spine (Phila Pa 1976). 1987;12(9):843–851.

[10] Stener B. Complete removal of vertebrae for extirpation of tumors. A 20-year experience. Clin Orthop Relat Res. 1989;245:72–82.

[11] Enneking WF. A system of staging musculoskeletal neoplasms. Clin Orthop Relat Res. 1986;204:9–24.

[12] Chan P, Boriani S, Fourney DR, Biagini R, Dekutoski MB, Fehlings MG, et al. An assessment of the reliability of the Enneking and Weinstein-Boriani-Biagini classifications for staging of primary spinal tumors by the spine oncology study group. Spine (Phila Pa 1976). 2009;34(4):384–391.

[13] Spanier SS, Shuster JJ, Vander Griend RA. The effect of local extent of the tumor on prognosis in osteosarcoma. J Bone Joint Surg Am. 1990;72(5):643–653.

[14] Dekutoski MB, Clarke MJ, Rose P, Luzzati A, Rhines LD, Varga PP, et al. Osteosarcoma of the spine: prognostic variables for local recurrence and overall survival, a multicenter

ambispective study. J Neurosurg Spine. 2016;25(1):59–68.

[15] Boriani S, Biagini R, De Iure F, Bertoni F, Malaguti MC, Di Fiore M, et al. En bloc resections of bone tumors of the thoracolumbar spine. A preliminary report on 29 patients. Spine (Phila Pa 1976). 1996;21(16):1927–1931.

[16] Lador R, Bandiera S, Gasbarrini A, Ghermandi R, Boriani S. Treatment of spinal tumors in a high volume center has direct impact on local recurrence, morbidity, and mortality. Clin Spine Surg. 2017 Oct;30(8):E1074–1081.

[17] Bandiera S, Boriani S, Donthineni R, Amendola L, Cappuccio M, Gasbarrini A. Complications of en bloc resections in the spine. Orthop Clin North Am. 2009;40(1):125–131. vii

[18] Amendola L, Cappuccio M, De Iure F, Bandiera S, Gasbarrini A, Boriani S. En bloc resections for primary spinal tumors in 20 years of experience: effectiveness and safety. Spine J. 2014;14(11):2608–2617.

[19] Goldschlager T, Dea N, Boyd M, Reynolds J, Patel S, Rhines LD, et al. Giant cell tumors of the spine: has denosumab changed the treatment paradigm? J Neurosurg SpineJ Neurosurg Spine. 2015;22(5):526–533.

[20] Thomas D, Henshaw R, Skubitz K, Chawla S, Staddon A, Blay JY, et al. Denosumab in patients with giant-cell tumour of bone: an open-label, phase 2 study. Lancet Oncol. 2010;11(3):275–280.

[21] Kawahara N, Tomita K, Murakami H, Demura S, Yoshioka K, Kato S. Total en bloc spondylectomy of the lower lumbar spine: a surgical techniques of combined posterior-anterior approach. Spine (Phila Pa 1976). 2011;36(1):74–82.

[22] Vergel De Dios AM, Bond JR, Shives TC, McLeod RA, Unni KK. Aneurysmal bone cyst. A clinicopathologic study of 238 cases. Cancer. 1992;69(12):2921–2931.

[23] Mesfin A, El Dafrawy MH, Jain A, Hassanzadeh H, Kebaish KM. Total En bloc Spondylectomy for primary and metastatic spine tumors. Orthopedics. 2015;38(11):e995–e1000.

[24] Santiago-Dieppa DR, Hwang LS, Bydon A, Gokaslan ZL, McCarthy EF, Witham TF. L4 and L5 spondylectomy for en bloc resection of giant cell tumor and review of the literature. Evid Based Spine Care J. 2014;5(2):151–157.

[25] Druschel C, Disch AC, Melcher I, Engelhardt T, Luzzati A, Haas NP, et al. Surgical management of recurrent thoracolumbar spinal sarcoma with 4-level total en bloc spondylectomy: description of technique and report of two cases. Eur Spine J. 2012;21(1):1–9.

[26] Tsoumakidou G, Thenint MA, Garnon J, Buy X, Steib JP, Gangi A. Percutaneous image-guided laser photocoagulation of spinal osteoid osteoma: a single-institution series. Radiology. 2016;278(3):936–943.

[27] Boriani S, Bandiera S, Biagini R, Bacchini P, Boriani L, Cappuccio M, et al. Chordoma of the mobile spine: fifty years of experience. Spine (Phila Pa 1976). 2006;31(4):493–503.

[28] Imai R, Kamada T, Tsuji H, Sugawara S, Serizawa I, Tsujii H, et al. Effect of carbon ion radiotherapy for sacral chordoma: results of phase I-II and phase II clinical trials. Int J Radiat Oncol Biol Phys. 2010;77(5):1470–1476.

[29] Yokogawa N, Murakami H, Demura S, Kato S, Yoshioka K, Hayashi H, et al. Perioperative complications of total en bloc spondylectomy: adverse effects of preoperative irradiation. PLoS One. 2014;9(6):e98797.

[30] Demura S, Kawahara N, Murakami H, Nambu K, Kato S, Yoshioka K, et al. Surgical site infection in spinal metastasis: risk factors and countermeasures. Spine (Phila Pa 1976). 2009;34(6):635–639.

[31] Maarouf M, El Majdoub F, Fuetsch M, Hoevels M, Lehrke R,

Berthold F, et al. Stereotactic intracavitary brachytherapy with P-32 for cystic craniopharyngiomas in children. Strahlenther Onkol. 2016;192(3):157–165.

[32] Barriger RB, Chang A, Lo SS, Timmerman RD, DesRosiers C, Boaz JC, et al. Phosphorus-32 therapy for cystic craniopharyngiomas. Radiother Oncol. 2011;98(2):207–212.

[33] Tong WY, Folkert MR, Greenfield JP, Yamada Y, Wolden SL. Intraoperative phosphorus-32 brachytherapy plaque for multiply recurrent high-risk epidural neuroblastoma. J Neurosurg Pediatr. 2014;13(4):388–392.

[34] Clarke MJ, Hsu W, Suk I, McCarthy E, Black JH 3rd, Sciubba DM, et al. Three-level en bloc spondylectomy for chordoma. Neurosurgery. 2011;68(2 Suppl Operative):325–333. discussion 33.

[35] Kato S, Murakami H, Demura S, Yoshioka K, Kawahara N, Tomita K, et al. More than 10-year follow-up after total en bloc spondylectomy for spinal tumors. Ann Surg Oncol. 2014;21(4):1330–1336.

[36] Hsieh PC, Li KW, Sciubba DM, Suk I, Wolinsky JP, Gokaslan ZL. Posterior-only approach for total en bloc spondylectomy for malignant primary spinal neoplasms: anatomic considerations and operative nuances. Neurosurgery. 2009;65(6 Suppl):173–181. discussion 81.

[37] Tomita K, Kawahara N, Murakami H, Demura S. Total en bloc spondylectomy for spinal tumors: improvement of the technique and its associated basic background. J Orthop Sci. 2006;11(1):3–12.

[38] Huang L, Chen K, Ye JC, Tang Y, Yang R, Wang P, et al. Modified total en bloc spondylectomy for thoracolumbar spinal tumors via a single posterior approach. Eur Spine J. 2013;22(3):556–564.

[39] Neves RP, Oliveira VC, Costa LM, Soares DF, Cardoso PF, Costa PG, et al. Major complications following total en bloc spondylectomy for giant-cell tumor. J Surg Case Rep. 2014:1–4.

[40] Luzzati AD, Shah S, Gagliano F, Perrucchini G, Scotto G, Alloisio M. Multilevel en bloc spondylectomy for tumors of the thoracic and lumbar spine is challenging but rewarding. Clin Orthop Relat Res. 2015;473(3):858–867.

[41] Fang T, Dong J, Zhou X, McGuire RA Jr, Li X. Comparison of mini-open anterior corpectomy and posterior total en bloc spondylectomy for solitary metastases of the thoracolumbar spine. J Neurosurg Spine. 2012;17(4):271–279.

[42] Abe E, Sato K, Tazawa H, Murai H, Okada K, Shimada Y, et al. Total spondylectomy for primary tumor of the thoracolumbar spine. Spinal Cord. 2000;38(3):146–152.

[43] Melcher I, Disch AC, Khodadadyan-Klostermann C, Tohtz S, Smolny M, Stockle U, et al. Primary malignant bone tumors and solitary metastases of the thoracolumbar spine: results by management with total en bloc spondylectomy. Eur Spine J. 2007;16(8):1193–1202.

[44] Kato S, Kawahara N, Murakami H, Demura S, Shirai T, Tsuchiya H, et al. Multi-level total en bloc spondylectomy for solitary lumbar metastasis of myxoid liposarcoma. Orthopedics. 2010;33(6):446.

[45] Oike N, Kawashima H, Ogose A, Hotta T, Hirano T, Ariizumi T, et al. A malignant solitary fibrous tumour arising from the first lumbar vertebra and mimicking an osteosarcoma: a case report. World J Surg Oncol. 2017;15(1):100.

[46] Boriani S, Biagini R, De Iure F, Di Fiore M, Gamberini G, Zanoni A. Lumbar vertebrectomy for the treatment of bone tumors: surgical technique. Chir Organi Mov. 1994;79(2):163–173.

[47] Vasudeva VS, Ropper AE, Rodriguez S, Wu KC, Chi JH. Contralateral osteotomy of the pedicle and posterolateral elements for en bloc resection: a technique for oncological resection of posterolateral spinal tumors. J Neurosurg Spine. 2017;26(3):275–281.

[48] Jenkins AL III. Anterior surgery for metastatic spinal tumors. In: Connolly Jr ES, McKhann II GM, Huang J, Choudhri TF, Komotar RJ, Mocco J, editors. Fundamentals of operative techniques in neurosurgery. New York: Thieme; 2010. p. 587–592.

[49] Steinmetz MP, Patel R, Resnick DK. Anterior transperitoneal lumbar approach. Fundamentals of Operative Techniques in neurosurgery. 2nd ed. New York: Thieme; 2010. p. 502–505.

[50] Eswaran SK, Gupta A, Adams MF, Keaveny TM. Cortical and trabecular load sharing in the human vertebral body. J Bone Miner Res. 2006;21(2):307–314.

[51] Rockoff SD, Sweet E, Bleustein J. The relative contribution of trabecular and cortical bone to the strength of human lumbar vertebrae. Calcif Tissue Res. 1969;3(2):163–175.

[52] Disch AC, Schaser KD, Melcher I, Luzzati A, Feraboli F, Schmoelz W. En bloc spondylectomy reconstructions in a biomechanical in-vitro study. Eur Spine J. 2008;17(5):715–725.

[53] Boriani S, Bandiera S, Donthineni R, Amendola L, Cappuccio M, De Iure F, et al. Morbidity of en bloc resections in the spine. Eur Spine J. 2010;19(2):231–241.

[54] Liljenqvist U, Lerner T, Halm H, Buerger H, Gosheger G, Winkelmann W. En bloc spondylectomy in malignant tumors of the spine. Eur Spine J. 2008;17(4):600–609.

[55] Dasenbrock HH, Clarke MJ, Bydon A, McGirt MJ, Witham TF, Sciubba DM, et al. En bloc resection of sacral chordomas aided by frameless stereotactic image guidance: a technical note. Neurosurgery. 2012;70(1 Suppl Operative):82–87. discussion 7-8.

[56] Ghobrial GM, Cadotte DW, Williams K Jr, Fehlings MG, Harrop JS. Complications from the use of intrawound vancomycin in lumbar spinal surgery: a systematic review. Neurosurg Focus. 2015;39(4):E11.

[57] Adogwa O, Fatemi P, Perez E, Moreno J, Gazcon GC, Gokaslan ZL, et al. Negative pressure wound therapy reduces incidence of postoperative wound infection and dehiscence after long-segment thoracolumbar spinal fusion: a single institutional experience. Spine J. 2014;14(12):2911–2917.

[58] Garvey PB, Rhines LD, Dong W, Chang DW. Immediate soft-tissue reconstruction for complex defects of the spine following surgery for spinal neoplasms. Plast Reconstr Surg. 2010;125(5):1460–1466.

第12章 枕-颈融合固定及入路

A. Karim Ahmed, Ian Suk, Ali Bydon, Nicholas Theodore

陈铿，蔡兆鹏 /译校

解剖

　　枕骨大孔由枕骨形成，颅底点及枕后点从前到后连线构成了其正中线。颅底双侧枕骨髁与寰椎（C1）形成关节，负责头部绝大部分的前屈及后伸功能。C1前、后弓分别形成了前、后结节。椎动脉切迹可以理解为后弓上缘得光滑沟状结构。C1前、后弓于侧方会合，构成侧块及横突孔。C1侧块向下与C2构成寰枢关节，负责头部大部分的旋转运动。C2齿状突尖端附着纤维状的尖韧带向上延伸到颅底点。齿状突两侧的翼状韧带向上侧方延伸至枕骨髁以限制头部过度旋转。齿状突后方覆盖着十字韧带，向侧方连接C1侧块，头端附着于枕骨大孔，尾端附着于枢椎。最后，由覆膜形成了后纵韧带，作为中央管的前壁。

　　椎动脉由锁骨下动脉发出，其解剖位置如下：从锁骨下动脉至C6（V1）位于横突孔前；C6 ~ C2（V2），位于横突孔内；从C2到硬膜水平（V3），位于硬膜外；最后形成基底动脉（V4）进入硬膜内。脊髓前动脉由椎动脉发出，而脊髓后动脉多数由小脑后下动脉发出，二者供应颈髓的绝大部分供血。节段动脉发源于椎动脉、颈动脉及颈深动脉的脊支，用于辅助脊髓前后动脉及神经根根动脉。

　　对颈神经根的运动神经支配及皮区分布的充分理解是非常关键的，特别是术中可能需要牺牲某些神经时。枕后部的感觉分支由C2支配；C3及C4神经根分别支配颈部及肩部内侧感觉；C5神经根支配肩部至外臂；C6神经根支配前壁外侧至拇指感觉；C7神经根负责中指感觉；C8神经根支配尾指。膈肌的运动神经为膈神经（C3 ~ C5）。臂丛的运动神经由C5 ~ T1发出[1-5]。

诊断及决策

　　枕-颈融合通常用于稳定由于侵袭性病程造成的不稳定或医源性不稳定。其中最常见的病因包括类风湿性关节炎（41%）、肿瘤（16%）、创伤（15%）、先天性畸形（14%）、代谢性疾病（6%）、炎性疾病（6%）和感染（2%）[6]。明确的颈椎肿瘤诊断通常也存在手术指征。

　　脊柱转移肿瘤较良性原发性脊柱肿瘤更常见，随后是恶性原发性脊柱肿瘤。与原发性肿瘤不一样，脊柱转移肿瘤的手术治疗通常是姑息性的[7]。脊柱是骨转移最常见的部位，然而只有8% ~ 20%的患者累及颈椎[8]。累及枕颈关节的原发性肿瘤包括脊索瘤、脊膜瘤、斯旺细胞瘤、软骨瘤、骨母细胞瘤、骨巨细胞瘤和浆细胞瘤[9-10]。

　　脊柱转移肿瘤的决策依赖于NOMS框架，一个涵盖患者的神经病学（N）、肿瘤学（O）、脊柱的机械（M）稳定性和全身性（S）的疾病的预测模型[11]。根据脊柱肿瘤学研究小组（Spinal Oncology Study Group）的脊柱不稳定性肿瘤评分（Spinal Instability Neoplastic Score，SINS）界定的脊柱稳定性，当肿瘤累及枕骨~C2水平时相较累及枢椎下活动性颈椎水平时，更易出现不稳定。当出现以下情况时也提示颈椎不稳定：机械性疼痛、溶骨性病灶、影像学畸形、脱位或半脱位、椎体塌陷或肿瘤累及后部结构[12]。由于从枕骨~C2节段的不稳定性及中央管直径较宽，相对于神经功能障碍，患者更多表现为机械性的不稳定及顽固的颈痛[13-15]。

手术技巧

入路

对于颈椎或枕颈交界的肿瘤，枕颈融合手术治疗的目的是神经减压，恢复颈椎序列及恢复颈椎的稳定性[16-18]。非手术治疗，包括颈托及外放射治疗，通常适用于"颈椎序列正常及轻度半脱位"的患者[16]。

脊柱肿瘤学研究小组（Spinal Oncology Study Group）基于系统性评估及修正的Delphi方法，建议对于大多数枕颈交界（枕骨~C2）转移性肿瘤的手术患者选择后入路进行手术[13]。对于该处不稳定，需要后路手术固定的影像学标准为"骨折半脱位＞5mm，单侧枕髁70%破坏，或者双侧枕髁＞50%破坏"[13]。

体位

经鼻气管插管由于相较其他传统插管对于颈椎的移动最小，因此更适用于颈椎内固定手术[19]。建立动脉通道后患者俯卧于Jackson床，下置胸垫。利用一个三点固定头架，例如Mayfield头架（Integra Life Sciences Corporation，Plainsboro，NJ，USA）固定颈椎及枕颈关节。头部的固定非常重要，因为枕颈的异常序列固定会对患者矢状位平衡、吞咽功能和生活质量带来严重的影响[20]。而且，枕-颈融合于过大的后枕颈角（Posterior Occipitocervical Angle，POCA）时，会增加颈部的机械应力和更高的吞咽困难风险，有时需要手术翻修[21]。

神经监护

由于枕颈平面的重要性，神经监护是非常必要的。理想状态下，应包括体感诱发电位（SSEP），经颅运动诱发电位（TcMEP）及神经肌肉接头监测（NMJ）。

体感诱发电位可以减少术后50%~60%截瘫的发生[22]，通过刺激双侧的腕关节经正中神经，腘窝经胫后神经监测诱发电位。诱发电位额度波形相对于基线的变化需要密切监测。过量的肌松药将降低术中神经根刺激监测的敏感性。

暴露

枕颈区域备皮准备，常规消毒铺巾。由枕部至目标椎体做后正中切口。分离至棘突及枕骨水平。使用单极电刀于棘突及枕骨上做骨膜下分离。分离时除了应注意辨认可直接观察到的结构之外，还应该注意到不可见重要结构，包括脊柱及枕骨的骨性结构、椎动脉的走行及位置、颈神经出口根的位置[17-18,23]。

减压

无论是否做椎间孔减压，椎板切除都可以有效进行中央椎管减压。当暴露到关节突内侧，可以利用高速磨钻做双侧椎板切除。利用Leksell咬骨钳分离靶区邻近棘间韧带后，棘突及椎板可以被安全地整块切除。可以利用Kocher或者巾钳将椎板及附着的黄韧带从硬膜上提拉分离。使用带角度的Kerrison咬骨钳分离黄韧带并切除剩余椎板。使用电刀及凝血酶浸泡过的氧化纤维素对硬膜外间隙进行止血。也可以用Leksell咬骨钳进行椎板的分块切除[23-24]。

内固定

枕骨利用正中钢板及双皮质螺钉固定（Keel Screws）。钢板的位置应尽量靠近枕骨隆突的尾端。直接将钢板置于枕骨隆突上会增加皮肤坏死的风险。由于枕内嵴颅底的厚度，钢板必须置于中线位置。枕骨隆突及上项线可以作为解剖学标记。应利用术前CT对螺钉长度进行规划。由于骨质厚度下降，偏侧螺钉要小于正中螺钉。

C1应用侧块螺钉固定，进钉点位于C1椎弓下缘及C2神经根上方。应注意辨认C2神经根及保持置钉于椎动脉内侧。可以利用C1的椎弓引导置钉的方向，从而置入双皮质的长柄螺钉。由于C1侧块位置偏前，置入的长柄螺钉应包括一段无螺纹长柄。由于局部的静脉出血较多，C1置钉时应充分止血。

为了尽量减少对枕骨~C1或C1~C2关节的破坏，理想的螺钉方向从尾缘测量在中央0°~15°，螺钉尖端位于前弓高度的20%~40%[25]。

C2固定包括岩部、椎弓根和椎板内螺钉。由于置入椎弓根螺钉需要较大的外展角度，在这个位置上通常选择Pars螺钉。C2 Pars螺钉的进钉点C2~C3关节突头端3~4mm的岩部中点。做单皮质固定，

且螺钉的长度应小于到达横突孔距离，以尽量避免椎动脉损伤。

可能的话，远端应固定两节段。值得注意的是，术后放疗、骨量差、骨质疏松或枢椎下多椎体病灶时长节段固定更有利[15]。侧块螺钉是下颈椎固定的首选，进钉点位于侧块中点远端1mm和内侧1mm处[26]。为了尽量减少对关节突关节的破坏，螺钉方向偏向头端30°、侧方20°。螺钉长度应根据术前CT计划，通常为13~15mm[27]。对椎板、关节突关节去皮质化并植骨进行骨性融合。横向杆连接器可增加额外的轴向稳定性（图12.1）。

闭合切口

常规闭合切口，枕骨板应紧贴枕骨以降低皮肤坏死的风险。用0号Vicryl缝线闭合深筋膜，随后闭合皮下。可用3-0号Vicryl进行皮内缝合。

图12.1　枕颈固定术的示意图

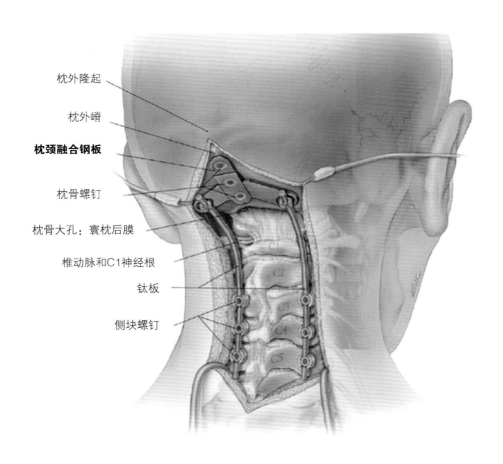

枕外隆起
枕外嵴
枕颈融合钢板
枕骨螺钉
枕骨大孔：寰枕后膜
椎动脉和C1神经根
钛板
侧块螺钉

并发症

枕颈融合术后并发症包括吞咽困难、硬膜静脉窦损伤、脑脊液漏、假性关节形成、伤口感染和伤口愈合不良[6,28-29]。此外，髂前取骨有损伤股外侧皮神经或髂腹股沟神经的风险，据报道，有2.5%的病例出现长期髋关节疼痛[30,31]。硬膜撕裂的危险因素包括老年人、慢性压迫导致的硬脊膜变薄、滑膜囊肿和既往手术瘢痕[31]。

病例展示1

一名67岁女性，合并多种疾病，因颈部活动性疼痛就诊。她有非小细胞肺癌（NSCLC）骨转移的病史。经检查发现右侧C1侧块和右侧枕髁肿瘤浸润，并导致关节破坏和枕-寰不稳。体检发现，神经功能正常。使用Miami J颈托固定后疼痛缓解不佳，考虑疼痛主要源于机械性不稳。

在充分沟通手术的风险和获益后，患者选择手术治疗。手术包括枕骨~C4融合。颈托固定下经鼻插管，俯卧位，Mayfield头架固定。做枕骨~C5后正中切口。使用单极电刀进行骨膜下分离，剥离至棘突和枕骨水平。解剖标志物包括枕骨、C1后弓、C2双侧椎板和C3~C5侧块。

对C3和C4的双侧侧块进行钉道准备，然后置入双皮质16mm Mountaineer螺钉。但右侧C4侧块较薄，术中侧方骨折且无法维持螺钉位置。为达到远端两节段固定，C5双侧侧块置入16mm侧块螺钉。侧块螺钉朝向头端及外侧约20°方向。双侧C3、左侧C4和双侧C5侧块的每枚螺钉均行双皮质固定。枕骨正中钢板以3枚Keel螺钉双皮质固定。弯棒以适应颈椎曲度后将钢板连接到侧块螺钉并上紧螺钉。

高速磨钻对枕骨、C1侧块及双侧椎板和C2~C5侧块去皮质做植骨床。双侧C2~C3、C3~C4和C3~C4关节同样去皮质。然后用1L含抗生素的生理盐水进行冲洗。将约20cm³的Optium人工骨与骨块/碎片混合，置在去皮质的侧块、侧沟以及棘突和枕骨的内侧。留置引流管，术中神经监测稳定。常规神经外科方式闭合切口（图12.2）。

病例展示2

一名78岁的男性患者，上颈部活动性疼痛和下肢无力7周。MRI提示C2椎体和齿突溶骨性破坏，导致相应节段脊髓受压。患者有结肠癌病史，并于11年前手术切除；膀胱癌病史，5年前手术切除。经口活检证实尿路上皮癌转移。由于机械性颈痛、脊髓压迫和进行性下肢无力，建议行颈椎后路减压和枕颈固定术。由于肿瘤位于前方，因此没有尝试切除肿块。治疗的目的是稳定该区域，改善疼痛，保护神经功能。

患者俯卧在Wilson床上，头部固定在Mayfield头架上。枕颈部备皮术前准备，常规消毒铺巾。做枕骨~C4后正中切口，行骨膜下剥离术。行C1~C3椎板切除减压。双极电刀止血。于椎板双侧磨钻磨断椎板后做椎板整块切除。由于肿瘤累及这些节段后部结构，这部分骨组织未做回植。左侧置C2椎弓根置钉准备，并取组织送活检。枕骨钢板用8mm的Keel螺钉固定在枕骨上。随后，放置C3和C4侧块螺钉。在枕骨、枕骨~C1关节、C1~C2关节、C2~C3关节和C3~C4关节用高速磨钻去皮质。双侧弯棒至生理曲度后连接上紧螺钉。为加强固定的强度，置入两个横向连接器。

用大量生理盐水和抗生素冲洗。于去皮质的植骨床置入10mL Optimum DBM人工骨泥后放置引流管。常规神经外科闭合切口，筋膜层使用0号Vicryl缝线，皮下层使用0号Vicryl缝线。皮肤用3-0号Vicryl缝线行皮内缝合，最后皮肤钉闭合切口。术中全程神经监测平稳（图12.3）。

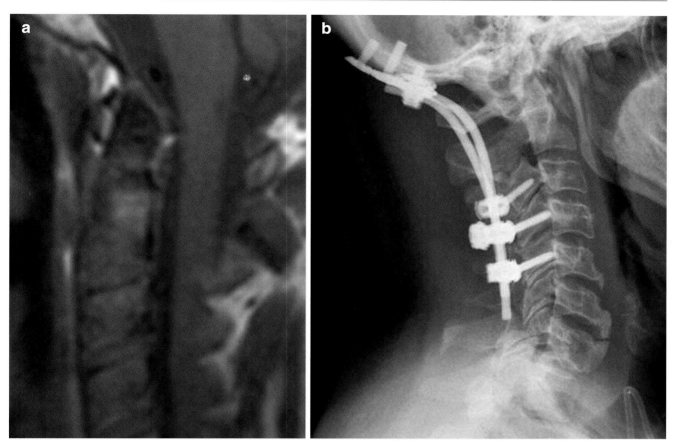

图12.2　累及右枕髁和C1小关节的溶骨性转移性非小细胞肺癌。**a.** 术前T1加权MRI。**b.** 术后侧位X线片显示枕骨~C5的融合

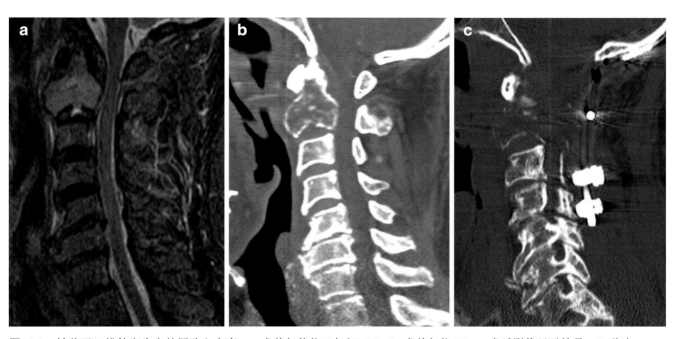

图12.3　转移至C2椎体和齿突的尿路上皮癌。**a.** 术前矢状位T2加权MRI。**b.** 术前矢位CT。**c.** 术后影像显示枕骨~C4稳定

参考文献

[1] Smoker WR. Craniovertebral junction: normal anatomy, craniometry, and congenital anomalies. Radiographics. 1994;14(2):255–277.

[2] Offiah CE, Day E. The craniocervical junction: embryology, anatomy, biomechanics and imaging in blunt trauma. Insights Imaging. 2017;8(1):29–47.

[3] Schweitzer ME, Hodler J, Cervilla V, Resnick D. Craniovertebral junction: normal anatomy with MR correlation. AJR Am J Roentgenol. 1992;158(5):1087–1090.

[4] Lopez AJ, Scheer JK, Ke L, Smith ZA, Dlouhy BJ, Dahdaleh NS. Anatomy and biomechanics of the craniovertebral junction. Neurosurg Focus. 2015;38(4):E2.

[5] Milligram MA, Rand N. Cervical spine anatomy. Spine State of the Art Rev. 2000;14(3):521–532.

[6] Bhatia R, Desouza RM, Bull J, Casey AT. Rigid occipitocervical fixation; indications, outcomes, and complications in the modern era. J Neurosurg Spine. 2013;18(4):333–339.

[7] Ciftdemir M, Kaya M, Selcuk E, Yalniz E. Tumors of the spine. World J Orthop. 2016;7(2):109–116.

[8] Jenis IG, Dunn EJ, An HS. Metastatic disease of the cervical spine. A review. Clin Orthop Relat Res. 1999;359:89–103.

[9] Guidetti B, Spallone A. Benign extramedullary tumors of the foramen magnum. Adv Tech Stand Neurosurg.1988;16:83–120.

[10] Shin H, Barrenechea IJ, Lesser J, Sen C, Perin NI. Occipitocervical fusion after resection of craniovertebral junction tumors. J Neurosurg Spine. 2006;4(2):137–144.

[11] Laufer I, Rubin DG, Lis E, Cox BW, Stufflefield MD, Yamada Y, et al. The NOMS fraeworks: approach to the treatment of spinal metastatic tumors. Oncologist. 2013;18(6):744–751.

[12] Fisher CG, DiPaola CP, Ryken TC, Bilsky MH, Shaffrey CI, Berven SH, et al. A novel classification system for spinal instability in neoplastic disease: an evidence-based approach and expert consensus from the spinal oncology study group. Spine. 2010;35(22):E1221–1229.

[13] Fehlings MG, David KS, Vialle L, Vialle E, Setzer M, Vrionis FD. Decision making in the surgical treatment of cervical spine metastases. Spine (Phila Pa 1976). 2009;34(22 suppl):S108–117.

[14] Phillips E, Levine AM. Metastatic lesions of the upper cervical spine. Spine (Phila Pa 1976). 1989;14(10):1071–1077.

[15] Zuckerman SL, Kreines F, Powers A, Iorgulescu JB, Elder B, Bilsky MH, et al. Stabilization of tumor-associated craniovertebral junction instability: indications, operative variables, and outcomes. Neurosurgery. 2017;81(2):251–258.

[16] Bilsky MH, Shannon FJ, Sheppard S, Prabhu V, Boland PJ. Diagnosis and management of a metastatic tumor in the atlantoaxial spine. Spine (Phila Pa). 2002;29:246–253.

[17] Kukreja S, Ambekar S, Sin AH, Nanda A. Occipitocervical fusion surgery: review of operative techniques and results. J Neurol Surg B Skull Base. 2015;76(5):331–339.

[18] Zou J, Yuan C, Zhu R, Zhang Z, Jiang W, Yang H. Effect of occipitocervical fusion with screw-rod system for upper cervical spine tumor. BMC Surg. 2014;14:30.

[19] Austin N, Krishnamoorthy V, Dagal A. Airway management in cervical spine injury. Int J Crit Illn Sci. 2014;4(1):50–56.

[20] Mazur MD, Sivakumar W, Riva-Cambrin J, Jones J, Brockmeyer DL. Avoiding early complications and reoperation during occipitocervical fusion in pediatric patients. J Neurosurg Pediatr. 2014;14(5):465–475.

[21] Maulucci CM, Ghobrial GM, Sharan AD, Harrop JS, Jallo JI, Vaccaro AR, Prasad SK. Correlation of posterior occipitocervical angle and surgical outcomes for occipitocervical fusion. Evid Based Spine Care J. 2014;5(2):163–165.

[22] Nuwer MR. Spinal cord monitoring. Muscle Nerve. 1999;22(12):1620–1630.

[23] Luksanapruksa P, Buchowski JM, Wright NM, Valone FH 3rd, Peters C, Bumpass DB. Outcomes and effectiveness of posterior occipital fusion for suboccipital spinal metastases. J Neurosurg Spine. 2017;26(5):554–559.

[24] Lu JJ. Cervical laminectomy: technique. Neurosurgery. 2007;60(1 Suppl 1):S149–153.

[25] Yeom JS, Buchowski JM, Park JW, Chang BS, Lee CK, Riew KD. Lateral fluoroscopic guide to prevent occipitocervical and atlantoaxial joint violation during C1 lateral mass screw placement. Spine J. 2009;9(7):574–579.

[26] Eldin MM, Hassan ASA. Free hand technique of cervical lateral mass screw fixation. J Craniovertebr Junction Spine. 2017;8(2):113–118.

[27] Mohamed E, Ihab Z, Moaz A, Ayman N, Haitham AE. Lateral mass fixation in subaxial cervical spine: anatomic review. Global Spine J. 2012;2(1):39–46.

[28] Hwang SW, Gressot LV, Chern JJ, Relyea K, Jea A. Complications of occipital screw placement for occipitocervical fusion in children. J Neurosurg Pediatr. 2012;9(6):586–593.

[29] Deutsch H, Haid RW Jr, Rodts GE Jr, Mummaneni PV. Occipitocervical fixation: long-term results. Spine (Phila Pa 1976). 2005;30(5):530–535.

[30] Younger EM, Chapman MW. Morbidity at bone graft donor sites. J Orthop Trauma. 1989;3(3):192–195.

[31] Cheung JP, Luk KD. Complications of anterior and posterior cervical spine surgery. Asian Spine J. 2016;10(2):385–400.

第13章　后路枢椎下颈椎融合固定

Daniel L. Shepherd, Michelle J. Clarke
陈铿，蔡兆鹏/译校

概述

颈椎可发生多种肿瘤，包括原发性恶性骨肿瘤和转移性肿瘤（表13.1）。脊柱转移癌远比原发性肿瘤更为常见。脊柱是骨骼转移最常见的部位[1-2]，估计有10%的癌症患者出现症状性脊柱转移[3]。颈椎转移虽然比胸椎和腰椎转移的发生率低，但据报道仍有高达25%的转移性脊柱肿瘤患者发生了颈椎转移[1,2,4]。大约85%的宫颈转移癌累及下颈椎[2,5-6]。颈椎合并胸腰椎肿瘤也是常见的[2,6]。相反，原发性肿瘤很少见，占所有脊柱肿瘤的不到5%[2]。

许多肿瘤是在影像学检查或体检中意外发现的。症状可能涵盖轻微的僵硬或颈部轴性疼痛到更严重的神经功能缺损[2,7]。鉴于颈椎椎管相对较宽，神经系统损害的发生率较低，约为5%[2,6,8]。神经系统症状通常是由于肿瘤累及椎管内而不是由于畸形[2]。严重的夜间疼痛是一个癌性肿瘤的典型的症状。此外，恶性肿瘤的病史的患者出现持续性颈部疼痛或恶化，应注意复发或转移的可能。颈部轴性疼痛的原因可能是肿瘤局部骨质被破坏或骨膜膨胀。骨质被破坏也会导致脊柱不稳，运动时疼痛，增加颈椎后凸畸形的风险。直接引起脊髓或神经根压迫的病变也可引起神经根性或髓性症状。在严重狭窄的情况下，脊髓压迫可能导致四肢瘫。

颈椎肿瘤的治疗选择不仅取决于临床表现，还取决于肿瘤的组织学、分期和分级。原发性肿瘤虽然少见，但仍应得到针对性的治疗。原发性良性肿瘤通常带来局部问题，但可以造成局部侵袭性。原发性恶性肿瘤通常是侵袭性肿瘤。由于许多原发病灶转移较晚，根治性整块肿瘤切除有可

表13.1　脊柱常见肿瘤分类

良性原发性肿瘤	恶性原发性肿瘤	常见转移瘤
骨样骨瘤	骨肉瘤	肺
骨母细胞瘤	软骨肉瘤	乳房
软骨母细胞瘤	血管内皮瘤	胃肠道
血管瘤	血管外皮细胞瘤	前列腺
淋巴管瘤	浆细胞瘤、多发性骨髓瘤	黑色素瘤
巨细胞瘤	淋巴瘤	肾
—	白血病	—
—	脊索瘤	—
—	尤文氏肉瘤	—

能彻底根除疾病[9-11]。如果发现原发性病变，可进行细针活检以确认病理。整块切除术在技术上具有挑战性，且通常伴随着显著的并发症及死亡率。相反，对转移性肿瘤通常不具备整块切除的指征。

非手术治疗，包括化疗和/或放疗，在症状性颈椎转移瘤的初期可能有效[6]，但对于非手术治疗失败的或表现出不稳定或神经症状的患者应考虑手术治疗。对于转移性癌症患者，手术通常被认为是姑息性的。转移性脊柱肿瘤的手术不会改变整体预后，但局部肿瘤控制可以提高患者在剩余生命中的生活质量，且伴随可控的并发症及死亡率[1,4,12-14]。手术治疗的选择必须对患者的预计生存率、疾病负担、功能状态以及与手术相关的并发症和恢复情况仔细权衡。与辅助治疗一起，手术干预有可能缓解症状性疼痛，重建脊柱稳定性，改善神经功能[1,4,12,15]。

脊柱肿瘤的外科治疗更为复杂。在某些情况下，单纯减压可能就足够了，但在许多情况下需要节段性融合。不稳定或预防医源性不稳定是在肿瘤切除中需要增加融合术的主要原因。在某些情况下，术前前屈后伸动力位片可以发现颈椎不稳定，或于计算机断层扫描（CT）或磁共振成像（MRI）中显示椎体向前滑移时也可提示。溶骨性病变，超过50%的椎体受累，椎体塌陷和后小关节破坏的患者颈椎不稳的发生率较高。最后，机械性颈痛也可能提示颈椎动态不稳。预防性融合手术也适用于可能出现术后不稳定或进行性畸形的患者。可能预处理的医源性不稳定治疗包括前后路联合减压、韧带和骨结构的广泛切除以及多节段颈椎椎板切除术。前路减压和重建对于肿瘤造成椎体广泛累及的患者或需要脊柱轴向负荷支持的患者是有益的。后路固定可以为后柱结构提供额外的张力带支持，适用于主要累及后部结构或硬膜外后方间隙的肿瘤。在某些情况下，需要前后联合入路以实现适当的肿瘤切除和固定并不少见[16]。在这种情况下，后路固定为大范围前柱切除提供了额外的稳定性。使用侧块螺钉的钉棒结构已成为提供后路下颈椎固定融合的"金标准"。

临床评估

对疑似脊柱肿瘤患者的临床评估应从全面的病史和体格检查开始。放射诊断学研究在评估中起着关键作用，因为它们能识别肿瘤解剖结构，有助于缩小肿瘤的鉴别诊断范围。适合局部评估的影像学检查包括X线检查、颈部计算机断层扫描（CT）和磁共振成像（MRI）。如果怀疑为转移肿瘤，应行胸部X线检查和胸腹联合骨盆CT，以评估原发性病变，并提供临床诊断。转移性肿瘤患者应进行全身评估，并用正电子发射断层扫描（PET）或骨扫描来评估肿瘤的整体分期。颈部MRI扫描有助于明确局部肿瘤累及范围，鉴别肿瘤性质，评估术前解剖[2,17]。屈伸位片可以用来评估动态不稳定性。颈部CT可评估骨性结构的完整性，必要时可用于颈椎融合的螺钉的选择。

临床病例

一名白人男性患者，21岁，双侧上肢无力麻木3周，步态不稳3天。左上肢乏力较重。他认为是目前的止痛药治疗方案导致了便秘，但否认明显的大便失禁和尿失禁。患者5年前因右股骨远端骨肉瘤进行了肿瘤切除和人工膝关节置换术。在最初诊断时，发现患者右侧肺结节并被切除，病理为转移性骨肉瘤。查体发现下肢反射亢进。MRI评估显示硬膜外肿块从C4延伸至C7，导致颈髓和神经根受压（图13.1）。

体位

患者麻醉诱导和手术体位需要特别考虑，因为许多颈椎肿瘤患者合并明显的椎管狭窄[18]。颈部过度屈曲、伸展或旋转有可能导致严重的神经系统并发症。头部应保持在一个中立的位置，直到头部可以进一步固定。同样，纤维支气管插管可减少气管插管所需的颈部过度后伸。患者的血压应该保持在

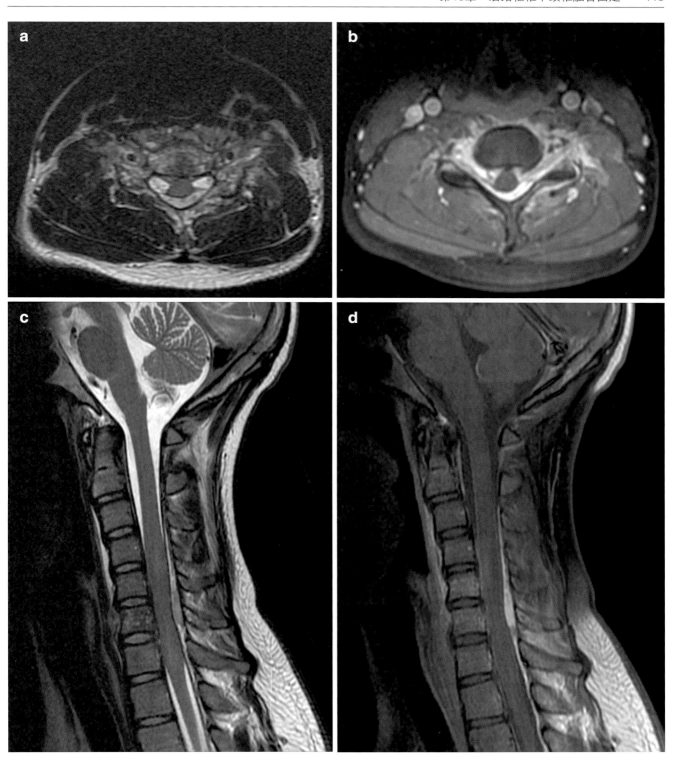

图13.1 轴位T2 MRI（**a**）、轴位T1 MRI（**b**）、矢状位T2 MRI（**c**）和矢状位T1 MRI（**d**）。有证据表明，C4～C7的硬膜外肿瘤受累，导致中度中央椎管狭窄

正常的血压值，理想的情况是收缩压高于120mmHg（1mmHg≈133.32Pa）。脊髓压迫患者应避免术中低血压。如果外科医生需要，可以考虑术前使用糖皮质激素[19]。

颈椎的神经并发症可能是灾难性的，因此术中神经生理监测等预防策略应用于评估脊髓束的完整性。在摆体位和手术过程中，神经监测有可能在出现不可逆的神经损伤之前提醒外科医生[18,20]。可采用运动诱发电位（MEP）和体感诱发电位（SSEP）联合监测。在整个手术过程中，头部应保持中立，并用Mayfield头架固定在手术床上。

手术入路

颈椎后路手术通常于手术节段后方做正中切口。C2和C7棘突通常可以触诊用于体表定位以帮助规划切口，但术前透视对于短节段手术更有帮助。锐性切开皮肤，并用电刀分离皮下组织。沿切口方向分离颈部筋膜，沿相对无血管的项中线剥离椎旁肌肉组织。对棘突、椎板、小关节和侧块进行骨膜下解剖。棘间韧带应尽可能保持完整，以辅助维持稳定。应在明确手术节段后再进行骨性结构切除或行内固定。在影像学证实手术节段之前，不应破坏颈椎小关节囊，以避免不必要的不稳定或预期融合节段之外的关节融合。

减压及肿瘤切除

脊柱肿瘤切除是很有挑战性的。术中应遵循充分暴露、精细操作、充分止血、从正常到异常的顺序等手术原则，这些都是至关重要的。手术的目的因肿瘤病理、全身情况和患者健康的不同而有很大差异。如果病变是原发性骨肿瘤，应积极行肿瘤边缘整块切除。转移性肿瘤通常需要分块切除，手术被认为是姑息性的。无论如何，手术首要是神经减压，通常最好通过椎板切除术来实现。文献已报道了多种颈椎椎板切除术。一种方法是用磨钻切开双侧椎板，并整块除棘突和椎板。或者，用高速磨钻磨除大部分椎板，仅留下椎管后方薄薄的蛋壳样皮质骨，然后用咬骨钳去除。为确保充分减压，椎板切除应向压迫病灶的上、下端延伸。大多数脊柱转移肿瘤的手术患者有一定程度的椎管累及，使其面临更高的手术风险。在这种情况下，适当的减瘤术可以减少术中脊髓压迫的时间。神经监护报警，应行早期减压。然而，如果不存在脊髓挤压，可以考虑在减压前置钉。

影响肿瘤切除的主要限制因素包括硬脊膜、神经根和椎动脉受累。不同于退行性病变，肿瘤手术往往需要更为广泛的骨性切除以实现肿瘤切除及神经减压，充分暴露椎管和出口神经根，并为肿瘤切除提供空间。然而，过度切除侧块和小关节会影响轴向的稳定性；严重时，如果缺损上、下方有活性骨支撑，可以考虑使用腓骨条或钛笼来重建侧块[21]。

富血管性脊柱肿瘤患者术中出血较多，某些肿瘤病变，如肾细胞癌，就有较高的出血倾向。术前栓塞供血动脉有助于减少出血[2,22-25]；然而，栓塞很少能完全止血。持续出血通常是肿瘤残留的结果，尤其是在分块切除中，通常肿瘤完全切除后出血就会减慢。出血区域通常可以利用负压轻柔地进行脑绵填塞止血。

在前述病例中，肿瘤主要累及硬膜后间隙。行C4～C7椎板切除术。暴露肿瘤，保留侧块和小关节。仔细分离肿瘤包膜与硬膜间隙，分块切除肿瘤，直到无可见肿瘤残余，所有的神经结构都得到充分的减压。

融合

脊柱融合通常与肿瘤切除同时进行，以防止在病理性或医源性脊柱不稳的情况下发生进展性脊柱畸形。对颈部解剖结构和肿瘤移位引起病理变化的充分了解是降低手术并发症发生率的关键（图13.2）。

文献报道了许多固定方法，其中侧块螺钉系统已成为颈椎后路固定的"金标准"（图13.3）[18,26-28]。目前已报道3种常见的侧块螺钉技术：Magerl技术、An技术和Anderson技术。这些技术在进钉点和进钉角度上略有不同，但都是相似地朝向外侧以避免损伤椎动脉和朝向头侧避开出口神经根[18,27]。

一旦侧块充分暴露，便可确定进钉点并使用高速钻开口，向外侧及头侧做出钉道，球头探针突破侧块前方皮质。钉道深度通常为12～16mm，这取决于骨赘的存在、患者个体差异及实际钉道轨迹。

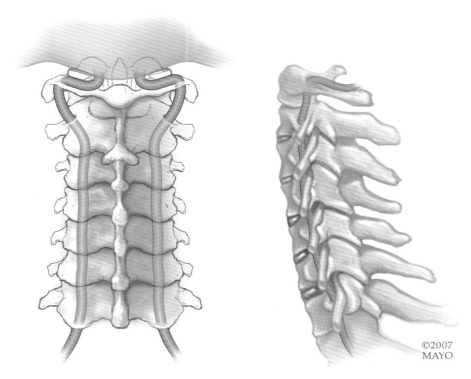

图13.2 参考典型血管和神经解剖的颈椎前后（AP）位和侧位示意图

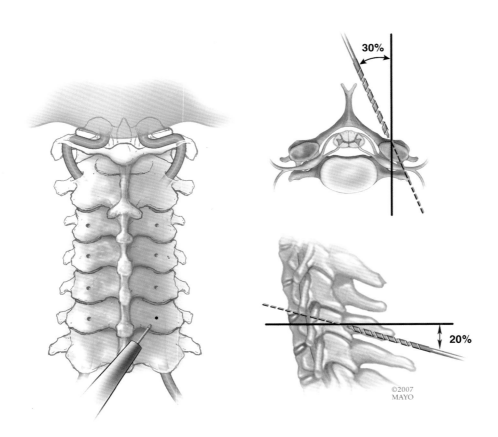

图13.3 标准进钉点位置和侧向植入螺钉轨迹

融合节段终止于C7椎体水平是有争议的，因为会在相对固定的胸椎上方增加一个颈椎长力臂，增加了邻椎病的风险。因此较长的颈椎固定通常延伸至上胸椎以桥接颈胸交界区，以增加稳定性并避免这种并发症（图13.4）。

对于预期寿命较短的患者，可以单独行脊柱固定，但若患惰性肿瘤或患者预期寿命较长，则最好行坚强的融合固定（图13.5）。充分暴露关节突关节和椎板，并用磨钻去除皮质。应在侧块螺钉置入前进行融合准备，因为螺钉通常会阻碍下颈椎的小关节暴露及磨钻操作[18]。在放置植骨材料之前，应充分冲洗伤口。选择置入万向螺钉，应避免过度扭动螺钉，因为这可能导致侧块骨折或螺钉束拔出，影响螺钉把持力。应通过术中侧位片检查确认颈椎

序列和螺钉位置完好。最后，将自体髂骨移植（如果没有肿瘤累及）或同种异体骨移植物置入关节突关节和骨床。在肿瘤病患者中，局部自体骨移植通常不可取，由于碎骨中可能存在肿瘤细胞，增加了局部肿瘤复发或扩散的风险。椎管内不应残留任何游离骨块，会造成潜在的神经压迫。

某些病例可接受单纯下颈椎固定。然而，前述病例肿瘤广泛累及C4~C7硬膜外间隙，需要多节段椎板切除以切除肿瘤。因此，融合节段选择C2~T2，桥接颈胸交界区并提供额外的稳定性（图13.6）。胸椎椎弓根螺钉和C2螺钉均不在本章讨论范围内。有关这部分技术的其他信息，请参阅第12和第17章。应注意这种情况下的融合应超出术后放射治疗的预期范围。

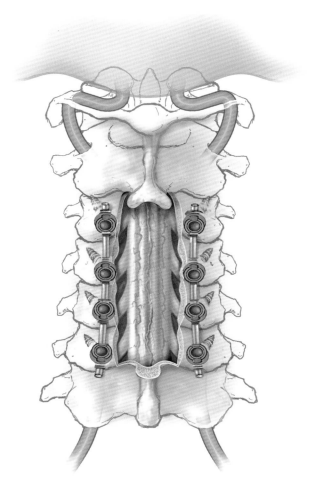
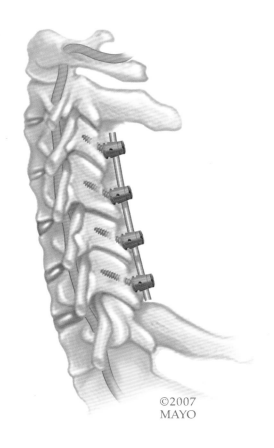

图13.4　C3~C6的下颈椎椎板切除术和固定术的AP位和侧位示意图

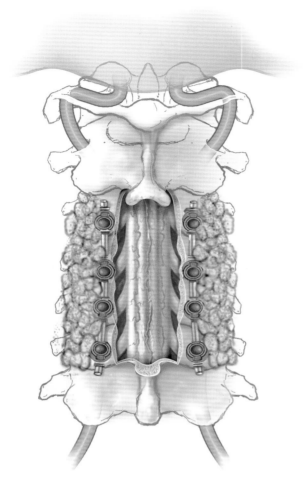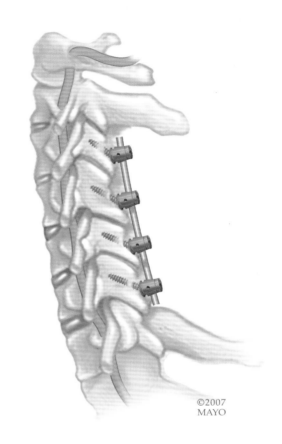

©2007
MAYO

图13.5　下颈椎关节融合术后的AP位和侧位示意图

闭合切口

　　细致的闭合技术对减少伤口并发症非常重要。在闭合伤口之前，必须达到良好的止血效果。脊柱关节融合术中广泛的骨质剥离常导致术后持续出血；因此，经常需要放置筋膜下和筋膜上引流管。

并发症

　　文献表明，脊柱恶性肿瘤患者的手术并发症发生率和死亡率较高[3,10,29]。提高这些患者的预后重点在于保留功能和预防并发症，这些并发症延迟用于延长患者生存期的辅助治疗。手术部位感染和

伤口并发症常见。伤口并发症的危险因素包括术前放疗和营养不良[3]。伤口感染对癌症患者来说是一个很大的问题，因为这通常需要额外的手术冲洗和清创，延迟持续的全身化疗和放疗治疗[3,30]。一些研究表明，术中万古霉素粉剂可以降低伤口感染率[31-33]，但很少有证据支持这种做法。手术后经常进行术后放疗，这会进一步影响伤口愈合和脊柱融合率[3,30]。放射治疗应在术后至少2周或更长时间后进行，以尽量减少伤口相关并发症[34]。此外，与病变或先前存在的骨质减少或骨质疏松相关的骨质量差的脊柱肿瘤患者有较高的内固定失败率相关[30]。最后，癌症患者通常高凝状态，易患深静脉血栓、肺栓塞，甚至弥散性血管内凝血[30]。序贯加压装置和早期活动是降低癌症患者血栓并发症发生率的

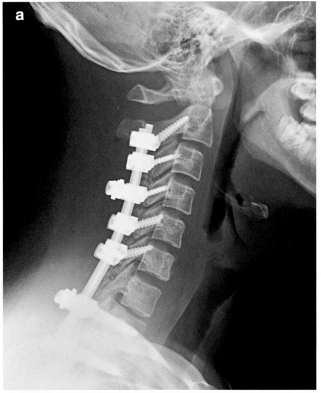

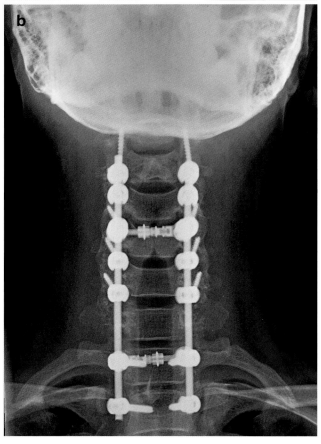

图13.6 带交叉连接的C2～T2后路器械融合术的术后AP位视图（**a**）和侧位视图（**b**）

关键。

　　颈椎侧块螺钉固定也存在固有风险。螺钉置入最危险的是损伤椎动脉和出口神经根。螺钉应向外侧置钉，以避免损伤椎动脉，椎动脉通常位于侧块内半部的腹侧。如果在钻孔过程中发生血管损伤，可以沿着钉道置1枚短螺钉以填塞止血，也可以用骨蜡封堵止血。不建议进行额外的骨钻孔以便观察或尝试直接修复血管损伤，因为这可能导致无法控制的出血。如果怀疑椎动脉损伤，则必须避免可能损伤对侧椎动脉的额外操作。手术后，患者应立即接受诊断性脑血管造影，以进行血管评估。如果发现任何进行性出血或血管破裂，可以在血管造影中进一步处理。延迟性颈神经根麻痹也是颈椎后路减压术后常见的并发症，最常发生在C5皮区[35-36]。大多数患者的神经功能可以完全恢复，但通常需要6个月或更长时间[18]。任何术后出现神经根症状的患者都应该进行进一步影像学检查，以评估螺钉的位置和神经根的完整性。

　　如果使用电生理监测，外科医生必须知道如何解读和纠正持续的监测变化。如果存在局部监测变化，重新摆放肢体可以改善监测信号。在进行任何颈椎畸形矫正操作的前后，都应进行监测。如果矫形时发生监测变化，建议恢复矫形或减轻畸形矫正程度。

　　脊柱肿瘤术中难以控制的出血是一种罕见但有潜在灾难性的并发症。转移性肿瘤患者常因全身疾病而出现固有的凝血功能障碍，部分病变还广泛累及局部血管。某些肿瘤患者，如肾细胞癌、滤泡状甲状腺癌和神经内分泌肿瘤患者，术中出血的可能性较高。如果担心术中出血，可行术前血管造影栓塞以减少术中出血，并提供更好的术野[2-25,30]。值得注意的是，由于转移性肿瘤污染的风险，手术中应避免使用自体血回输。

临床经验

　　应充分进行行术前的影像学检查以评估肿瘤累及

范围及血供。麻醉诱导前应注意体位改变可能造成颈椎管狭窄或神经根挤压的情况。原发性椎体肿瘤的手术治疗，要求采用更为激进的全椎体切除术。相反，脊柱转移瘤患者的手术通常是姑息性的，适用于顽固性疼痛或神经系统损害的患者。颈椎后路固定建议使用侧块螺钉，螺钉应侧向和向上（平行于关节面），以避免损伤出口神经根和椎动脉。

参考文献

[1] Quan GM, Vital J-M, Pointillart V. Outcomes of palliative surgery in metastatic disease of the cervical and cervicothoracic spine. J Neurosurg Spine. 2011;14(5):612–618.

[2] Abdu WA, Provencher M. Primary bone and metastatic tumors of the cervical spine. Spine. 1998;23(24):2767–2777.

[3] Mesfin A, Sciubba DM, Dea N, Nater A, Bird JE, Quraishi NA, et al. Changing the adverse event profile in metastatic spine surgery: an evidence-based approach to target wound complications and instrumentation failure. Spine. 2016;41(Suppl 20):S262–270.

[4] Ibrahim A, Crockard A, Antonietti P, Boriani S, Bünger C, Gasbarrini A, et al. Does spinal surgery improve the quality of life for those with extradural (spinal) osseous metastases? An international multicenter prospective observational study of 223 patients. Invited submission from the Joint Section Meeting on Disorders of the Spine and Peripheral Nerves, March 2007. J Neurosurg Spine. 2008;8(3):271–278.

[5] Di Lorenzo N, Delfini R, Ciappetta P, Cantore G, Fortuna A. Primary tumors of the cervical spine: surgical experience with 38 cases. Surg Neurol. 1992;38(1):12–18.

[6] Rao S, Badani K, Schildhauer T, Borges M. Metastatic malignancy of the cervical spine. A nonoperative history. Spine. 1992;17(10 Suppl):S407–412.

[7] Arutyunyan GG, Clarke MJ. Management of primary and metastatic spinal tumors. J Neurosurg Sci. 2015;59(2):181–193.

[8] Schiff D, O'Neill BP, Suman VJ. Spinal epidural metastasis as the initial manifestation of malignancy: clinical features and diagnostic approach. Neurology. 1997;49(2):452–456.

[9] Boriani S, Gasbarrini A, Bandiera S, Ghermandi R, Lador R. En bloc resections in the spine: the experience of 220 patients during 25 years. World Neurosurg. 2017;98:217–229.

[10] Clarke MJ, Mendel E, Vrionis FD. Primary spine tumors: diagnosis and treatment. Cancer Control. 2014;21(2):114–123.

[11] Tomita K, Kawahara N, Murakami H, Demura S. Total en bloc spondylectomy for spinal tumors: improvement of the technique and its associated basic background. J Orthop Sci. 2006;11(1):3–12.

[12] Davarski AN, Kitov BD, Zhelyazkov CB, Raykov SD, Kehayov II, Koev IG, et al. Surgical management of metastatic tumors of the cervical spine. Folia Med. 2013;55(3–4):39–45.

[13] Laufer I, Sciubba DM, Madera M, Bydon A, Witham TJ, Gokaslan ZL, et al. Surgical management of metastatic spinal tumors. Cancer Control. 2012;19(2):122–128.

[14] Fehlings MG, David KS, Vialle L, Vialle E, Setzer M, Vrionis FD. Decision making in the surgical treatment of cervical spine metastases. Spine. 2009;34(22 Suppl):S108–117.

[15] Patchell RA, Tibbs PA, Regine WF, Payne R, Saris S, Kryscio RJ, et al. Direct decompressive surgical resection in the treatment of spinal cord compression caused by metastatic cancer: a randomised trial. Lancet. 2005;366(9486):643–648.

[16] Sundaresan N, Steinberger AA, Moore F, Sachdev VP, Krol G, Hough L, et al. Indications and results of combined anterior-posterior approaches for spine tumor surgery. J Neurosurg. 1996;85(3):438–446.

[17] Rupp RE, Ebraheim NA, Coombs RJ. Magnetic resonance imaging differentiation of compression spine fractures or vertebral lesions caused by osteoporosis or tumor. Spine. 1995;20(23):2499–2503; discussion 2504.

[18] Kurd MF, Millhouse PW, Schroeder GD, Kepler CK, Vaccaro AR. Lateral mass fixation in the subaxial cervical spine. J Spinal Disord Tech. 2015;28(7):259–263.

[19] Kumar A, Weber MH, Gokaslan Z, Wolinsky J-P, Schmidt M, Rhines L, et al. Metastatic spinal cord compression and steroid treatment: a systematic review. Clin Spine Surg. 2017;30(4):156–163.

[20] Kelleher MO, Tan G, Sarjeant R, Fehlings MG. Predictive value of intraoperative neurophysiological monitoring during cervical spine surgery: a prospective analysis of 1055 consecutive patients. J Neurosurg Spine. 2008;8(3):215–221.

[21] Clarke MJ, Zadnik PL, Groves ML, Sciubba DM, Witham TF, Bydon A, et al. Fusion following lateral mass reconstruction in the cervical spine. J Neurosurg Spine. 2015;22(2):139–150.

[22] Breslau J, Eskridge JM. Preoperative embolization of spinal tumors. J Vasc Interv Radiol. 1995;6(6):871–875.

[23] Broaddus WC, Grady MS, Delashaw JB Jr, Ferguson RD, Jane JA. Preoperative superselective arteriolar embolization: a new approach to enhance resectability of spinal tumors. Neurosurgery. 1990;27(5):755–759.

[24] Gellad FE, Sadato N, Numaguchi Y, Levine AM. Vascular metastatic lesions of the spine: preoperative embolization. Radiology. 1990;176(3):683–686.

[25] Smith TP, Gray L, Weinstein JN, Richardson WJ, Payne CS. Preoperative transarterial embolization of spinal column neoplasms. J Vasc Interv Radiol. 1995;6(6):863–869.

[26] Eldin MM, Hassan ASA. Free hand technique of cervical lateral mass screw fixation. J Craniovertebr Junction Spine. 2017;8(2):113–118.

[27] Ebraheim NA, Klausner T, Xu R, Yeasting RA. Safe lateral-mass screw lengths in the Roy-Camille and Magerl techniques. An anatomic study. Spine. 1998;23(16):1739–1742.

[28] Coe JD, Vaccaro AR, Dailey AT, Skolasky RL Jr, Sasso RC, Ludwig SC, et al. Lateral mass screw fixation in the cervical spine: a systematic literature review. J Bone Joint Surg Am. 2013;95(23):2136–2143.

[29] Yang W, Jiang L, Liu X, Wei F, Yu M, Wu F, et al. Surgical complications of extraspinal tumors in the cervical spine: a report of 110 cases and literature review. Eur Spine J [Internet]. 2017. Available from:https://doi.org/10.1007/s00586-017-5259-4.

[30] Clarke MJ, Vrionis FD. Spinal tumor surgery: management and the avoidance of complications. Cancer Control. 2014;21(2):124–132.

[31] O'Neill KR, Smith JG, Abtahi AM, Archer KR, Spengler DM, McGirt MJ, et al. Reduced surgical site infections in patients undergoing posterior spinal stabilization of traumatic injuries using vancomycin powder. Spine J. 2011;11(7):641–646.

[32] Theologis AA, Demirkiran G, Callahan M, Pekmezci M, Ames C, Deviren V. Local intrawound vancomycin powder decreases

the risk of surgical site infections in complex adult deformity reconstruction: a cost analysis. Spine. 2014;39(22):1875–1880.

[33] Sweet FA, Roh M, Sliva C. Intrawound application of vancomycin for prophylaxis in instrumented thoracolumbar fusions: efficacy, drug levels, and patient outcomes. Spine. 2011;36(24):2084–2088.

[34] Itshayek E, Yamada J, Bilsky M, Schmidt M, Shaffrey C, Gerszten P, et al. Timing of surgery and radiotherapy in the management of metastatic spine disease: a systematic review.

Int J Oncol. 2010;36(3):533–544.

[35] Planchard RF, Maloney PR, Mallory GW, Puffer RC, Spinner RJ, Nassr A, et al. Postoperative delayed cervical palsies: understanding the etiology. Global Spine J. 2016;6(6):571–583.

[36] Thompson SE, Smith ZA, Hsu WK, Nassr A, Mroz TE, Fish DE, et al. C5 palsy after cervical spine surgery: a multicenter retrospective review of 59 cases. Global Spine J. 2017;7(1 Suppl):64S–70S.

第14章 前侧/前外侧胸腔入路和后入路稳定性：经椎弓根、肋横突切除、腔外侧入路的标准病灶切除术

James G. Malcolm, Michael K. Moore, Daniel Refai
陈铿，谢中瑜，王鹏 /译校

概述

20世纪以来，前路胸椎手术的入路方式不断发展。早在1894年，Menard开发出肋骨横切术（CT）来治疗Pott病[1]。直到1976年Larson推广腔外侧入路（LECA）前，椎板切除术仍然是处理腹侧病变最常用的术式。随着LECA术式的出现，入路的优化使得在处理腹侧胸椎病变时死亡率进一步降低，临床预后明显改善[2]。直到现在，外科医生进一步改进和扩展了手术方式，可通过背侧入路几乎完全进入腹侧胸椎。

在考虑选择背侧或腹侧入路进入前侧胸椎时，首要考虑的因素是手术的目的。大部分的脊柱肿瘤都是转移性肿瘤；因此，在可能的情况下，在病灶内（逐块）切除肿瘤而非整块切除进行减瘤是全切术的首要目标。成功切除肿瘤块有利于实现3个目的：首先，有利于脊柱的稳定性。椎体承受的压缩负荷从第1胸椎（T1）时占体重9%，到第12胸椎（T12）时增加到体重的47%[3]。移除并替换脆弱的前柱可恢复（脊柱的）生物力学稳定性。这样至少可以防止病理性骨折患者发生进行性脊柱塌陷，并可助于矫正后凸畸形。椎间融合器（Cage）或同种异体支架常用来支撑椎体前柱稳定。其次，切除病灶可减少肿瘤负荷，在神经结构和肿瘤之间创造空隙。再次，可缓解或逆转神经结构受压导致的神经功能恶化。在选择术式时，外科医生必须权衡手术死亡率与可达到的效果之间的关系。

虽然手术减压联合放疗在维持神经功能方面优于单独放疗[4]，但手术决策应在NOMS框架指导下进行[5-6]。神经病学（N）上的考虑因素包括脊髓病、功能性神经根病变和硬膜外脊髓压迫的严重程度[7]。在可能的情况下，应区分疼痛来源为生物源性的还是机械源性的。在肿瘤学（O）上的考虑因素主要集中在肿瘤的放射敏感性问题上，例如：通常认为骨髓瘤和淋巴瘤对放疗敏感，乳腺癌为中度敏感；结肠癌和非小细胞肺癌对放疗则为中度抵抗；甲状腺癌、肾癌、肉瘤及黑色素瘤则对放疗不敏感[8]。机械（M）稳定性的评估包括运动相关性疼痛以及疼痛程度。全身性（S）的疾病负担包含全身疾病的严重程度以及相关的并发症。根据这一框架，当患者存在高度硬膜外压迫、放疗抵抗、机械性神经根病或者背部疼痛、脊柱不稳，并且患者能够耐受手术时，通常推荐肿瘤切除术[5]。如果肿瘤严重累及椎管，但较适合放疗，则可以通过手术将脊髓与肿瘤分开，以避免后续对肿瘤的立体定向放疗损伤到脊髓[9]。这种"分离手术"使得辅助放射治疗成为可能。在大多数机构中，放射肿瘤学家要求脊髓与肿瘤边缘之间应有1～3mm的脑脊液（CSF）间隙，这样可使放疗覆盖整个病灶范围[7]。

历史上，可选择多种入路进入到胸椎腹侧，最主要的入路为经胸入路或是多种术式组合的方式，如椎板切除术（Laminectomy，L）、经椎弓根（Transpedicular，TP）切除术、肋横突切除术（Costotransversectomy，CT）以及腔外侧入路

（Lateral Extracavitary，LECA）切除术的某几种组合。在这4种术式中，后3种方法都属于后侧入路，可以认为它们是连续统一的，并且每一种方法都是标准椎板切除术（L）的扩展（图14.1）。由于外科医生常要求更多地暴露前侧，解剖过程应按照从切除椎板到峡部和椎弓根（TP），再到切除横突和近端肋骨（4～6cm）的顺序，然后是要求广泛肋骨切除的LECA，以便通过后部的单侧暴露从对侧进入到腹侧病变部位[10]（图14.2～图14.4）。另外，使用传统的开放或半开放方式也可能达到这一目的（图14.5）。

病例描述

在此，我们以一名有乳腺癌病史的30岁女性为例说明。她就诊的原因是进行性胸背部疼痛，疼痛通过T7神经向左肋下放射。影像学显示T6～T7有一处脊髓压迫但没有脊髓信号改变的病灶（图

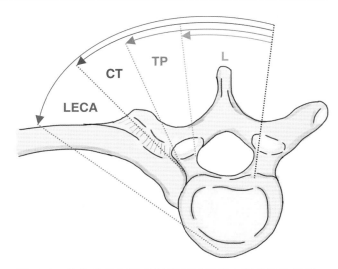

图14.1 胸椎椎体和肋骨以及不同后侧入路的轴位图解：腔外侧入路（LECA），经椎弓根（TP）和肋横突切除术（CT）。这些术式都是标准椎板切除术（L）的扩展。LECA可对椎体的腹侧提供更好的暴露，而TP和CT则可能用于处理更有限的病变

14.6）。由于该病变向左偏并累及肋骨且明显侵犯椎体，因此判断采用腔外侧入路，从左侧切除T6～T7的肋骨以及超过一半的椎体。因其病理类

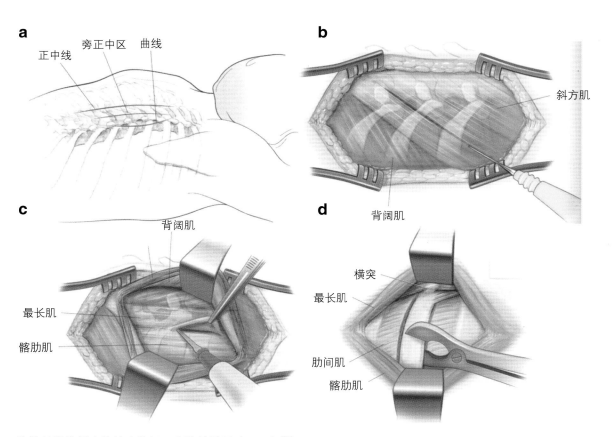

图14.2 胸椎的腔外侧入路的皮肤切口和肋骨暴露（a～d）[14]

图14.3 腔外侧入路。**a.**肋骨离断。**b.**腔外分离

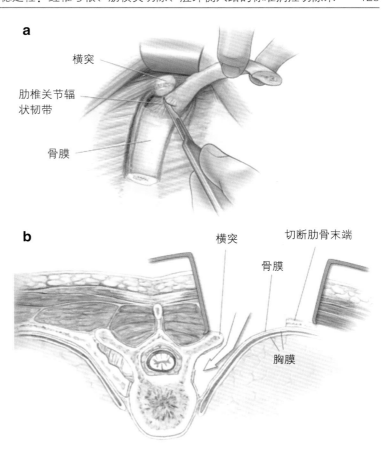

型，术前无须进行血管造影。由于存在后凸畸形以及两个节段的受累，因而计划对T3～T9椎体进行内固定（上面3个、下面2个）。手术当天，神经系统检查结果显示感觉功能进一步下降到T6水平，双下肢运动功能为1～2级。

流程

步骤大纲

以下为LECA流程所需步骤：

- 术前影像学回顾和手术计划。
- 体位。
- 神经监测。
- 切口。
- 椎弓根螺钉。
- 横突剥离。

- 肋骨的剥离和切开。
- 椎板切除。
- 峡部和关节突。
- 临时棒放置。
- 椎弓根移除。
- 牺牲神经根以获得更大视野。
- 椎体切除。
- 置入Cage。
- 融合内固定。

术前影像学回顾和手术计划

采用后入路进入前侧胸椎要求在术前仔细回顾患者的MRI和CT扫描结果。医生需要先确定应切除的范围，进入脊柱前应选在哪一侧入路，以及脊柱的稳定性需求。在某些情况下，也可考虑进行术前血管造影检查。例如，对于位于T6～T9区域的病变，应当明确Adamkiewicz动脉分布的水平和偏向

图14.4   a、b. 外侧腔外分离以显露胸椎椎体

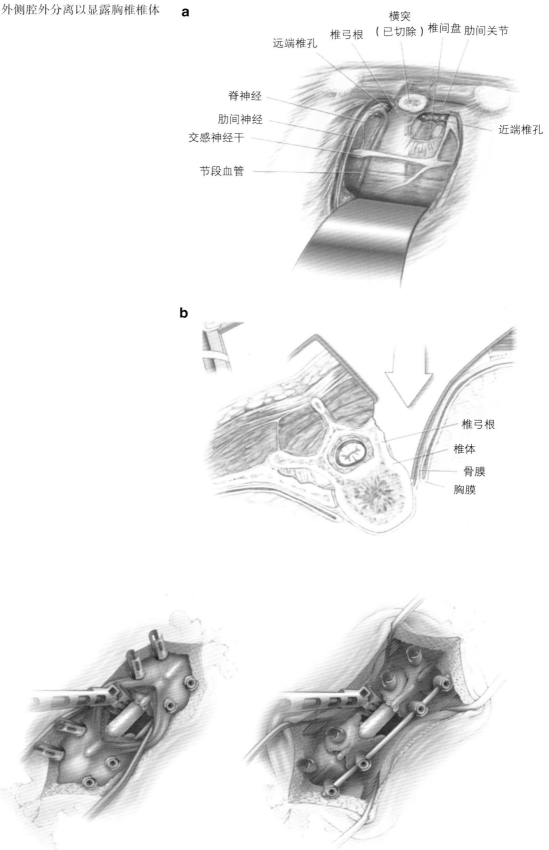

a

横突
椎弓根   （已切除） 椎间盘 肋间关节
远端椎孔

脊神经
肋间神经
交感神经干   近端椎孔
节段血管

b

椎弓根
椎体
骨膜
胸膜

图14.5   胸椎肿瘤切除的半开放和开放式前柱重建[15]

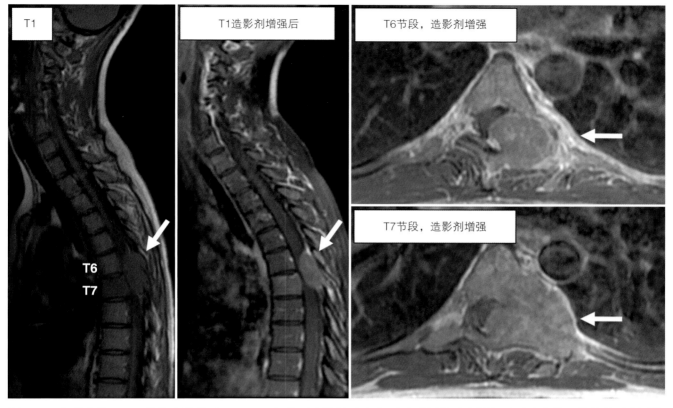

图14.6　患者术前MRI：乳腺癌转移至T6～T7。矢状面造影剂对比前/对比后图像（左图）显示病变位于椎管的后侧（箭头）。各个椎体的轴向T1序列图像（T6顶端，T7底部）显示肿瘤累及椎体的程度

性，以避免从该侧进入时损伤到该动脉。在约20%的胸椎转移瘤中，病灶位于Adamkiewicz动脉水平[11]。其次，对于怀疑有肾细胞癌、甲状腺癌或其他血源性转移瘤的患者，术前血管栓塞可大大减少术中出血。我们建议在术前1天对患者施行栓塞术，这样就能避免在术前形成新的侧支循环。

体位的摆放

应将患者安置于配备有大腿垫和臀垫的可旋转Jackson手术台。这个步骤很关键，这是因为Jackson手术台的旋转角度（25°～40°）可为跨中线的切除操作提供更好的视野，而不需要为了达到良好的视线进行额外的横向切开操作。此外，Jackson手术台密度较小（射线不易穿透），因此可改善术中成像，方便透视定位操作。对于体型较大的患者，至少需要使用两条环形约束带以防止患者跌落或者在

手术台旋转角度更大时滑落。当病灶位于高位胸椎（T1～T6）时，更推荐将患者手臂收拢。摆放体位时患者双臂伸展会使得外科医生不得不将自己身体斜在臂板上而处于一个很不舒服的姿势。

神经监测

对于需要牺牲神经根或计划畸形矫正的病例，强烈推荐同时进行运动诱发电位（MEP）监测和体感诱发电位（SSEP）监测。此外，还可以监测对神经功能变化非常敏感的肛门括约肌肌电图（EMG）。在下述手术描述中将会详细介绍神经监测在准备离断神经根时的作用。

定位

胸椎手术的准确定位可能极具挑战性。术前应

仔细评估患者的直立平片和CT结果。检查肋骨和腰椎的总数并判断有无异常。肋骨的数量和形态学上的特殊畸形也可帮助判断是否正确定位。有时也可能需要借助在X线下不会透视的器械，将其定位在患者背部，或者将脊椎穿刺针插在棘突下，借助多次透视从T12/L1开始往上数或者从T1开始往下数来定位胸椎。在某些情况下，椎体存在病理性骨折时，可以很容易地通过侧向透视识别出骨折而帮助定位脊椎水平。对于肥胖或健壮的患者，术中计数肋骨可能会比较困难，可以考虑使用侧向透视从骶骨突出处开始计数来明确定位。

切口

切口应标记在正中线上方，并以转移灶层面为中心。将切开皮肤牵拉为菱形，尖端超过转移灶的肋骨层面。牵拉为菱形形状有利于在肋骨和横突切除后手术入路通道的最大化。切口也可做延伸以便进一步横向牵拉皮肤，从而方便看清手术入路。与"曲棍球棒"切口相比[10]，这种中线切口不需横断椎旁肌肉组织，因此，可改善术后疼痛，加快恢复速度。结合可旋转手术台的使用，实践发现，这种中线切口足以在整个手术过程中为术者提供良好的视野。

椎弓根螺钉置入

椎弓根螺钉应在切除横突和肋骨之前以标准方式置入，这样可减少术中失血。螺钉应放置在高于或低于标记水平最少两个节段的位置。胸椎椎弓根螺钉可徒手，在透视下放置或者在O臂图像引导下放置，方式可根据术者的方便程度来选择。徒手放置螺钉应先移除横突（TP）和椎板交界处的皮质，该位置在距峡部外侧缘3mm，并处于上一个节段的下关节面下方位置。以该处为起点，将探针置于椎弓根下方。使用Leksell咬骨钳可非常轻松地去除皮质，或者方便的情况下也可采用高速磨钻。如果骨钳咬合位置正确，应可见松质骨并且椎弓根处有血

液迅速流出。Lenke球头探针的起点应放置在此位置。角度应垂直于椎板并且在矢状面朝内约15°，以较轻柔的推力钻入椎弓根直到椎体。应探查钻入骨通道是否有裂口，然后钻好螺纹放置螺钉。对于椎弓根较小的患者，使用透视帮助判断螺钉置入的起始位置和角度。在有条件的情况下，术中可使用O臂来避免椎弓根发生破裂。当患者发生椎弓根横向破裂并且患者椎弓根较小时，可以考虑将螺钉放置在椎弓根旁或椎弓根外侧。一般情况下，这种螺钉放置方式通常用于儿科和脊柱侧弯的患者，特别是在椎弓根最窄的T4～T8水平。对于存在横向裂口的患者，如果一味地追求螺钉通道必须经椎弓根而额外钻孔，则会进一步减弱骨骼的强度并导致螺钉抗拔性能降低[12-13]。

骨的切除

椎体切除术的入路和步骤按以下顺序进行：横突、肋骨和椎板切除，移除椎弓根，切除目标节段水平的下关节突，然后切除下一节段胸椎椎体的上关节突。

肋骨剥离

中线切口允许骨膜下完全的剥离操作，并可避免像经典的曲线或"曲棍球棒"切口那样横切竖脊肌[10]。避免切断肌肉组织可减少失血、减轻疼痛、缩短住院时间和恢复时间。骨膜下剥离应从棘突向下，超过椎板到峡部，并向上继续直到超过横突侧面。剥离操作可在手术节段上下双向重复进行，上方两个节段和下方两个节段同理。例如，如果指示节段为单一节段，则总共有5个节段需要剥离。额外的固定可能需要花费更长时间进行术野暴露。去除手术节段TP侧面的肌肉附着组织后，TP顶部可用Leksell咬骨钳去除。这样可更加容易地切开以及牵拉开肋骨上附着的肌肉组织。积极去除TP也将有助于通过切断连接TP的横突肋凹和肋骨结节的肋横韧

带将TP从肋骨上分离。在任何开放的骨表面都可使用骨蜡止血。在手术节段，剥离可继续横向延伸但应低于横突，以暴露连接的肋骨。肋骨的离断应在将竖脊肌肌肉组织横向推至洁净的层次后再在同一骨膜下平面进行。解剖应继续横向延伸直到肋骨角处（最后部的弯曲处）。该位置通常位于横突外侧4～6cm处。

肋骨切除

一旦螺钉放置好，肋骨就可暴露到同一骨膜下平面的肋骨角位置。肋骨切除时需要先将肋骨周围软组织分离干净。在肋骨角处，可使用1号剥离子从肋骨边缘向上、向下分离骨膜。在边缘处，则换用弯曲骨刮匙去除超出边缘和肋骨下的骨膜平面。将神经血管束从肋沟移开时，同时也应注意不要损伤和破坏胸膜。应避免在超过肋骨缘边缘的地方使用热灼烧装置，以避免损伤神经血管束。当完成了肋骨周围组织的分离，可用Doyen肋骨分离器将剩余的软组织和肋骨近端分开。如果患者的肌肉组织过于发达，可能需要暴露部分肋骨并松弛邻近肋骨的肌肉组织。这样就可进一步向横向牵拉而无须横断竖脊肌。

在肋骨上缘，胸膜位于肋间肌的深处，操作时非常容易造成损伤。如果胸膜发生了破损，可首先切除肋骨，然后使用4.0 Vicryl缝线进行初步的缝合修复（切除肋骨本来也是手术操作的一部分）。如有必要，也可以使用肌肉补片缝合，类似于硬膜补片。当胸膜基本闭合时，可在胸腔内放置一根红色橡胶导管，并围绕导管做荷包缝合。Valsalva动作可迫使胸膜腔的空气排出。当空气排出后就可抽出橡胶导管并同时收紧荷包线。术后应进行多次胸片检查。如果患者仍存在较小的气胸，但在胸膜没有破损的情况下，小气胸可以保持稳定，不需要进一步的干预就能自行消退。

在肋下缘，神经血管束位于肋沟内。这些结构从上到下的顺序是静脉、动脉、神经。在肋下缘，如果损伤到静脉或动脉，很容易导致大出血。这些

动脉由主动脉经肋间后动脉供血，肋间前动脉则经胸廓内动脉/乳内动脉供血。

肋骨关节剥离

肋骨周围软组织分离后，就可切除肋骨。在肋骨角处（远端切断）使用Kerrison咬骨钳或者4号/5号冲头利落地切开肋骨。比起使用笨重且容易损伤到胸膜的肋骨切割器来说，这种方法是更好的选择。完成后，使用骨蜡封闭残端骨面。

近端肋骨有两个位置向后铰接。首先，肋横韧带将横突的横平面连接到肋骨结节上。如前所述，在去除横突时该韧带很容易切除。其次，辐状韧带连接肋骨头和椎体的上、下肋关节（肋椎关节）。上述步骤完成后，就剩下肋骨附着在椎体上的最后连接。可使用4号剥离子分离肋骨和椎体之间的组织，使肋骨游离。然后，平稳、可控地用力，破坏附着在椎体上的韧带。一旦游离完成，可将肋骨向后抬高，并使用Kittner剥离子和1号剥离子进一步解剖靠近椎体下侧的最后一层骨膜。如果上述步骤完成得当，就可将肋骨从腔内无障碍地抬起，而不会损伤神经血管束或者撕裂胸膜。

椎板切除

在单侧入路中，椎板切除应在暴露对侧峡部不超过一半时完成。这有助于增加后柱稳定性，并在需要的情况下为后路固定融合提供充足的空间。在双侧入路中或者要求更加完全的椎体切除术中，双侧椎板切除术可在两侧的峡部进行。相邻节段也应进行椎板切除，以提供进一步减压和腹侧减压所必需的空间。

峡部和关节突

钻穿峡部后，就可分离目标节段的下关节突（Gill碎片）。在严重受压的情况下，旋转去除

该碎片并不安全，也不应该尝试这样做。应使用Kerrison咬骨钳小心地去除这些游离的碎片。当下关节突去除后，下位椎体的上关节突也可钻开，以暴露目标节段的椎间孔。如果横突有残留，则应该用Leksell咬骨钳或者作为椎弓根切除术的一部分用3mm骨钻去除。

临时棒

置入椎弓根螺钉后，在进行不稳定小关节切除术和椎体切除术前，应在腹侧入路的对侧放置一根临时棒，这步操作非常重要。如果在移除前柱和中柱前遗漏这一步骤，患者可能会在手术台上发生脊柱塌陷或脊髓扭结，导致严重的神经损伤。临时棒不需要进行最终紧固，如果需要进行双侧椎体切除术，可将棒从一侧移动到另一侧；然而，当换边时，必须在移除第一根棒之前放置第二根棒。在任何时候，都必须至少有一根棒作为支撑。

经椎弓根切除术

当椎间孔完全暴露时，可使用3mm钻头在椎弓根的骨松质腔中钻孔。钻孔可继续深入到椎体。当移除松质骨后，可继续圆周样地转动钻头，直到骨头似鸡蛋壳样中空。剩余的松质骨可打碎从椎管中取出或者用乳突咬骨钳去除。

椎体切除术

目前所有阻碍切除腹侧病灶的背侧障碍都已完全移除。椎体切除术按以下步骤分阶段进行：牺牲神经根以获得更宽的通道，放射检查定位切除范围，完成骨膜剥离，切除肿瘤块，放置植入物。

神经根

为了切除腹侧肿瘤并放置前侧器械，在病变节段处牺牲神经根是非常有必要的（图14.7）。每条肋间后动脉供应一条脊髓动脉，与神经根相伴行并为前根动脉和后根动脉供血。这些节段性神经根动脉连接供应脊髓的前后脊髓动脉。离断神经根有以下几个步骤：首先，应确保平均动脉压大于90mmHg。应使用动脉导管测量血压而不应使用袖带测压。在调整血液供应之前，应评估基线MEP和SSEP的数值。应避免直接切断神经根，应使用缝合线先暂时结扎神经根，并至少进行5min的神经电生理监测，以确保该根动脉的损失不会影响到脊髓灌注。如果MEP或SSEP数值没有变化，则可较安全地

图14.7 神经根结扎（实心箭头），锁紧椎弓根螺钉和对侧临时棒。为了进一步去除骨组织和更好地放置Cage，可选择对侧入路，同时保持对侧神经完整（虚线箭头）

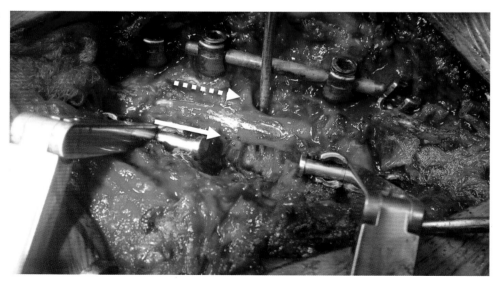

永久性结扎神经根。另一个关键在于应结扎背根神经节（pre-DRG）近端的神经。因为切断DRG前的神经根可去除神经细胞胞体，而切断DRG后的神经根会因胞体的残留而引起永久性的神经根病。如果发现神经监测仪数值显著变化，则应断开结扎的缝线以松解神经根并切换到对侧进行。

定位边界

当神经根位置发生移动时，确定切除的边界非常重要。在颅/尾侧轴上，使用横向透视，将4号剥离子放置在指示节段的上方和下方，以标记头侧和尾侧椎体的终板。在转移性疾病中，目标节段的椎体骨折可导致结构改变，使边缘发生极大的移位。这些严重的畸形可在不经意间侵入并破坏邻近椎体的终板。

边界解剖

当确定了颅侧和尾侧的边界，才能进一步完成骨膜平面的剥离，以确保在切除过程中胸膜和血管结构可安全地向前（腹侧）移开。在去除肋骨的同一平面上，可根据需要使用Kittner剥离子和1号剥离子沿着椎体轻柔地解剖直到腹中线。这样，可使主动脉和胸膜远离骨骼。当两者脱离开后，可在骨骼和内脏之间放置一个牵引装置，以保护这些结构免被钻头误伤。

椎体切除

确定腹侧、颅侧和尾侧边界后，当放置好用于结构支撑的固定棒时，就可开始切除椎体/肿瘤块。在软组织肿瘤中，可使用取瘤钳从中央开始消除肿块。当移除了大部分的肿瘤时，可换用刮刀将脊髓腹侧的肿块破碎。当肿瘤组织较坚硬或有明显骨骼残留，可使用高速磨钻去除肿块。随着解剖的进行，为了保持良好的视线，可将Jackson手术台旋转30°。通过旋转手术台，可避免为了更大的手术野暴露而切除更多的肋骨。在这个过程中，目的是切除大部分的肿块和椎体。尽可能在对侧和腹侧留一部分骨组织来保护对侧胸膜和血管结构。为了从同侧肋横突或LECA通路移除对侧的肿瘤，可使用牙镜查看脊髓的下方及周围（图14.8）。除了看清脊髓下方结构外，这些圆形的镜子还可当成探针使用。如果牙镜可在腔体自由地垂直转动，则可证明腔体空间足够放置Cage。

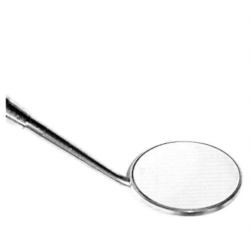
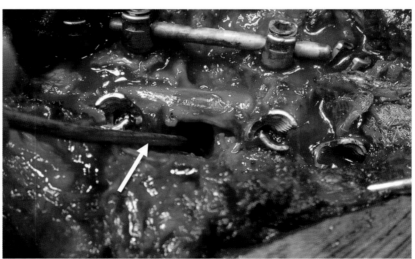

图14.8 使用标准牙镜（左图）观察对侧和后侧的骨组织腔体（右图）。白色实心箭头指示牙镜放置在腔体中。转向侧面，该工具同时也是个圆形探头，镜子的直径恰好和Cage的宽度相同。这一步可验证椎体切除的部分是否有足够空间放置Cage

融合以及Cage的放置

由于切除术后通常会进行放射治疗，因此应尽力准备好融合床，并选择较合适的置入装置。当肿瘤被移除/减瘤，就应该把终板准备恰当。这可确保Cage、移植物和融合床固定牢靠。应使用刮刀刮除从目标节段上一椎体到下一椎体终板的所有椎间盘和韧带组织。

放置Cage

在可能的情况下，更推荐使用钛材质的可扩张型Cage，这样可帮助矫正患者中常见的畸形。在扩张Cage时应进行神经监测，如果监测仪数值发生变化，则Cage应扩张小一些。在终板损伤的情况下，金属材质可扩展Cage通常会坍塌，并且畸形会随着时间的推移而加重。根据既往经验，在这种病例中，坚实的肱骨或胫骨填充植骨是前路结构支撑的首选。在这些情况下，骨组织可更好地融合，并且更少发生坍塌和进行性脊柱后凸的不良事件。为了压紧Cage或其他类似支撑移植物，推荐在进入时移除肋骨移植物，虽然这通常不涉及肿瘤。Cage的位置应放置在前柱的中线，在侧位X线片上Cage在椎体后缘应不可见（图14.9）。

后路内固定术

放置并展开Cage后，最后的固定棒也应在此时放置。这对于术野暴露需要而导致医源性峡部缺损的患者更是如此。如果使用了支柱移植物，则应压缩固定棒以确保其处于受力的状态并且不会反冲到脊髓中。放置并最后拧紧后侧固定棒，以及紧固螺钉。对于单侧切除肋骨的患者，没有必要放置横联。

最后，应进行Valsalva检查，检查神经根残端以及硬脊膜是否有脑脊液漏。

病例随访

本章开头介绍的患者病理结果为雌激素受体阳性转移癌。她接受了T6~T7的LECA以及T3~T9的固定融合。该手术过程仅需牺牲同侧神经根。患者术后正常，在第7天转为康复期。辅助性治疗包括外照射以及持续服用他莫昔芬。术后5个月，该患者下肢力量明显恢复，并可以在没有帮助的情况下自行行走。术后6个月的PET扫描显示胸部区域阴性。随访1年后，患者的固定装置无移位，骨融合进展良好（图14.10）。

图14.9　放置两层可扩展Cage（箭头）及临时棒放置图示。选择适合的Cage对于纠正因病理性骨折导致的任何一种后凸畸形都至关重要

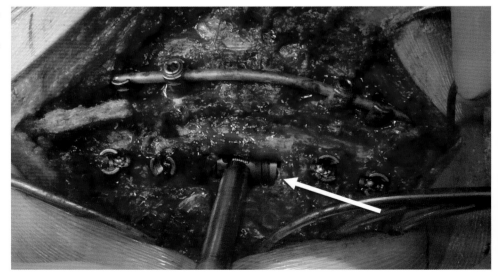

图**14.10**　随访1年时，CT结果显示T6～T7的椎间融合器定位良好，骨形成进展顺利

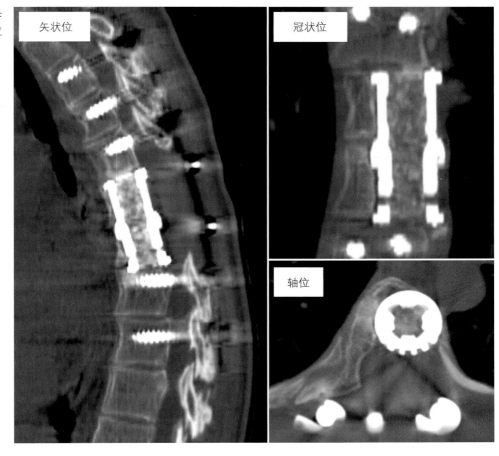

矢状位　冠状位　轴位

讨论和总结

　　掌握腔外侧入路是切除较大腹侧病灶所需的关键技能。上述技术可通过同侧后入路最大限度地暴露对侧脊椎。应用该技术可安全地进行几乎完全的椎体切除。LECA的局限性包括对侧椎体的可视程度、需要牺牲同侧神经根以及脊柱暂时的不稳定。视野上的局限取决于入路的角度，健壮或肥胖的患者因体型因素通常也存在视野限制，即使进行广泛的软组织分离和肋骨切除也仍然会存在这种情况。对于重度肥胖患者，这种入路或许不可行，使用经胸部暴露的方法可能更加实用。要求同侧神经根结扎可能导致脊髓卒中。因此，神经监测至关重要，并且，也推荐进行术前血管造影以便定位Adamkiewicz动脉以便在T6～T9水平栓塞该动脉。应用LECA进行术野暴露和组织切除，可有效去除前

部和后部的骨组织。手术也应考虑到需要使用哪些临时或永久性的融合器，促进术后融合应该是手术的首要目标。根据既往经验，终板准备良好加上器械或移植物放置恰当的患者，尽管术后接受了辅助放化疗，仍可具有较高的融合率。

　　使用LECA技术，对于偏侧的较小病变，可以按比例缩小需暴露的范围。当总肋骨切除量进一步减少时（＜4cm），该方法则被定义为肋横切术，并可允许部分的暴露位置超过正中线。如果该入路仅限于切除横突、椎板和椎弓根，则将该入路定义为经椎弓根入路，该入路限制病灶切除的区域到椎管侧隐窝。经椎弓根入路同时也是治疗胸椎椎间盘钙化的经典方式。外科医生应该把上述这些方法看成是连续统一的，通过采用相同的切口，术者应能够判断扩大还是限制切除范围，从而保证充分的术野暴露以完成手术目标，同时不危及关键结构。

参考文献

[1] Herkowitz HN, Rothman RH, Simeone FA. Rothman-Simeone, the spine. 5th ed. Philadelphia: Saunders Elsevier; 2006.

[2] Larson SJ, Holst RA, Hemmy DC, Sances A. Lateral extracavitary approach to traumatic lesions of the thoracic and lumbar spine. J Neurosurg. 1976;45(6):628–637.

[3] Ohgiya Y, Oka M, Hiwatashi A, Liu X, Kakimoto N, Westesson PL, et al. Diffusion tensor MR imaging of the cervical spinal cord in patients with multiple sclerosis. Eur Radiol. 2007;17(10):2499–2504.

[4] Patchell RA, Tibbs PA, Regine WF, Payne R, Saris S, Kryscio RJ, et al. Direct decompressive surgical resection in the treatment of spinal cord compression caused by metastatic cancer: a randomised trial. Lancet (London, England). 2005;366(9486):643–648.

[5] Bilsky M, Smith M. Surgical approach to epidural spinal cord compression. Hematol Oncol Clin North Am. 2006;20(6):1307–1317.

[6] Laufer I, Rubin DG, Lis E, Cox BW, Stubblefield MD, Yamada Y, et al. The NOMS framework: approach to the treatment of spinal metastatic tumors. Oncologist. 18. Durham, NC, USA, 2013. p. 744–751.

[7] Bilsky MH, Laufer I, Fourney DR, Groff M, Schmidt MH, Varga PP, et al. Reliability analysis of the epidural spinal cord compression scale. J Neurosurg Spine. 2010;13(3):324–328.

[8] Gerszten PC, Mendel E, Yamada Y. Radiotherapy and radiosurgery for metastatic spine disease: what are the options, indications, and outcomes? Spine (Phila Pa 1976). 2009;34(22 Suppl):S78–92.

[9] Moussazadeh N, Laufer I, Yamada Y, Bilsky MH. Separation surgery for spinal metastases: effect of spinal radiosurgery on surgical treatment goals. Cancer Control: J Moffitt Cancer Center. 2014;21(2):168–174.

[10] Lubelski D, Abdullah KG, Steinmetz MP, Masters F, Benzel EC, Mroz TE, et al. Lateral extracavitary, costotransversectomy, and transthoracic thoracotomy approaches to the thoracic spine: review of techniques and complications. J Spinal Disord Tech. 2013;26(4):222–232.

[11] Champlin AM, Rael J, Benzel EC, Kesterson L, King JN, Orrison WW, et al. Preoperative spinal angiography for lateral extracavitary approach to thoracic and lumbar spine. Am J Neuroradiol. 1994;15(1):73.

[12] Dvorak M, MacDonald S, Gurr KR, Bailey SI, Haddad RG. An anatomic, radiographic, and biomechanical assessment of extrapedicular screw fixation in the thoracic spine. Spine (Phila Pa 1976). 1993;18(12):1689–1694.

[13] Cruz LC Jr, Domingues RC, Gasparetto EL. Diffusion tensor imaging of the cervical spinal cord of patients with relapsing-remising multiple sclerosis: a study of 41 cases. Arq Neuropsiquiatr. 2009;67(2B):391–395.

[14] Miller MD, Chhabra AB, Hurwitz HR, et al. Posterior extracavitary/costotransversectomy/posterolateral approach to the thoracic spine. In: Orthopaedic surgical approaches. Philadelphia: Saunders/Elsevier; 2008. p. 296–303.

[15] Lau D, Chou D. Posterior thoracic corpectomy with cage reconstruction for metastatic spinal tumors: comparing the mini-open approach to the open approach. J Neurosurg Spine. 2015;23(2):217–227.

第15章　胸前/前外侧入路和后入路固定，肋骨横突切除术，以及外侧胸腔外入路，整块切除

Akash A. Shah, Joseph H. Schwab

陈铿，谢中瑜/译校

概述

　　本章的目的是阐明为何后入路对于胸椎前柱的肿瘤是有利的。本章将聚焦于后入路的技术，并将通过两个病例来说明后入路手术的差异。最常见的脊柱骨肿瘤是从其他器官转移而来，因此大多数手术方式应用于缓解症状，而非整块切除以求治愈。本章讨论的两个病例概述了原发性脊柱肿瘤整块（En bloc）切除术。虽然原发性肿瘤的治疗通常在技术上更为复杂，也更少见，但这些方法的解剖学、生理学和技术可用于转移性病变的治疗。绝大多数具有手术指征的脊柱转移性病变可以成功地从

后入路进入，这里描述的入路可以成为这些转移性病变治疗的基本原则——尽管它们具有不同的临床目标。

　　胸椎肿瘤后路手术的一个主要优势是更容易到达未受肿瘤累及的"正常"硬脊膜（Dura）。当术者在原发性肿瘤的病例中试图避免与肿瘤接触，或者在转移性疾病的病例中试图创造组织平面以将硬脊膜与大块的肿瘤分离时，这一点将很有用。在脊柱的前路手术中，必须切除椎体才能显示肿瘤上方或下方的硬脊膜。后入路允许360°显露硬脊膜，这在单纯的前路手术中是不可能的（图15.1和图15.2）。经椎弓根通路可以间接接近硬脊膜腹侧

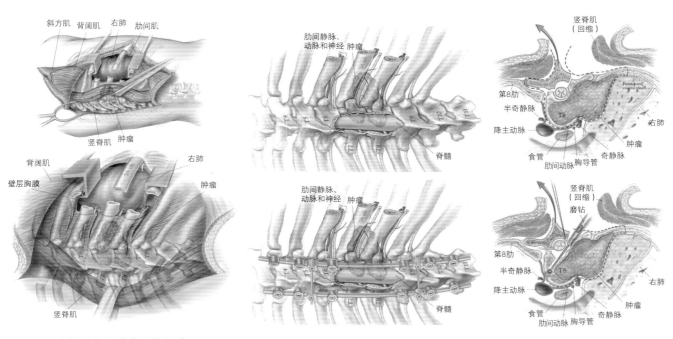

图15.1　胸椎原发性肿瘤整块切除

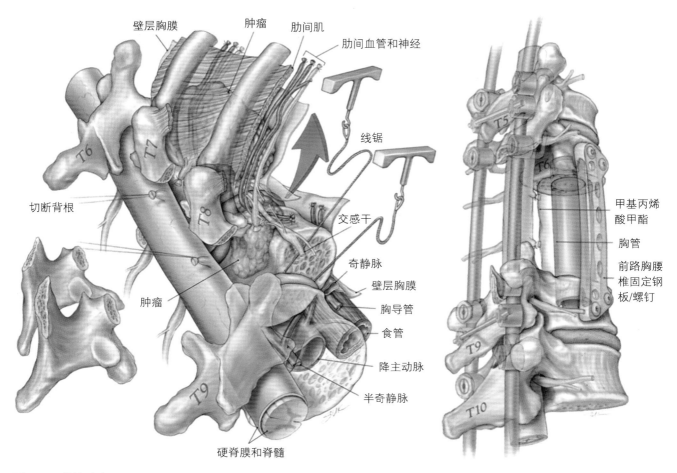

壁层胸膜 肿瘤 肋间肌
肋间血管和神经
T6
T7
线锯
切断背根
交感干
T8
奇静脉
肿瘤
壁层胸膜
胸导管
食管
T9
降主动脉
半奇静脉
硬脊膜和脊髓

T5
T6
甲基丙烯
酸甲酯
胸管
前路胸腰
椎固定钢
板/螺钉
T9
T10

图15.2   前柱重建

面，广泛切除肋骨后段可以直接显露，以获得侧位
视图，而非后侧或后外侧视图。后入路的另一个优
点是允许通过同一入路重建前柱和后柱。后入路的
主要缺点是不容易接近大血管，发生损伤时很难处
理。虽然单一后入路的方法不适用于所有脊柱肿
瘤，但可用于处理大多数转移性肿瘤和经筛选的原
发性肿瘤（图15.3）。

解剖学

任何涉及胸椎的手术入路都必须考虑此区域
的血管解剖。在胸椎，节段性血管起源于主动脉
（Aorta）或锁骨下动脉（Subclavian Artery），并
延续为肋间动脉（Intercostal Arteries）。奇静脉
（Azygos Vein）为肋间静脉提供主要的静脉引流，
尽管此结构的直径很小，但必须予以重视，因为静

脉损伤很难通过后入路进行处理。这些节段血管通
常分为成对的根动脉和静脉，为胸髓提供灌注和引
流。供应脊髓前动脉（Anterior Spinal Artery）——
从而供应脊髓的前2/3的根动脉被称为前根髓血管
（Anterior Radiculomedullary Vessels）。前根髓血
管通常在平面上都不成对出现。脊髓前动脉接收来
自根髓血管的顺行和逆行血流。胸髓神经根血管较
少，相较于脊柱其他部位分布更加稀疏。因此，此
处形成侧支循环的概率很低[1]。1～2根前根髓血管
供应胸腰段的脊髓前动脉。Adamkiewicz动脉为优
势血管，最常见于T9～T12的左侧[2-3]。它在汇入
脊髓前动脉时发出一个优势降支和一个较小的升
支。虽然脊髓前动脉在整个胸椎是连续的，但当
它接近Adamkiewicz动脉时口径会明显变窄。综上
所述，这些因素导致胸髓前部对缺血性损伤十分
敏感[1]。

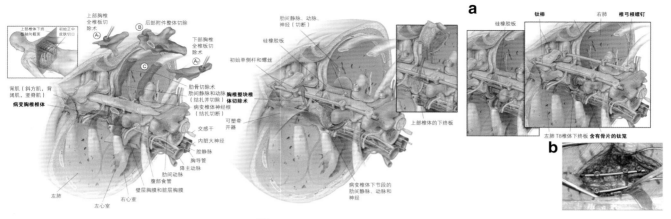

图15.3 胸椎原发性肿瘤后入路整体椎体切除术[30]

胸椎后路手术通常需要广泛的侧面暴露，包括切除后肋。当采用一侧腔外侧入路（Lateral Extracavitary Approach）时必须切除肋骨。肋骨切除的长度取决于肿瘤的位置以及脊髓腹侧面需要暴露的程度。在靠近肋骨与脊柱的连接处，肋骨向前延伸并直接附着于成对的横突。然后肋头附着于椎体的肋凹处。肋间肌附着于肋骨，需要解剖以到达下方的神经血管束。相应的节段神经和肋下血管在肋骨下方走行，一旦肋间肌分离，就很容易看到。壁层胸膜（Parietal Pleura）位于神经血管束的深处。胸膜可以用解剖剪剪开，以进入胸腔。并不总是需要打开胸膜，它可以作为原发性肿瘤手术的一个边缘。在其他情况下，可以钝性地将胸膜从椎体的侧面剥离，直到术者可以触及并显露椎体的前侧面和大血管。就在此处可以最清晰地观察到节段血管接近主动脉和奇静脉。术者可以对这些血管的特点以及它们是否存在被束缚或者撕脱的风险有一个认识。

病例1：骨巨细胞瘤的单一后入路全脊椎切除术

此患者是一名41岁的男性，最初因不典型的持续性胸痛送至急诊科。胸部CT显示T6椎体塌陷，椎体内存在膨胀性的软组织块，侵入中央管（Central Canal）并使双侧神经孔变窄，这可能导致神经根

性胸痛。颈椎、胸椎和腰椎MRI显示累及T6和T7椎体和后部附件（Posterior Elements）的骨髓替代病变（Marrow-Replacing Lesions），可见T6椎体的病理性压缩性骨折，软组织肿块向后延伸至椎管内，对硬膜囊有轻度挤压效应。T6~T7右侧神经孔重度狭窄和左侧神经孔轻度狭窄（图15.4）。对T6塌陷椎体进行了CT引导下粗针穿刺活检术（CT-Guided Core needle Biopsy），结果符合骨巨细胞瘤。

患者开始进行每月一次的地舒单抗（Denosumab）治疗，对此耐受良好。我们的做法是用6个月的地舒单抗新辅助疗法来治疗骨巨细胞瘤[4]。治疗5个月后的一次CT显示肿瘤骨外部分间隔性骨化增强（Interval Increased Ossification）（图15.5）。尽管患者对新辅助疗法的反应达到预期，肿瘤仍处于Enneking III 期。由于病变内切除的局部复发率很高，因此对于处于Enneking III 期的骨巨细胞瘤，我们考虑进行整块切除[5]。

后路显露

患者俯卧于Jackson手术台上，双臂放在身体两侧。从T4~T8做一个胸部中线切口，仔细解剖椎旁肌，沿骨膜下暴露后部骨结构（Posterior Osseous Elements）。将椎弓根螺钉置入T8~T9以及T4~T5。

为了提供足够的接近椎体腹侧面的通路，我们计划在距相应椎体横突侧方大约7cm的位置将第

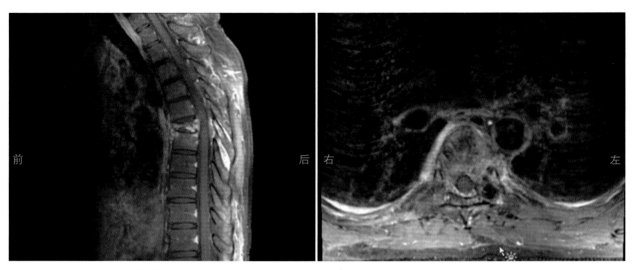

图15.4　治疗前的胸椎矢状位和轴位T1WI增强MRI

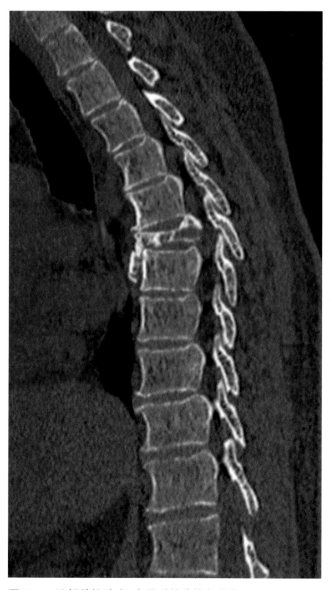

图15.5　地舒单抗治疗5个月后的胸椎矢状位CT

6~8对胸肋横断。T8的横突也被移除，以方便进入胸腔。此时，可以评估能否接近椎体腹侧面；如有必要，可去除额外的肋骨（T5和T9）。将肋间肌从肋骨附着点切开，以允许将直角夹或肋骨剥离器械放置在肋骨腹侧面、胸膜外的空间内。之后将该平面延伸至计划的肋骨横切点外侧约2cm处，然后横断肋骨，并在连接横突处再次切断。如果这些肋骨没有被肿瘤侵犯，则可以用作移植骨。肋间内肌（Intervening Intercostal Muscles）和其下方的神经血管束必须在肋骨横断的水平上从外侧切断。

将这些组织从术野去除后，术者可以看到壁层胸膜（Parietal Pleura），并在它和椎体之间形成一个平面。这种解剖可以钝性进行。将胸膜从椎体上剥离后，术者可以进一步观察从主动脉和奇静脉分支出的节段血管。

线锯通道

需要在椎体的腹侧和大血管的背侧形成一个平面以穿过线锯。这一点部分靠手指钝性分离完成，部分通过与患者椎体大小相适应的长弯曲血管钳来完成。在此病例中，大部分解剖都是用手指钝性分离来完成的。我们在T6~T8处发现了几条横行的节段血管，用2-0丝线或血管夹在直视下结扎。图15.6展示了用手指钝性分离来形成椎体腹侧、主动脉和

图15.6　通过钝性分离在椎体和大血管之间拓展一个平面

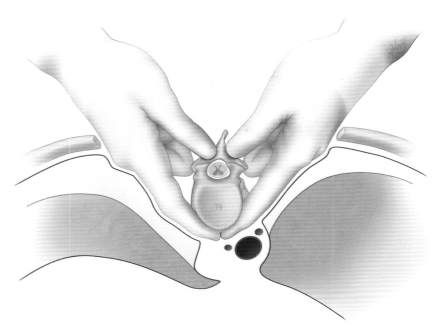

奇静脉背侧间隙的技术。此操作的风险之一是过度牵拉血管导致节段血管撕裂或从主动脉或奇静脉根部撕脱。因此，术者必须花时间充分暴露并检查节段血管，以确保以无损伤的方式正确结扎。此外，解剖时应保持贴近椎体和前纵韧带。

此平面慢慢扩大到足以容纳一个大的具有半圆钳结构的血管钳通过。一旦在椎体对侧看见钳尖，就用镊子将0.64cm的Penrose引流管送入钳夹。在此病例，Penrose引流管被置于T5/T6水平。同样的，另一个Penrose引流管在T7/T8水平穿过。此时，Penrose引流管的两端都是游离的，它们在椎体的腹侧、大血管的背侧之间绕过椎体。如果大血管受损，建议在适当的计划下进行这一步骤。麻醉医生必须充分意识到风险，以便准备好快速复苏。我们通常在胸外科医生的协助下放置Penrose引流管，以防后续需要快速开胸以控制出血。

正如Tomita和他的同事所描述的，我们用两根多丝线锯穿过引流管（图15.7）[6-7]。我们通常在每处使用两根线锯，因为在脊椎截骨术（Vertebral Osteotomy）中线锯折断的情况并不少见。两根线锯的两端分别缝合在一起以便于通过引流管。线锯穿入引流管，直到在引流管的另一端露出。然后移走引流管，将线锯留在原位。

下一步是移除椎体后部附件（Posterior Elements），以便线锯从硬膜囊的腹侧和椎体的背侧之间通过。为了充分暴露硬膜囊和神经根，使用高速磨钻和枪状咬骨钳进行椎板减压切除术并去除T5～T8椎体的后部附件。然后将T6～T8神经根在其根部切断并结扎，以便切除T6/T7肿瘤。通过轻柔的钝性分离扩大硬脊膜腹侧和椎体背侧的潜在间隙，同时切除后纵韧带和硬脊膜之间附着的软组织。此平面有丰富的静脉丛，必须用双极电凝处理。一旦打开潜在间隙，将一个直角钳伸入硬脊膜深面，钳夹线锯的一端。通过此平面将线锯拉到对侧，有效地环绕椎体（图15.8）。在T5/T6和T7/T8水平进行这一步骤。至此，线锯已经就位，可以进行截骨手术。

截骨与重建

分离成对的线锯，并将每根线锯的两端钳在一起。将钳子小心地放在远离其他线锯的地方。同样的，这种操作的目的是为线锯断裂的情况做准备。当这种情况发生的时候，在正确的位置有另一线锯可用而不必沿着椎体腹侧重新穿过另一个钳子。然后将用于截骨的线锯连接到各自的手柄上。应注意

图15.7　解剖后，在肿瘤头尾两侧、椎体前方和大血管后方穿过Penrose引流管。然后将线锯穿入鞘中并绑扎

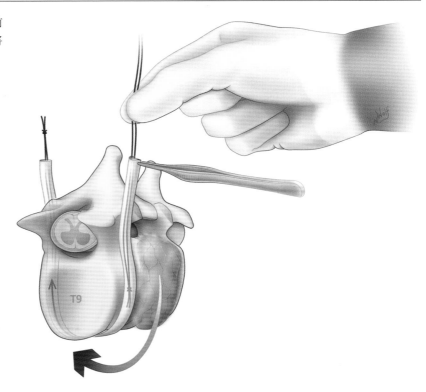

图15.8　在硬膜囊前方和椎体后方拓展一个平面。每根线锯的一端穿经此平面，环绕椎体

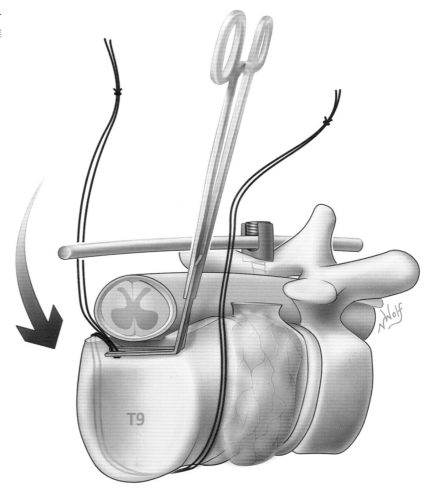

这些线锯现在位于硬脊膜的后外侧，彼此位于同侧。最好在截骨之前先交叉双手。此处的难点是保护硬脊膜的腹侧面，也就是横行的线锯穿出的位置。让一位助手在锯上施加压力有利于防止损伤硬脊膜。这可以通过各种工具来实现，可以用滑轮来辅助。需要注意的是，这一步骤有一定的风险，必须由了解风险的助手进行，以减少潜在的并发症。在此病例，我们连续在T5/T6水平和T7/T8水平进行截骨。在截骨术中遇到明显的椎体出血并不少见。我们通常在邻近椎间隙的位置切断椎体。在此病例，我们在靠近T5/T6椎间隙的位置切断T5椎体，以确保我们没有切进肿瘤。同样的，我们在靠近T7/T8椎间隙的位置切断T8椎体。

此时肿瘤已脱离骨性附着，但通常在硬脑膜的腹侧和后纵韧带的背侧仍有一些软组织附着。将肿瘤慢慢转动着远离脊髓。在转动过程中，可以明显地观察到确实有许多软组织附着，用解剖剪仔细剪除。在某些情况下，剩余的线锯可以用来帮助取出肿瘤，尽管通常可以手动取出。整块标本取出后，从3个角度拍摄X线片，并送病理进行组织学和切缘分析（图15.9）。至此，实现脊髓前后完全减压。

病理证实切缘阴性后，彻底冲洗切口，开始进行脊柱重建。测量切除的样本或T5～T8残留的空隙以帮助重建。我们决定使用同种异体肱骨移植物，因为我们有一个强大的骨库，而且使用这种移植物具有结构性的优势，同时这种移植物可以很容易进行切割以适应缺损。先前获得的肋骨移植物被切碎并混入同种异体移植物中。然后我们从脊柱左后外侧入路将移植物轻轻嵌入，同时观察脊髓并通过触摸判断移植物与椎体的相对位置。一旦确认移植物在适当的位置，我们就将钛棒塑形以适应我们之前放置的椎弓根螺钉。首先将一根钛棒置入未放置临时棒的椎弓根螺钉中。一旦置入，就用一根永久性棒替代对侧临时棒。放置适当大小的钛棒后，我们拧紧远端固定螺钉。近端固定螺钉充分松解，以允许压迫移植物。

在近端，我们放置了固定螺钉，但此时没有拧紧。我们夹住钛棒，并压迫其头端。其目的是对同种异体移植物进行加压。在左、右两侧加压后，我们确认移植物固定牢固。后部重建时在每侧增加一根钛棒以增加稳定性。密切观察胸膜以确保无实质损伤以及空气泄露。在脊柱两侧的胸腔内各放置一根19号引流管，切口分层缝合。拍摄术后X线片（图15.10）。

病例2：椎体联合胸壁切除术治疗尤文氏肉瘤

此患者为27岁男性，右侧腰背部疼痛进行性加重，起初认为与肌肉痉挛有关。但他疼痛的症状无改善，胸部CT扫描显示一个软组织肿块邻近或起源于右侧第10肋。胸椎MRI显示肿块内侧毗邻第10和第11肋骨和椎体，经右侧T10～T11神经孔延伸至硬膜外侧（图15.11）。组织活检证实为尤文氏肉瘤。他开始接受3个月的新辅助化疗，7个周期交替使用长春新碱/阿霉素/环磷酰胺和异环磷酰胺/依托泊苷治疗。

在此病例中，患者未接受新辅助放疗。放弃放疗的一个原因是，预计可以获得阴性切缘。此外，避免接受化疗和放疗对于年轻患者避免继发恶性肿瘤也很重要。然而，如果未接受放疗，术者必须切除化疗前体积而非化疗后体积的肿瘤组织[8]。

本病例说明了椎体部分切除术（Partial Vertebrectomy）与矢状椎体截骨（Sagittal Vertebral Osteotomy）及相应胸壁切除（Associated Chest Wall Excision）的相关问题。在这些病例中，术者必须解剖侧胸壁，以便在远离肿瘤的位置安全地截断肋骨。本病例中，肿瘤起源于肋骨，而后累及椎体。与上一手术相同，此手术也有一些涉及大血管和胸膜的问题。然而，在本病例中，胸膜壁层连同标本一起被切除以保证足够的切缘。此外，由于椎体没有被肿瘤完全累及，故而并未将其完全切除。因此，我们选择了矢状面截骨术。

本病例术野显露略有不同，从T6～L3做了一个

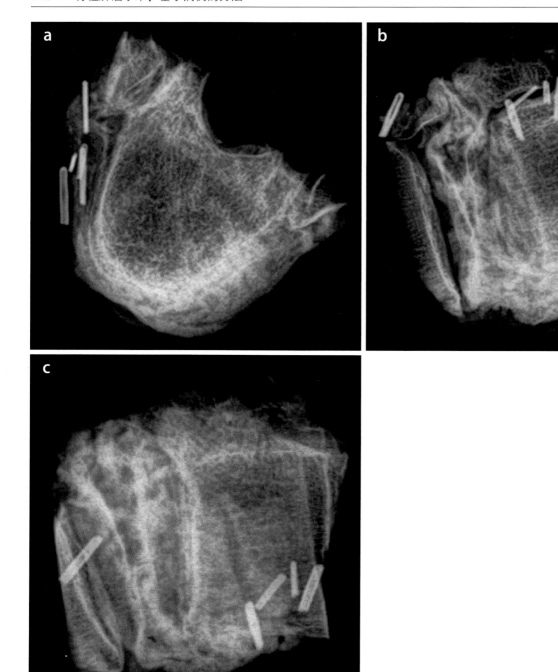

图15.9　标本X线片。**a.** 前后位。**b.** 侧位。**c.** Swimmer位

长的纵向切口，以便充分剥离脊柱旁肌肉，以便进行远外侧肋骨截骨。我们在T10和T11切除了附着于椎体和肋骨的脊柱旁肌肉，以确保去除新辅助治疗前MRI所显示的全部可见病灶。我们从侧方进行解剖直至发现T12肋骨并将其软组织彻底剥离，但保留其神经血管束不受损伤。我们从椎体外侧平行于

T12肋骨切开胸膜。我们横断第10和第12肋，确定节段血管并进行烧灼。一旦肋骨被横断，沿着肋骨切口切开胸膜壁层。我们继续向着T10解剖肋间肌和胸膜，直到我们到达T9肋骨。肋间肌的横向分离深至穿破壁层胸膜，直至解剖软组织达到椎体。

此时，需要进行后椎板切除术以暴露硬膜囊，

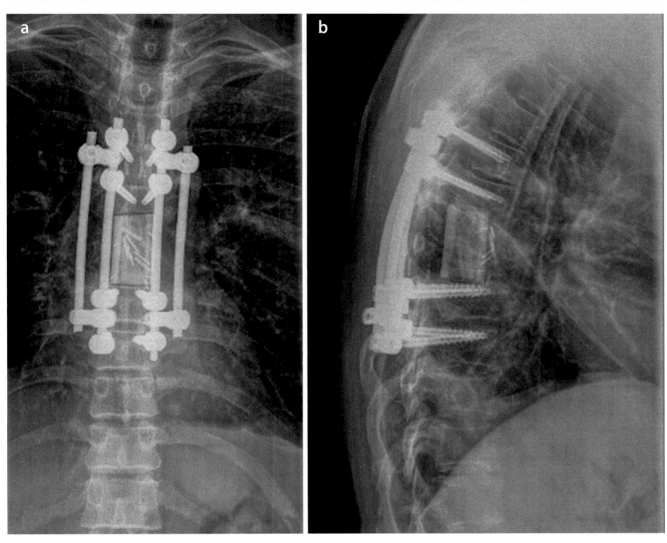

图15.10　术后X线片。**a.** 前后位。**b.** 侧位

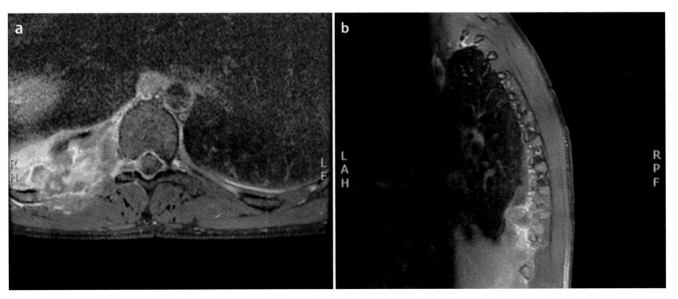

图15.11　治疗前胸椎脂肪抑制序列T1WI MRI。**a.** 轴位。**b.** 矢状位

并切断同侧受累神经根。一旦切除椎板和神经根，在肿瘤头侧和尾侧的椎弓峡部做横向骨切除。此时，我们应用术中导航（Stealth，Medtronic，Minneapolis，MN）联合术中O臂成像（O-arm，Medtronic，Minneapolis，MN）。这样做的原因是，这允许我们在预期的区域做一个矢状切面以帮助我们获得阴性切缘，同时防止不必要地切除正常骨质。我们使用了一个6mm的磨钻（Legend，Medtronic，Minneapolis，MN）来切骨。我们使用这种钻头是因为磨钻切割有助于烧灼出血骨质，有利于保持术野清晰。一旦完成骨切割，前纵韧带（Anterior Longitudinal Ligament）就可以通过钻头切割形成的6mm宽的凹槽显露。此标本现在附着于前纵韧带和同侧节段血管。可以轻轻将标本移入胸腔，以进一步扩大由钻头形成的凹槽。现在，术者可以在尾部的软组织附着处使用大的钛夹。应用一个夹子后，可剪去钛夹外侧（标本侧）的软组织。此后可以在第一个稍靠头侧的位置应用另一个夹子。每上一个夹子，可以切除其

外侧的软组织直到结扎所有附着的软组织并切除标本。标本拍摄X线片后送病理（图15.12）。在本病例中，脊椎通过后路内固定（Posterior Instrumentation）而无须前路重建。先前切除以促进显露的第12肋可用作后外侧的移植骨。切口分层缝合。拍摄术后X线片（图15.13）。

讨论

由于邻近重要神经血管结构，使得在胸椎获得肿瘤阴性切缘相当困难，因此胸椎肿瘤的治疗相当具有挑战性。自从Roy-Camille和Stener在20世纪60年代末和70年代初首次描述脊柱肿瘤切除术以来，脊柱肿瘤的外科治疗已经取得了显著进展[9-11]。全脊椎切除术（Total Enbloc Spondylectomy，TES），将肿瘤整块切除，并被一层健康组织完全包裹。多项研究表明，对脊柱原发性肿瘤和孤立转移病灶采用全脊椎切除术相较于病灶内块状切除，提高了存活率并降低了局部复发率[12-20]。自从1994年TES被

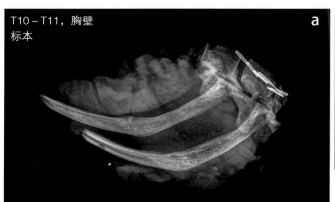
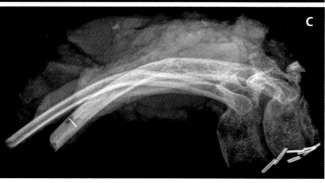
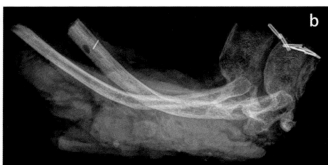

图15.12　标本X线片。**a.** 前后位。**b.** 斜位。**c.** 侧位

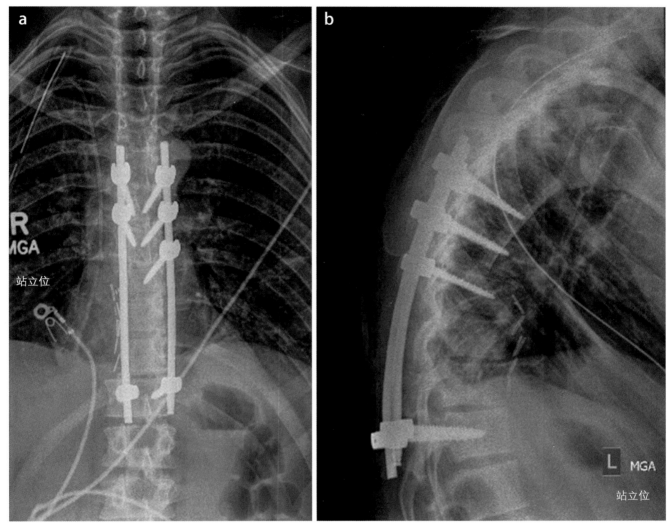

图15.13　术后X线片。**a.** 前后位。**b.** 侧位

首次报道以来[21,22]，许多不同的分期方法以及截骨器械均有报道[23-29]。在此我们描述了两个病例以阐述后路全椎体切除术的技术。在其中一个病例手术中我们用线锯进行截骨，而在另一个病例手术中我们用了一个6mm磨钻。两个病例均以安全的方式获得了阴性切缘。由于伴有显著的风险，这些手术需要制订手术方案以应对最坏的情况。术者需要对解剖结构有清晰的了解，同时合适的术前影像对计划手术目标至关重要。MRI能够帮助识别肿瘤范围，因此对于规划切除平面最为有用。CT增强扫描也很重要，因为它可以帮助术者了解计划切除区域的静脉血管。如果需要其他专业如血管外科或胸外科提供迅速帮助，与他们的合作将很有益处。虽然大多数外科医生可能处理更常见的脊柱转移性病变，这些病变很少需要整块切除，但了解全脊椎切除术的相关的问题也是有帮助的。

结论

脊柱后入路在脊柱恶性肿瘤的手术治疗中具有许多优势。易于接近肿瘤累及节段上下的"正常"硬脊膜以及可以360°直接显露硬脊膜是两个关键优势。

本章中强调的整块切除的方法可以成为理解后入路的技术、解剖学和生理学的基础。

参考文献

[1] Colman MW, Hornicek FJ, Schwab JH. Spinal cord blood supply and its surgical implications. J Am Acad Orthop Surg. 2015;23(10):581–591.

[2] Koshino T, Murakami G, Morishita K, Mawatari T, Abe T. Does the Adamkiewicz artery originate from the larger segmental arteries? J Thorac Cardiovasc Surg. 1999;117(5):898–905.

[3] Lazorthes G, Gouaze A, Zadeh JO, Santini JJ, Lazorthes Y, Burdin P. Arterial vascularization of the spinal cord. Recent studies of the anastomotic substitution pathways. J Neurosurg. 1971;35(3):253–262.

[4] Raskin KA, Schwab JH, Mankin HJ, Springfield DS, Hornicek FJ. Giant cell tumor of bone. J Am Acad Orthop Surg. 2013;21(2):118–126.

[5] Boriani S, Bandiera S, Casadei R, Boriani L, Donthineni R, Gasbarrini A, et al. Giant cell tumor of the mobile spine: a review of 49 cases. Spine (Phila Pa 1976). 2012;37(1):E37–45.

[6] Tomita K, Kawahara N. The threadwire saw: a new device for cutting bone. J Bone Joint Surg Am. 1996;78(12):1915–1917.

[7] Tomita K, Kawahara N, Murakami H, Demura S. Total en bloc spondylectomy for spinal tumors: improvement of the technique and its associated basic background. J Orthop Sci. 2006;11(1):3–12.

[8] Foulon S, Brennan B, Gaspar N, Dirksen U, Jeys L, Cassoni A, et al. Can postoperative radiotherapy be omitted in localised standard-risk Ewing sarcoma? An observation study of the Euro-E.W.I.N.G group. Eur J Cancer. 2016;61:128–136.

[9] Lièvre JA, Darcy M, Pradat P, Camus JP, Bénichou C, Attali P, et al. Giant cell tumor of the lumbar spine; total spondylectomy in 2 states. Rev Rhum Mal Osteoartic. 1968;35(3):125–130.

[10] Stener B. Total spondylectomy in chondrosarcoma arising from the seventh thoracic vertebra. J Bone Joint Surg Br. 1971;53(2):288–295.

[11] Stener B, Johnsen OE. Complete removal of three vertebrae for giant-cell tumour. J Bone Joint Surg Br. 1971;53(2):278–287.

[12] Boriani S, Chevalley F, Weinstein JN, Biagini R, Campanacci L, De Lure F, et al. Chordoma of the spine above the sacrum. Treatment and outcome in 21 cases. Spine (Phila Pa 1976). 1996;21(13):1569–1577.

[13] Boriani S, De lure F, Bandiera S, Campanaci L, Biagini R, Di Fiore M, et al. Chondrosarcoma of the mobile spine: repot on 22 cases. Spine (Phila Pa 1976). 2000;25(7):804–812.

[14] Boriani S, Bandiera S, Biagini R, Bacchini P, Boriani L, Cappuccio M, et al. Chordoma of the mobile spine: fifty years of experience. Spine (Phila Pa 1976). 2006;31(4):493–503.

[15] Melcher I, Disch AC, Khodadadyan-Klostermann C, Tohtz S, Smolny M, Stöckle U, et al. Primary malignant bone tumors and solitary metastases of the thoracolumbar spine: results by management with total en bloc spondylectomy. Eur Spine J. 2007;16(8):1193–1202.

[16] Schwab J, Gasbarrini A, Bandiera S, Boriani L, Amendola L, Picci P, et al. Osteosarcoma of the mobile spine. Spine (Phila Pa 1976). 2012;37(6):E381–386.

[17] Schoenfeld AJ, Hornicek FJ, Pedlow FX, Kobayashi W, Raskin KA, Springfield D, et al. Chondrosarcoma of the mobile spine: a review of 21 cases treated at a single center. Spine (Phila Pa 1976). 2012;37(2):119–126.

[18] Kato S, Murakami H, Demura S, Yoshioka K, Kawahara N, Tomita K, et al. More than 10-year follow-up after total en bloc spondylectomy for spinal tumors. Ann Surg Oncol. 2014;21(4):1330–1336.

[19] Amendola L, Cappuccio M, De lure F, Bandiera S, Gasbarrini A, Boriani S. En bloc resections for primary spinal tumors in 20 years of experience: effectiveness and safety. Spine J. 2014;14(11):2608–2617.

[20] Cloyd JM, Acosta FL Jr, Polley MY, Ames CP. En bloc resection for primary and metastatic tumors of the spine: a systematic review of the literature. Neurosurgery. 2010;67(2):435–444.

[21] Tomita K, Toribatake Y, Kawahara N, Ohnari H, Kose H. Total en bloc spondylectomy and circumspinal decompression for solitary spinal metastasis. Paraplegia. 1994;32(1):36–46.

[22] Fidler MW. Radical resection of vertebral body tumours. A surgical technique used in ten cases. J Bone Joint Surg Br. 1994;76(5):765–772.

[23] Tomita K, Kawahara N, Murakami H, Demura S. Total en bloc spondylectomy for spinal tumors: improvement of the technique and its associated basic background. J Orthop Sci. 2006;11(1):3–12.

[24] Sundaresan N, DiGiainto GV, Krol G, Hughes JEO. Spondylectomy for malignant tumors of the spine. J Clin Oncol. 1989;7(10):1485–1491.

[25] Fourney DR, Abi-Said D, Rhines LD, Walsh GL, Lang FF, McCutcheon IE, et al. Simultaneous anterior-posterior approach to the thoracic and lumbar spine for the radical resection of tumors followed by reconstruction and stabilization. J Neurosurg. 2001;94(2 Suppl):232–244.

[26] Kawahara N, Tomita K, Murakami H, Demura S. Total en bloc spondylectomy for spinal tumors: surgical techniques and related basic background. Orthop Clin North Am. 2009;40(1):47–63:vi.

[27] Kawahara N, Tomita K, Murakami H, Demura S, Yoshioka K, Kato S. Total en bloc spondylectomy of the lower lumbar spine: a surgical technique of combined posterior-anterior approach. Spine (Phila Pa 1976). 2011;36(1):74–82.

[28] Sciubba DM, De la Garza RR, Goodwin CR, Xu R, Bydon A, Witham TF, et al. Total en bloc spondylectomy for locally aggressive and primary malignant tumors of the lumbar spine. Eur Spine J. 2016;25(12):4080–4087.

[29] Shah AA, Pereira NRP, Pedlow FX, Wain JC, Yoon SS, Hornicek FJ, et al. Modified en bloc spondylectomy for tumors of the thoracic and lumbar spine. Surgical technique and outcomes. J Bone Joint Surg Am. 2017;99(17):1476–1484.

[30] Hsieh PC, Li KW, Sciubba DM, Suk I, Wolinsky JP, Gokaslan ZL. Posterior-only approach for total en bloc spondylectomy for malignant primary spinal neoplasms: anatomic considerations and operative nuances. Oper Neurosurg. 2009;65:ons173–181.

第16章　前侧/前外侧胸椎病灶的处理与固定：后侧入路、经椎弓根入路、切除肋骨横突入路、微创小切口及管状通道的胸腔外入路

Rodrigo Navarro-Ramirez, Juan Del Castillo-Calcáneo,
Roger Härtl, Ali Baaj
陈铿，马梦君，王鹏/译校

概述

脊柱微创手术（MISS）是指经小通道暴露脊柱术野，组织创伤较小，但可实现与开放手术相同效果的一类手术[1]。

MISS手术的优点在于术中失血较少、伤口愈合较快、术后疼痛较轻，并且对脊柱承重结构和脊柱稳定性的影响较小，这些都可大幅降低脊柱肿瘤手术的并发症发生率[1]。

当肿瘤侵犯到脊髓时，其对神经功能的影响是灾难性的，往往导致患者的生活质量极差。在传统手术中，患者常接受较大的开放手术融合椎体，以控制肿瘤进展、椎管减压、稳定脊柱等，旨在及时挽救患者的神经功能并改善预后。然而，近年来，MISS手术的应用愈发广泛，因其手术创伤较小，患者术后恢复较快，可尽早回归日常生活。相较于脊柱退行性病变和脊柱畸形疾病，脊柱肿瘤患者的围手术期并发症发生率较高，因此更容易耐受后入路MISS手术。

在本章中，我们总结了适合治疗胸椎肿瘤的微创术式（图16.1）。

术前评估

一般来说，所有需要进行MISS的脊柱肿瘤患者术前需行病变部位的增强MRI、病灶部位的CT三维重以及脊柱侧凸情况的外观照等检查，以评估脊柱矢状位的力线。

如无出现需紧急脊髓减压手术的神经功能损伤，对于怀疑脊椎转移瘤的患者，需要对原发性肿瘤进行全面的肿瘤学评估。在进行最终治疗前，皮质类固醇药物是用于暂时改善、稳定神经系症状与功能的标准治疗方法，在短期内可以改善神经功能，但长远获益有限，暂无证据显示其能够提升患者的生存率[2]。

由于脊柱肿瘤的手术与非肿瘤手术相比有着更高的手术部位感染率（Surgical Site Ifections，SSI）[3]，我们推荐术中和术后都使用抗生素。

脊柱肿瘤不稳性评分量表有助于手术决策与预后评估，故推荐使用[4]。

所有的患者术前都需要按照美国脊柱损伤协会（American Spinal Injury Association，ASIA）的分型方法进行检查与规划。我们推荐术中使用神经电生理监测，但不是必需的。此外运动和体感诱发电位也很有帮助，可在手术开始前设置一个激活神经电活动的基线，方便术中监测神经。

手术技术

微创经椎弓根入路

适应证

- 活检。
- 背侧、单侧与位于外侧的病变。

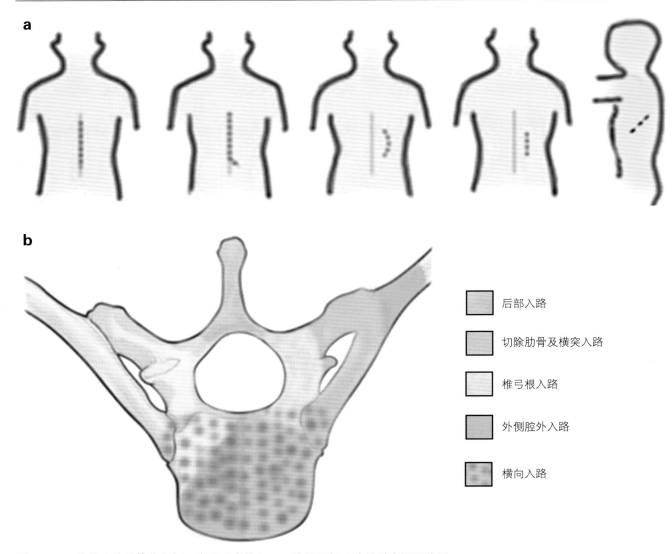

图16.1　**a.** 胸椎入路的体位和切口类型（虚线）。**b.** 胸椎后侧入路的手术视野范围

后部入路

切除肋骨及横突入路

椎弓根入路

外侧腔外入路

横向入路

患者体位

患者麻醉后，取俯卧位。术前通过X线定位所在节段的棘突和对应的椎弓根或者使用术中CT对手术部位进行定位，将经皮椎弓根螺置入到手术椎体的上、下两个节段的椎体。我们更倾向于使用导航定位套管经皮置入螺钉，或者透视下使用克氏针定位，或者使用其他定位器在透视下进行定位。

手术注意事项

后正中入路经椎弓根进行椎体切术的手术目标是完成360°的减压。此入路的特点是可以保留完整的肋骨头。

在指定的节段于中轴线上沿着筋膜走向切开皮肤，随后将管状牵开系统置入在目标棘突旁，最后通过导航器或术中透视确认是否置入正确。

完全咬除上关节突后切除椎板，并在切除椎板及钻孔过程中保留黄韧带，以防硬脊膜穿孔。

我们从侧面保留类肋骨头，通过通道导航、透视或者触诊识别并标记拟切除椎体上、下的椎间盘。在椎弓根的后侧皮质打开一个小窗口，然后用高速钻头钻取通道，清除骨松质，直至椎弓只剩下皮质（图16.2和图16.3）。当到达椎体后壁时，用一个有角度的刮匙小心地将内侧壁向外刮破，暴露硬膜囊的外侧缘。与此同时，可在椎间盘环的后外

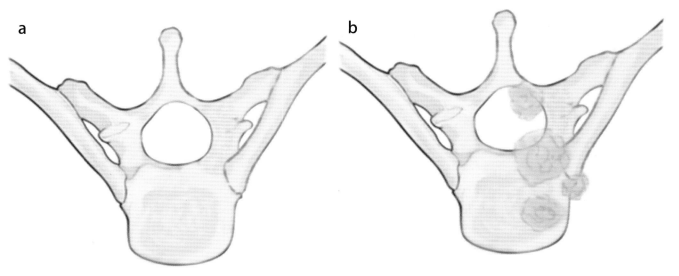

图16.2　**a.** 经椎弓根入路手术通道（粉红色区域）。**b.** 经椎弓根入路手术通道（粉红色区域），进入椎管前方及后方的肿瘤病灶（绿色区域）

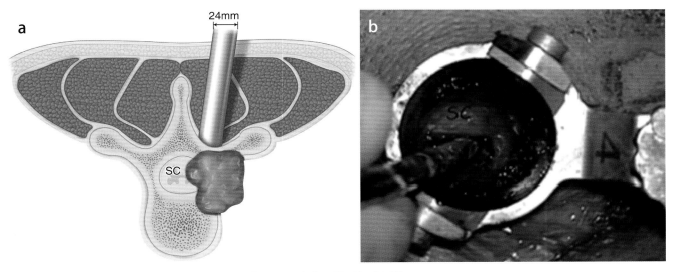

图16.3　微创经椎弓根入路。**a.** 牵开器定位示意图。**b.** 术中经椎弓根减压[7]

侧表面再打开一个小窗口，使用椎体咬骨钳进行部分椎间盘切除；建立出来的通道可以用来取出切除的组织，以避免脊髓压迫。

从硬脊膜处分离后纵韧带需要非常小心：硬膜囊压迫、病理性粘连，或意外的硬脊膜撕裂，均会使手术难度增加。当完成椎间盘切除后并切除肿瘤后，可进一步进行终板的处理。将可张开的钛笼从外向内置入坍塌的结构中，然后移到椎体前内侧，此时，打开钛笼，并与上下椎板齐平接触。

当椎板切除完成、钛笼放置到位后，在对侧放置一个临时钛棒并轻轻固定。最后，在适当的位置插入并拧紧最终的固定棒，完成整个固定结构。

这一技术也得到了一些医生的改良。例如，Chou等在对比切开开窗与微创开窗的队列研究中，描述了"活板门"技术在肋骨截骨术中的应用[6]。就术中估计失血量而言，微创开窗组具有较好的效果。然而，这些结果需要被谨慎对待，因为队列在年龄的分组中存在明显的区别，其中年轻人多接受了微创开窗术式[5]。

切除肋骨及横突的MISS入路

适应证

- 后侧及外侧病变。
- 位于中央的软组织病变。
- 椎旁神经的神经鞘瘤。

患者体位

取俯卧位，透视或使用神经导航系统对目标的节段进行定位。

躯体感觉诱发电位和运动诱发电位的神经监测对这一入路至关重要。

对于这种特殊的手术，最常见的并发症是神经损伤，其次是血胸/气胸。对于后者，麻醉团队必须采取特殊的措施，例如使用双腔气管插管进行单侧通气，以避免肺组织损伤。

手术注意事项

在正中线外侧3~5cm，病变的同侧做2.5cm纵向皮肤切口。将中间的肌肉组织向外牵拉。确立了侧位横突的位置后，透视下将克氏针置入肋骨横突连接处的骨质中。定位完成后，一系列管状牵开器被引导进入目标区域，包括椎间隙、相邻椎板、横突和相邻肋骨（图16.4）。

为了在术中获得更好视野，可使用高速电钻或者使用Kerrison咬骨钳切除横突和肋骨。通过这种方法，可以在术中观察神经根的完整性以及对硬膜囊进行减压。当减压或活检的目的达到后，移除管状或板状牵开器，缝合筋膜和皮肤。

MISS胸腔外通道

患者体位

麻醉后，患者取俯卧位，透视定位病变的节段，随后在距离正中线外侧，病灶同侧4~5cm处的皮肤处做切口标记。

手术注意事项

在切开皮肤后，用手指钝性分离组织，形成一个斜向的通道直达横突，以便插入手术通道。随后，在3D导航术或者克氏针透视定位的帮助下，在病变椎体的上、下节段经皮置入椎弓根螺钉。

通过正侧位透视，确保椎弓要螺钉位置良好。然后旋转手术床，抵消通道的倾斜度，方便术者操作。然后置入微创手术显微镜，镜下游离下横突以及小关节突，并用高速磨钻切除横突，用高速磨钻和Kerrison咬骨钳从外侧至内侧对椎板外侧进行减压。此时可暴露黄韧带，可一并切除，以便进入椎

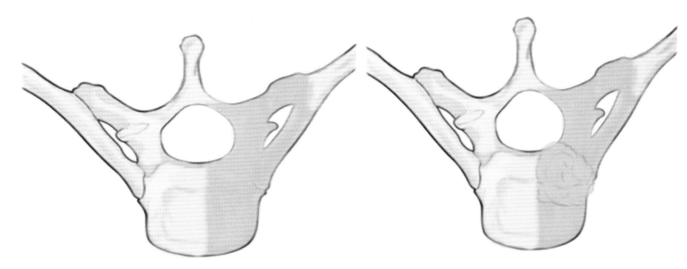

图16.4　切除肋骨及横突入路的手术通道

管内进行所需要的操作。利用这种斜侧的通道，可以做到单侧入路进行良好的脊髓双侧减压。

此入路可以很好地观察椎体和椎间盘，可保留完整的肋骨头，切除病变节段的椎弓根，可识别到出病变节段上、下的椎间盘，并使用高速钻头在一侧完成椎体切除术。在大部分椎体被切除后，放置一根固定棒并锁定。如果术中保留一根肋骨头作为"活板门"，就可以避免胸膜剥离，起到保护胸膜的作用。

基于手术的需要，可以经些通道置入可扩张型钛笼并调整合适位置（图16.5）。

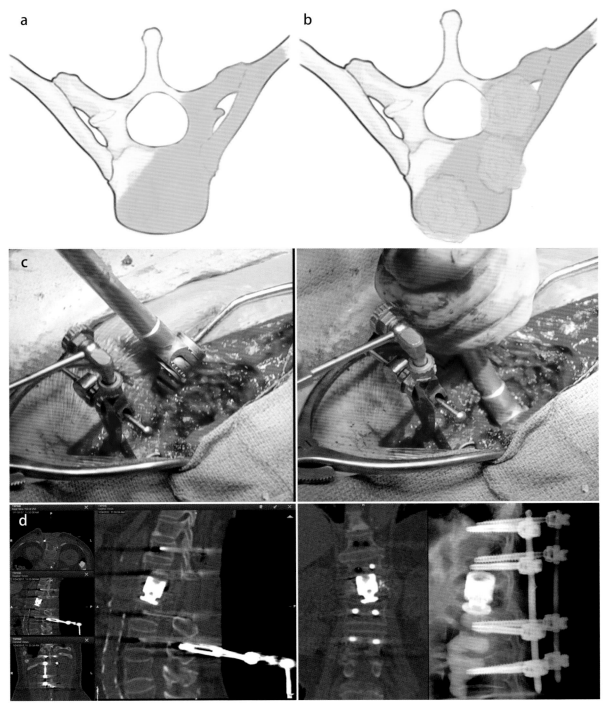

图16.5　**a、b.** 胸椎外侧腔外入路。**c.** 术中通过外侧通路置入可扩张型钛笼。**d.** 术中透视显示导航下钛笼置入过程以及钛笼最终置入的位置良好

之后在对侧放钛棒并固定，并可额外增加横杆，以实现环形固定的椎体融合。

侧方入路

患者体位

患者需要选择双腔插管以进行左、右肺选择性通气，并在必要时使术侧肺不张。患者取侧卧位，病变侧朝上（图16.5）。如果病变位置靠近中线，首选右侧卧位以减少血管损伤的风险。

手术注意事项

在透视的引导下，在手术的目标节段做皮肤标记，切口线与肋骨走向平行。然后按标记切开，在肋骨表面进行骨膜下钝性分离，以保护肋间神经血管。打开胸膜壁层后，第一个扩张器沿肋骨撑开后到达病变部位。如有必要，可以切除3～4cm的肋骨以最大限度地暴露手术区，有时这部分操作需要心胸外科医生完成。

然后逐步放置扩张器，直到达到足够的暴露程度，随后将微创显微镜器械置入手术区域。

在此入路，钛笼置入与椎体切除的操作相对比较容易。

在切除病灶和固定完成后，放置胸管引流管，并缝合筋膜和皮肤。

术后护理

- 术后立即进行胸部X线检查以排除气胸或血胸。
- 充分镇痛，以防止术后疼痛导致的通气过浅。
- 术后24h内及时及定期进行神经功能检查。术中有神经电生理监测，如果术中发生任何类型的神经损伤，应该立即在术后按照ASIA分类的所有方面进行评估。
- 如果出现新的神经系统症状，应考虑紧急MRI检查。
- 不需要常规的术后MRI。
- 在脊柱肿瘤手术治疗后的几周内，类固醇激素的剂量应逐步减少，以避免相关的并发症[2]。

结论

如果遵循特定的原则，胸椎肿瘤后外侧微创脊柱手术（MISS）是安全可靠的。如手术的目标是次全切除术，侧后路、经椎弓根、胸腔外入路和外侧入路都是不错的选择。然而，对于椎体前方和靠近中间的病变，则推荐选择胸腔外入路或外侧入路。

参考文献

[1] Härtl R, Korge A. Minimally invasive spine surgery. Stuttgart: Thieme; 2012.
[2] National Institute for Health and Clinical Excellence. Metastatic spinal cord compression: diagnosis and management of patients at risk of or with metastatic spinal cord compression. London: NICE; 2008.
[3] Omeis IA, Dhir M, Sciubba DM, Gottfried ON, McGirt MJ, Attenello FJ, et al. Postoperative surgical site infections in patients undergoing spinal tumor surgery: incidence and risk factors. Spine. 2011;36(17):1410–1419.
[4] Fisher CG, DiPaola CP, Ryken TC, Bilsky MH, Shaffrey CI, Berven SH, et al. A novel classification system for spinal instability in neoplastic disease: an evidencebased approach and expert consensus from the Spine Oncology Study Group. Spine. 2010;35(22):E1221–1229.
[5] Chou D, Lu DC. Mini-open transpedicular corpectomies with expandable cage reconstruction. J Neurosurg Spine. 2011;14(1):71–77.
[6] Chou D, Wang VY. Trap-door rib-head osteotomies for posterior placement of expandable cages after transpedicular corpectomy: an alternative to lateral extracavitary and costotransversectomy approaches. Technical note. J Neurosurg Spine. 2009;10:40–45.
[7] Zairi F, et al. Minimally invasive decompression and stabilization for the management of thoracolumbar spine metastasis. J Neurosurg Spine. 2012;17(1): 19–23.

第17章　后外侧入路胸腰椎转移瘤的分离手术

Ori Barzilai, Ilya Laufer, Mark H. Bilsky
陈铿，宋毅昌/译校

概述

癌症患者中有20%～40%会进展为脊柱转移瘤，而显微镜下发现脊柱转移病灶的比例超过90%[2-3]，随着现代肿瘤治疗的发展和生存时间的延长，该比例可能还会增加。脊柱转移瘤最常影响胸椎（70%），病变通常位于椎体，伴或不伴椎体后方组织累及[4]。此外，超过20%的脊柱转移瘤患者会出现脊髓压迫症状[5-6]。乳腺癌、前列腺癌和肺癌是导致骨转移瘤最常见的组织学类型[7]。

脊柱转移瘤患者的治疗目标通常是姑息性的，包括保护或恢复神经功能，维持脊柱稳定性，缓解疼痛和肿瘤局部控制。治疗方案包括手术、放射治疗（Radiation Therapy，RT）和系统治疗（化学治疗或生物制剂），以及这些形式的组合。根据最新进展，特别是脊柱立体定向放射手术（Spinal Sterotactic Radiosurgery，SSRS）的发展，选择获益最高的治疗策略是具有挑战性的。

病例介绍

女性，90岁，近期诊断为非小细胞肺癌（NSCLC）Ⅳ期。既往有吸烟史，高血压控制良好，并口服小儿阿司匹林治疗心脏杂音。诊断肺癌后随即进行了全身检查，发现脊柱转移灶并累及硬膜外间隙。患者在数周内曾出现过胸背部疼痛并向双侧胸部放射。患者否认四肢无力，麻木，感觉异常，行走障碍及肠道和膀胱症状。

诊断性检查

最新的科学研究进展引入了大量前沿的、有发展潜力的全身性药物和脊柱手术技术，这些改变正从根本上推动癌症治疗的变革。特别是SSRS的整合，已彻底改变脊柱转移瘤的治疗策略。随着这些新疗法和新方法的出现和普及，为患者提供个体化的治疗方案变得越来越有挑战性。为此，NOMS框架应运而生[8]。NOMS作为分析重要临床信息和影像数据的模板，同时不依附任何特定的治疗或技术。随着治疗和技术的进步，NOMS中使用的治疗方式也随之发展。该框架由评估临床信息的4个主要方面组成：神经功能、肿瘤学状态、生物力学和全身情况。

如先前所述，神经功能评估需在临床上确定是否存在脊髓病变和硬膜外脊髓压迫导致的功能障碍（Epidural Spinal Cord Compression，ESCC）[9]（图17.1）。肿瘤学状态评估包括预估肿瘤的组织学特异性，对放疗、化疗、生物制剂或免疫检查点抑制剂的反应性。生物力学不稳可作为是否需要手术干预的独立因素，因为放射治疗和全身治疗并不能恢复脊柱稳定性，即使是对放射治疗敏感的肿瘤，也需要评估脊柱的稳定性。脊柱不稳定性肿瘤评分（Spinal Instability Neoplastic Scoring，SINS）有助于进行生物力学的评估[10]。SINS囊括了多个对脊柱生

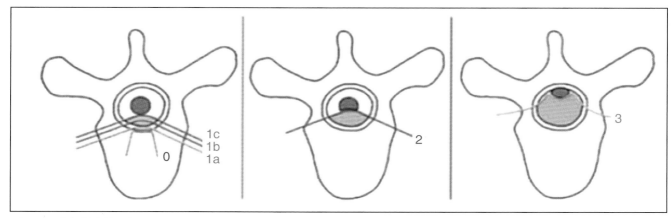

6点ESCC分级量表的示意图

0级　　　　肿瘤局限于椎体内
1a级　　　硬膜外受累，但硬膜囊未变形
1b级　　　硬膜囊变形，但脊髓无接触
1c级　　　硬膜囊变形，有脊髓接触，但无脊髓压迫
2级　　　　脊髓受压，但周围可见脑脊液间隙
3级　　　　脊髓受压，脑脊液间隙消失

图17.1　硬膜外脊髓压迫评分[9]

物力学完整性至关重要的因素，即受累节段、疼痛症状、骨破坏特征、影像学上脊柱排列情况、椎体塌陷程度和脊柱后外侧受累情况，最后还应结合患者全身性的疾病控制情况及相关并发症，做出系统性评估。我们最终需确定患者是否具备耐受手术和术后顺利恢复的条件，以便接受后续系统性治疗。治疗方案的制定需要有肿瘤生物学、分子生物标志物及靶向治疗相互作用等理论作为基础，而随着肿瘤治疗策略的不断发展，治疗方案的决策越发复杂，一个由脊柱外科、放射肿瘤学、介入放射学、疼痛科和康复科组成的多学科团队是不可或缺的。

在患者进行检查的过程中，胸部计算机断层扫描（CT）提示右肺下叶占位，左侧胸腔中度积液和心包积液，以及T5椎体占位。患者进一步接受胸椎磁共振成像（MRI）检查。脊柱MRI检查具有重要意义，因为当出现脊柱多发转移时，其结果会影响患者治疗方案的制定。在本病例中，MRI（图17.2）可见多个骨转移病灶，累及多节椎体，以及硬膜外占位。T3～T6节段破坏最严重，肿瘤包绕硬膜，并伴有高级别硬膜外脊髓压迫，T5～T6椎旁及双侧椎间孔受累。此外需要注意肿瘤侵犯T12椎体伴随轻度硬膜压迫（ESCC 1b），而C3椎体侵犯但未见明显硬膜压迫（ESCC 0）。

随后由多学科团队对患者进行综合评估，在神经功能和肿瘤学状态方面，肿瘤已造成高级别硬膜外脊髓压迫，SSRS将无法作为最佳治疗方案，但患者目前无明显神经症状。机械力学方面，患者SINS评分为10分（不肯定/潜在不稳）。全身情况方面，尽管年事已高，但患者无严重合并症，一般状况良好。基于现有NOMS框架，胸椎减压手术是最佳的首要治疗策略。在转移瘤患者中，手术必须遵循缩短手术时间、减少术中出血的宗旨，以降低围手术期并发症的发生率。术前必须考虑到肿瘤的血管分布情况，例如肾细胞癌（Renal Cell Carcinoma，RCC）血运十分丰富，故利用术前栓塞手术减少术中大量失血是关键[11]。

该患者接受了分离手术，通过后外侧入路行T5～T6环形减压和T3～T8脊柱融合（图17.3）。

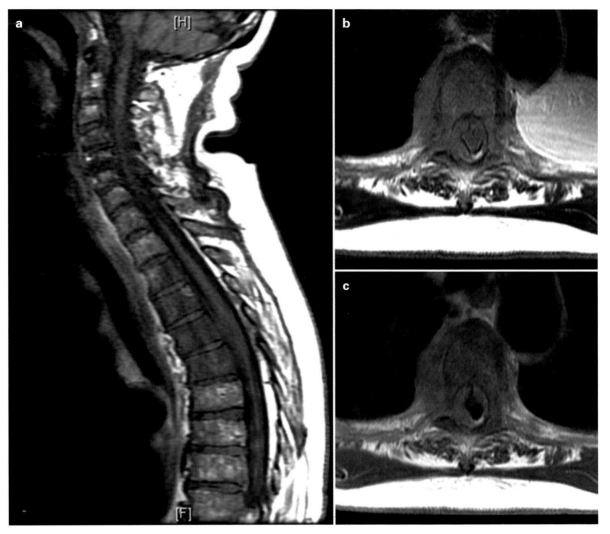

图17.2 术前MRI。**a.** 矢状位T1图像显示颈椎多个椎体由肿瘤浸润所致的低信号影。**b.** 轴位T2图像。**c.** 轴位T1增强图像提示高级别转移性硬膜外脊髓压迫（ESCC 3）

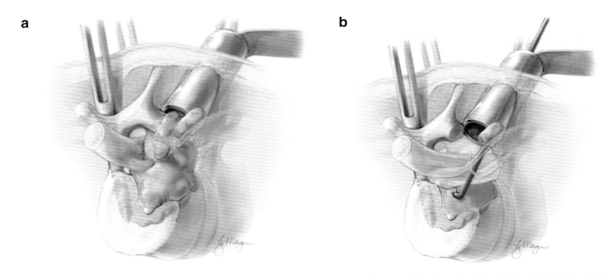

图17.3 微创分离手术示意图。**a.** 经皮内固定并通过引导通道进行减压操作。**b.** 肿瘤从硬膜剥除，并向腹侧推挤，使软组织病灶和前方硬膜之间形成间隙[37]

手术

患者进行全身麻醉，置入动脉导管和导尿管。安置神经监测电极，并取俯卧位。术中神经监测（IOM）包括下肢及骶丛肌电图（EMG）、躯体感觉诱发电位（SSEP）和运动诱发电位（MEP）。IOM提供神经生理反馈，用于术中调整手术策略，以减少或逆转神经功能损伤。术前透视定位节段，规划切口。术区消毒后铺标准无菌巾。

取胸椎后路正中切口，使用单极电刀显露脊柱后方组织。椎管减压之前，打入椎弓根螺钉，安置钛棒。脊柱导航系统[12]目前被广泛使用，"徒手"（Free-Hand）器械同时也能满足需求。手术减压

不仅需要切除受肿瘤侵犯的椎体，还需要去除椎板和椎弓根关节复合体，这将导致脊柱结构性不稳，故所有接受分离手术的患者都应进行钉棒内固定。相较于减压后在无保护的椎管上进行操作，减压前进行内固定操作更为安全。肿瘤患者骨质量普遍较差，还需考虑到放、化疗的影响，术后脊柱融合的潜力非常有限[13]。长节段固定可以减少内固定相关并发症，通常在病椎上、下两节段进行固定[14]。本例患者在病灶减压节段上、下两节段进行内固定（图17.4）。

接下来，使用3mm高速磨钻切除脊柱后方结构。术中将肿瘤与硬膜囊充分分离至关重要，为术后进行SSRS创造条件。将双侧椎弓根及关节突关节

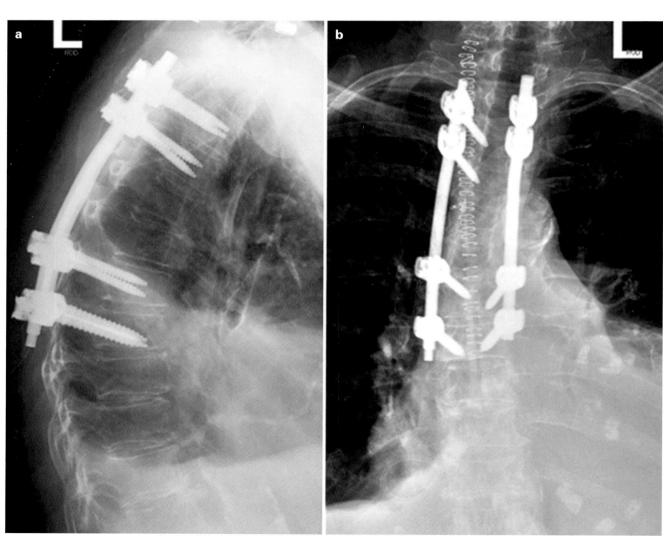

图17.4　术后侧位（a）和正位（b）X线片提示胸椎结构稳定

切除，形成通往腹侧硬膜外间隙的通道。将肿瘤从硬脊膜上剥离，需从正常硬脊膜间隙开始，逐渐分离至压迫最严重的平面。切除后纵韧带后，肿瘤的腹侧部分均从远离脊髓的腹侧切除，包括Hoffman韧带。

在本例中，术者在椎体内部建立一小空间，并使用Woodson剥离子将硬膜外肿物剥离并推至腹侧。如果病椎大部分被切除，可在骨缺损处填充PMMA骨水泥提供前方支撑（本病例无须此步骤）。充分止血并反复冲洗术野。去除关节突关节和横突皮质骨，行椎体后外侧融合。脊柱转移瘤患者术后融合率不尽相同（36%～100%），且外科医生会根据个人偏好选择不同的植骨方案[15]。引流管置于硬膜旁腔隙处，逐层缝合切口，覆盖无菌敷料。术毕，患者恢复仰卧位，移除IOM电极，拔除气管插管。由于术后SSRS治疗能够有效控制局部肿瘤进展，因此本病例没有进行肿瘤完整切除。

术后，患者在住院期间的胸椎CT三维重建检查提示硬膜囊恢复原有形态，有利于术后放射治疗计划的快速实施。

讨论

分离手术在2000年首次被提出，指一期经椎弓根后外侧入路进行脊柱肿瘤切除、硬膜外减压和环形融合[16]。减压的目的不仅是保留或恢复神经功能，也是为术后SSRS治疗提供机会。目前，评估该手术安全性、有效性和不良反应的数据库已建立，并展开了广泛讨论[14,17-18]。我们已在其他文献记载关于分离手术的详细技术。SSRS用于治疗脊柱转移瘤，是技术进步的成果，包括患者无创固定、影像引导适形调强放射治疗（Image-Guided Radiation Therapy，IGRT）系统和精细复杂的规划软件[19,20]。技术的进步促进了SSRS与脊柱转移瘤治疗模式的整合和变革。

在一部分临床治疗量（Clinical Treatment Volume，CTV）[21]少于15Gy的病例中，SSRS疗效不佳，因为在不损伤脊髓的情况下，肿瘤边缘无法达到有效剂量，除非在肿瘤与脊髓之间建立安全距离[22]。在放疗不敏感的高级别ESCC的患者中进行分离手术，可以提供安全及合适的放射剂量[8,23]。在过去，骨肿

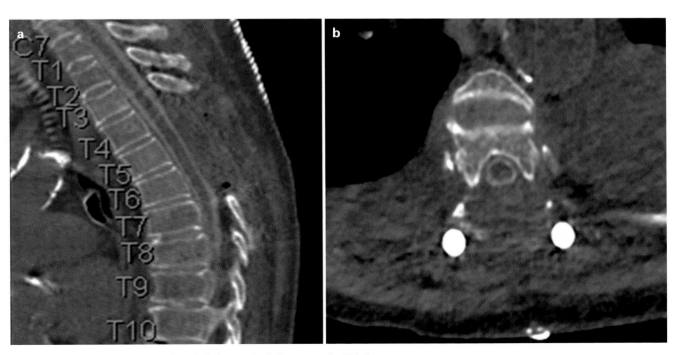

图17.5　术后胸椎CT显示硬膜囊形态恢复。**a.** 矢状位。**b.** T6水平轴位

瘤病灶对全身治疗的反应程度有限，因此，常规外照射疗法（conventional External Beam Radiation Therapy，cEBRT）是治疗脊柱肿瘤的主要方法，常用剂量为30Gy，分10次照射[24,26]。根据对cEBRT反应程度的差异，肿瘤可分为两类：放疗抵抗性和放疗敏感性。对cEBRT中度至高度敏感性的肿瘤主要包括大多数血液系统恶性肿瘤（淋巴瘤、多发性骨髓瘤和浆细胞瘤）以及部分实体肿瘤（乳腺癌、前列腺癌、卵巢癌、神经内分泌癌和精原细胞癌）[13,27]。然而，大多数实体肿瘤对cEBRT治疗具有抵抗性，包括肾细胞癌、结肠癌、非小细胞肺癌、甲状腺癌、肝细胞癌、黑色素瘤和肉瘤[13,25-27]。

最新的研究数据表明，无论肿瘤组织来源如何，SSRS都能获得临床收益，并提供较高局部控制率和持久的症状反应性[28-30]。有证据表明，对于传统放疗抵抗的肿瘤类型，如肾细胞癌[31-33]、肉瘤[34]和黑色素瘤[35]，SSRS均具有显著疗效。因此，高剂量SSRS可以克服肿瘤在cEBRT中出现的放疗抗性。尽管如此，本文所述的高级别脊髓压迫患者仍需接受分离手术，创造条件使术后放疗达到有效的剂量。这种联合疗法（分离手术联合放射外科）在文献中已被证实是安全而且有效的[18,36]。最近，使用患者报告临床结局的分析结果显示，联合疗法能改善患者生活质量[1]。

结论

由具有放疗抵抗性肿瘤导致的高级别脊髓或马尾神经受压，需要通过手术减压，为后续SSRS创造空间。当剂量足够高时，SSRS克服了传统的放疗抗性，提供持久的症状缓解和肿瘤控制时间。分离手术通过后外侧入路进行，提供脊髓周围减压和脊柱稳定。通过双侧椎弓根进行腹侧分离和关节的切除至关重要。患者治疗策略的制订需要多学科协作，而NOMS框架有助于决策制订。

参考文献

[1] Barzilai O, Amato MK, McLaughlin L, Reiner AS, Ogilvie SQ, Lis E, Yamada Y, Bilsky MH, Laufer I. Hybrid surgery-radiosurgery therapy for metastatic epidural spinal cord compression: a prospective evaluation using patientreported outcomes. Neurooncol Pract. 2018;5(2):104–113. https://doi.org/10.1093/nop/npx017. Epub 2017 Jul 22.

[2] Cobb CA 3rd, Leavens ME, Eckles N. Indications for nonoperative treatment of spinal cord compression due to breast cancer. J Neurosurg. 1977;47(5):653–658.

[3] Wong DA, Fornasier VL, MacNab I. Spinal metastases: the obvious, the occult, and the impostors. Spine (Phila Pa 1976). 1990;15(1):1–4.

[4] Sciubba DM, Petteys RJ, Dekutoski MB, Fisher CG, Fehlings MG, Ondra SL, et al. Diagnosis and management of metastatic spine disease. A review. J Neurosurg Spine. 2010;13(1):94–108.

[5] Klimo P Jr, Schmidt MH. Surgical management of spinal metastases. Oncologist. 2004;9(2):188–196.

[6] North RB, LaRocca VR, Schwartz J, North CA, Zahurak M, Davis RF, et al. Surgical management of spinal metastases: analysis of prognostic factors during a 10-year experience. J Neurosurg Spine. 2005;2(5):564–573.

[7] Greenlee RT, Murray T, Bolden S, Wingo PA. Cancer statistics, 2000. CA Cancer J Clin. 2000;50(1):7–33.

[8] Laufer I, Rubin DG, Lis E, Cox BW, Stubblefield MD, Yamada Y, et al. The NOMS framework: approach to the treatment of spinal metastatic tumors. Oncologist. 2013;18(6):744–751.

[9] Bilsky MH, Laufer I, Fourney DR, Groff M, Schmidt MH, Varga PP, et al. Reliability analysis of the epidural spinal cord compression scale. J Neurosurg Spine. 2010;13(3):324–328.

[10] Fisher CG, DiPaola CP, Ryken TC, Bilsky MH, Shaffrey CI, Berven SH, et al. A novel classification system for spinal instability in neoplastic disease: an evidence-based approach and expert consensus from the Spine Oncology Study Group. Spine (Phila Pa 1976). 2010;35(22):E1221–1229.

[11] Nair S, Gobin YP, Leng LZ, Marcus JD, Bilsky M, Laufer I, et al. Preoperative embolization of hypervascular thoracic, lumbar, and sacral spinal column tumors: technique and outcomes from a single center. Interv Neuroradiol. 2013 Sep;19(3):377–385.

[12] Costa F, Dorelli G, Ortolina A, Cardia A, Attuati L, Tomei M, et al. Computed tomography-based image-guided system in spinal surgery: state of the art through 10 years of experience. Neurosurgery. 2015;11(Suppl 2):59–67; discussion −8.

[13] Rades D, Fehlauer F, Schulte R, Veninga T, Stalpers LJ, Basic H, et al. Prognostic factors for local control and survival after radiotherapy of metastatic spinal cord compression. J Clin Oncol. 2006;24(21):3388–3393.

[14] Amankulor NM, Xu R, Iorgulescu JB, Chapman T, Reiner AS, Riedel E, et al. The incidence and patterns of hardware failure after separation surgery in patients with spinal metastatic tumors. Spine J. 2014;14(9):1850–1859.

[15] Elder BD, Ishida W, Goodwin CR, Bydon A, Gokaslan ZL, Sciubba DM, et al. Bone graft options for spinal fusion following resection of spinal column tumors: systematic review and meta-analysis. Neurosurg Focus. 2017;42(1):E16.

[16] Bilsky MH, Boland P, Lis E, Raizer JJ, Healey JH. Single-stage posterolateral transpedicle approach for spondylectomy, epidural decompression, and circumferential fusion of spinal

metastases. Spine (Phila Pa 1976). 2000;25(17):2240–2249; discussion 250.

[17] Bilsky M, Smith M. Surgical approach to epidural spinal cord compression. Hematol Oncol Clin North Am. 2006;20(6):1307–1317.

[18] Laufer I, Iorgulescu JB, Chapman T, Lis E, Shi W, Zhang Z, et al. Local disease control for spinal metastases following "separation surgery" and adjuvant hypofractionated or high-dose single-fraction stereotactic radiosurgery: outcome analysis in 186 patients. J Neurosurg Spine. 2013;18(3):207–214.

[19] Alongi F, Arcangeli S, Filippi AR, Ricardi U, Scorsetti M. Review and uses of stereotactic body radiation therapy for oligometastases. Oncologist. 2012;17(8):1100–1107.

[20] Chang BK, Timmerman RD. Stereotactic body radiation therapy: a comprehensive review. Am J Clin Oncol. 2007;30(6):637–644.

[21] Lovelock DM, Zhang Z, Jackson A, Keam J, Bekelman J, Bilsky M, et al. Correlation of local failure with measures of dose insufficiency in the high-dose single-fraction treatment of bony metastases. Int J Radiat Oncol Biol Phys. 2010;77(4):1282–1287.

[22] Yamada Y, Bilsky MH, Lovelock DM, Venkatraman ES, Toner S, Johnson J, et al. High-dose, single-fraction image-guided intensity-modulated radiotherapy for metastatic spinal lesions. Int J Radiat Oncol Biol Phys. 2008;71(2):484–490.

[23] Joaquim AF, Powers A, Laufer I, Bilsky MH. An update in the management of spinal metastases. Arq Neuropsiquiatr. 2015;73(9):795–802.

[24] Gerszten PC, Mendel E, Yamada Y. Radiotherapy and radiosurgery for metastatic spine disease: what are the options, indications, and outcomes? Spine (Phila Pa 1976). 2009;34(22 Suppl):S78–92.

[25] Mizumoto M, Harada H, Asakura H, Hashimoto T, Furutani K, Hashii H, et al. Radiotherapy for patients with metastases to the spinal column: a review of 603 patients at Shizuoka Cancer Center Hospital. Int J Radiat Oncol Biol Phys. 2011;79(1):208–213.

[26] Maranzano E, Latini P. Effectiveness of radiation-therapy without surgery in metastatic spinal-cord compression – final results from a prospective trial. Int J Radiat Oncol. 1995;32(4):959–967.

[27] Rades D, Fehlauer F, Stalpers LJ, Wildfang I, Zschenker O, Schild SE, et al. A prospective evaluation of two radiotherapy schedules with 10 versus 20 fractions for the treatment of metastatic spinal cord compression: final results of a multicenter study. Cancer. 2004;101(11):2687–2692.

[28] Yamada Y, Katsoulakis E, Laufer I, Lovelock M, Barzilai O, McLaughlin LA, et al. The impact of histology and delivered dose on local control of spinal metastases treated with stereotactic radiosurgery. Neurosurg Focus. 2017;42(1):E6.

[29] Yamada Y, Lovelock DM, Yenice KM, Bilsky MH, Hunt MA, Zatcky J, et al. Multifractionated image-guided and stereotactic intensity-modulated radiotherapy of paraspinal tumors: a preliminary report. Int J Radiat Oncol Biol Phys. 2005;62(1):53–61.

[30] Gerszten PC, Burton SA, Ozhasoglu C, Welch WC. Radiosurgery for spinal metastases: clinical experience in 500 cases from a single institution. Spine (Phila Pa 1976). 2007;32(2):193–199.

[31] Ghia AJ, Chang EL, Bishop AJ, Pan HY, Boehling NS, Amini B, et al. Single-fraction versus multifraction spinal stereotactic radiosurgery for spinal metastases from renal cell carcinoma: secondary analysis of phase I/II trials. J Neurosurg Spine. 2016;24(5):829–836.

[32] Gerszten PC, Burton SA, Ozhasoglu C, Vogel WJ, Welch WC, Baar J, et al. Stereotactic radiosurgery for spinal metastases from renal cell carcinoma. J Neurosurg Spine. 2005;3(4):288–295.

[33] Zelefsky MJ, Greco C, Motzer R, Magsanoc JM, Pei X, Lovelock M, et al. Tumor control outcomes after hypofractionated and single-dose stereotactic image-guided intensity-modulated radiotherapy for extracranial metastases from renal cell carcinoma. Int J Radiat Oncol Biol Phys. 2012;82(5):1744–1748.

[34] Chang UK, Cho WI, Lee DH, Kim MS, Cho CK, Lee SY, et al. Stereotactic radiosurgery for primary and metastatic sarcomas involving the spine. J Neuro-Oncol. 2012;107(3):551–557.

[35] Gerszten PC, Burton SA, Quinn AE, Agarwala SS, Kirkwood JM. Radiosurgery for the treatment of spinal melanoma metastases. Stereotact Funct Neurosurg. 2005;83(5–6):213–221.

[36] Moulding HD, Elder JB, Lis E, Lovelock DM, Zhang Z, Yamada Y, et al. Local disease control after decompressive surgery and adjuvant high-dose single-fraction radiosurgery for spine metastases. J Neurosurg Spine. 2010;13(1):87–93.

[37] Nasser R, Nakhla J, Echt M, et al. Minimally invasive separation surgery with intraoperative stereotactic guidance: a feasibility study. World Neurosurg. 2018;109:68–76.

第18章　单纯微创稳定术（胸椎和腰椎）：骨水泥增强术

Zoe Zhang, Ahmed Mohyeldin, Ulas Yener,
Eric Bourekas, Ehud Mendel
陈铿，洪佳聪，黄霖 /译校

概述

70%的癌症患者会发生转移性疾病，其中高达40%的患者会出现脊椎受累。大多数转移瘤发生在胸椎和腰椎[1-3]。微创手术的适应证包括机械性不稳定、顽固性疼痛和神经功能障碍。

在这一章中，我们讨论腰椎和胸椎稳定的微创手术技术。在描述了一般方法之后，每种技术应用都将通过一个有代表性的案例进行说明。与传统的开放手术相比，在选择性病例中，微创手术出血量少、住院时间短、功能恢复快、并发症少。特别是对于脊柱转移的身体虚弱患者，减少手术时间和手术创伤是至关重要的。

近年来，微创手术取得了巨大的进步，包括：①有更好的经皮手术工具用于手术入路的显露，更好的显微镜和内镜提高术野可视化；②改进的置入设备、器械和增强材料；③改进的术中图像引导和机器人辅助方式。随着这些进步和积累的经验，微创外科技术是治疗脊柱肿瘤患者的有价值的工具。

患者选择

我们需要研究术前实验室和影像学检查，以通过Tomita评分系统评估肿瘤扩散情况[4]。同时推荐根据肿瘤类型、脊柱不稳定程度、转移和功能状态，考虑使用Tokuhashi评分或肿瘤评分系统[5-6]［脊柱不稳定性肿瘤评分（SINS）］。通过这些评分系统，

患者的整体情况、肿瘤生长速度和肿瘤的位置可以帮助外科医生做出治疗决定和预测患者的预后。骨水泥增强术是一种微创手术，适用于治疗脊柱转移继发病理性骨折疼痛患者，尤其是那些无法忍受开放性手术或传统内固定术的骨质量较差的患者。然而，它可能不适合用于主要累及椎弓根和后方的肿瘤。对于不能耐受广泛开放手术入路的严重失稳患者，单独使用经皮椎弓根螺钉固定术或与椎体增强术联合使用都是有效的治疗方法[7]。

微创方法及案例研究

骨水泥增强术

骨水泥增强术是微创治疗肿瘤脊柱转移性骨折疼痛的关键技术（图18.1和图18.2），可使受累的椎体内部稳定[8]。通过增强机械稳定性、破坏敏感神经和诱导肿瘤细胞坏死，骨水泥注射可有效缓解椎体肿瘤所致的剧烈疼痛[9]。骨水泥增强术包括后凸成形术或椎体成形术等，适用于没有脊髓压迫的痛性病理性骨折和多发性骨髓瘤等原发性骨病患者[10]。

最常用的材料是聚甲基丙烯酸甲酯（PMMA），品牌包括Kyphon（Medronic）、SpinePlex（Stryker）、AVAmax（Care Fusion）和Osseoperm（Aegis Spine）。PMMA是以液体形式新鲜制备后注射到靶点位置。骨水泥固化后可支撑骨骼结构，并通过稳定骨折碎片来防止动力学不稳性疼痛。通常选择经椎弓根入

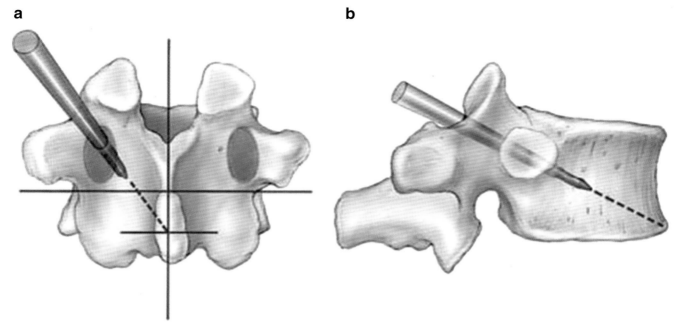

图18.1　**a、b.** 椎体成形术和脊柱后凸成形术通道的插图

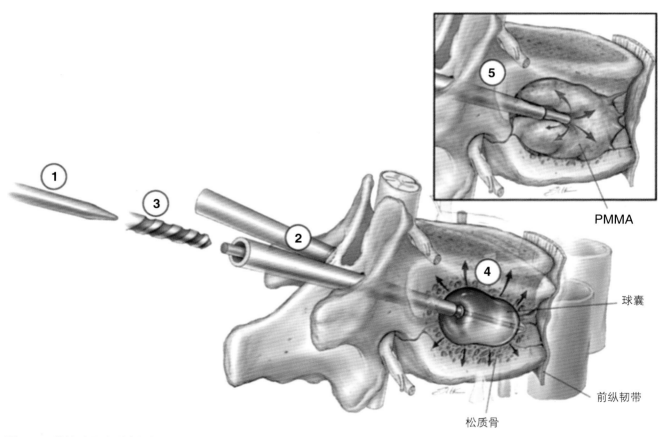

PMMA

球囊

前纵韧带

松质骨

图18.2　脊柱后凸成形术的插图

路（单侧或双侧），但也可以是椎弓根外入路。骨水泥挤入椎管是最严重和最直接的风险，但在连续

仔细的影像监视下缓慢注射，可以将这种风险降至最低。其他风险包括感染、肺栓塞、出血、肋骨骨

折或邻近椎体骨折。

PMMA骨水泥增强术是一种侵入性最小的手术，能够快速支撑和稳定骨缺损。然而，随着时间的推移，随着骨的重建，破骨细胞会出现在骨水泥-骨界面上，导致骨丢失。因此，PMMA骨水泥增强可能不是一个长期的解决方案。骨水泥材料的改进是提高其疗效和持续时间的关键[11]。

经皮螺钉和固定系统

对于后侧骨转移的患者，单纯使用骨水泥可能是不够的。考虑到预期寿命有限，大范围的开放手术可能同样不合适。在这种情况下脊柱稳定性的问题可以通过使用微创椎弓根螺钉内固定和骨水泥增强术来解决。在健康的椎体置入坚固的内固定桥接病变的椎体节段，比单纯的骨水泥增强术维持更加持久。除了稳定脊柱外，还可以使用器械重新恢复脊柱序列。市场上有许多品牌产品，如Viper® Synths、ES2 Spinal System、Vertelink's Kobra、MIS后路固定系统等，它们的固定原理都是相同的。

使用肌肉扩张而不是电灼分离，可以减少创伤和失血。由于切口较小，骨性标志不会暴露，螺钉的角度和位置主要依赖于透视引导。放置椎弓根螺钉后，通过小切口置入固定棒，并通过延长套管拧入螺帽固定。通过这些系统还可以矫正畸形。然而，由于没有充分暴露，不能进行关节融合术，融合率低。

腰椎融合术长期以来一直被用于治疗退行性疾病。后外侧内固定辅以前路支撑，如经椎间孔腰椎间融合术（TLIF）、后路腰椎间融合术（PLIF）、外侧腰椎间融合术（LLIF）、前路腰椎间融合术（ALIF）和轴向腰椎间融合术（AxiaLIF）。随着技术的进步，几乎所有这些手术都可以通过微创的方式进行。PLIF和TLIF是胸腰椎区域的常用技术[12]。由于单侧入路、神经根和硬膜牵拉较轻，TLIF可能比PLIF更有利。ALIF可通过腹腔镜经腹膜入路、微型腹膜后开放入路或内镜下腹膜后外侧入路进行。

技术联用

联合经皮内固定使用骨水泥增强术可以通过多种不同的方式完成。椎体的骨水泥增强术可以在病理性骨折水平上进行。如果需要，可以经皮置入椎弓根螺钉进行固定，在骨水泥提供的前方稳定的基础上增加后方稳定。

由于许多脊柱肿瘤患者的骨质较差，容易出现内固定并发症，包括螺钉松动、拔出或邻近骨折。骨水泥增强术可以与椎弓根螺钉固定一起使用，降低骨应力，从而降低内固定并发症的风险[13-14]。

对于严重失稳的脊柱肿瘤患者，如果不能耐受开放手术，联合使用经皮椎弓根螺钉固定和骨水泥增强术可能是最佳选择[15-16]。

相关步骤

脊柱肿瘤患者的治疗很少仅仅是因为脊柱稳定性的问题。肿瘤切除后可以鉴定恶性肿瘤的来源和肿瘤的分子标志物，以支持正在进行的放射治疗、化疗或消融治疗[17]。脊髓减压是另一个手术目标，可以减少或预防神经损伤加重，促进神经功能恢复[18]。在采用骨水泥增强和内固定融合术稳定脊柱之前，必须确定肿瘤切除和脊髓减压的必要性。微创椎弓根切除术或椎板切除术可以通过独特的牵引器和扩张系统进行，如METRx（Medtronic）、Pipeline/Spotlight（DePuy）、Luxor（Stryker）、Atavi（Zimmer）、MaXcess（NUV Asive）或Mira（Synths）。这些用具在形状和大小上略有不同，有些带照明或其他配件，但主要功能是相同的，都是为了更好的显露：在通过筋膜切口插入牵引器后，逐级扩张，直到适当显露，便于分离、减压和其他类型的操作。使用微创手术切除肿瘤不是本章的主题，它在稳定脊柱方面是一个有用的工具。

病例展示

病例1：多发性骨髓瘤合并压缩性骨折的椎体成形术

　　68岁，男性，既往有多发性骨髓瘤病史，疾病控制良好，现表现为T11压缩性骨折和严重的背部疼痛。MRI显示无脊髓受压，CT扫描显示骨密度较低（胸部CT扫描显示T11处有压缩性骨折，图18.3a）。患者主诉背部机械性疼痛，站立时疼痛明显加重，自行口服止痛药不能缓解。患者最初接受了对疼痛控制良好的椎体成形术（T11椎体成形术后的胸部X线片，图18.3b）。但几个月后，患者在

L1和L2出现了两处新的骨折（胸部CT扫描显示L1和L2处有压缩性骨折，图18.3C），MRI未见硬膜囊受压。疼痛的性质与之前相似，且局限于上腰椎区域。患者再次接受两节段椎体成形术，疼痛控制良好（L1和L2椎体成形术后行胸部X线检查，图18.3d）。在手术期间，获取充分的脊柱正侧位图像以及相应椎体的水平位图像是至关重要的（术中椎体X线片，图18.4a）。在透视引导下，定位椎体，一根11号12cm长的穿刺针通过椎弓根进入椎体前方，针尖向右穿过中线（术中X线片椎体可视化和骨水泥充填，图18.4b～e）。对于这个病例，可以使用单侧椎弓根入路对椎体进行安全且对称的骨水泥填充。

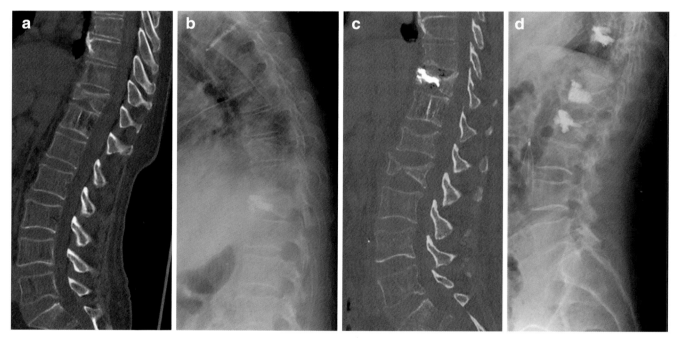

图18.3　一名68岁男性，有多发性骨髓瘤病史，T11压缩性骨折，腰背部剧烈疼痛。显示的是胸部CT（**a**、**c**）和X线片（**b**、**d**）

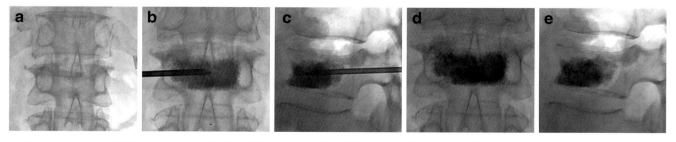

图18.4　**a～e.** 一位68岁男性，有多发性骨髓瘤病史，T11压缩骨折行椎体成形术，术中X线片显示椎体

病例2：带孔空心螺钉置入术联合骨水泥增强术治疗脊柱转移瘤并疏松性骨折

　　61岁男性，症状表现为严重的背部疼痛和放射到胸部的神经根性疼痛。MRI显示疑似癌，经活检证实与肺源性鳞状细胞癌一致。MRI显示脊髓受到严重压迫，包括椎管和神经根。CT扫描显示严重的骨量减少（MRI胸椎对比，图18.5a、b）。患者接受T9椎弓根和部分椎体（30%）切除手术治疗，脊髓充分减压。在T6～T11骨质疏松症的情况下，后路椎弓根螺钉内固定采用空心螺钉和非空心螺钉（术前和术后胸椎CT，图18.5c～e），进行后路椎弓根螺钉内固定术。带孔空心螺钉技术提供了一种可控的机制，将骨水泥注入椎体以提供柱支撑，且增加螺钉的抗拔出力。术中通过T6和T11的空心螺钉注入骨水泥行椎体成形术，从而增强近端和远端结构稳定。重要的是，在骨水泥注入过程中，必须在实时透视下进行，以避免骨水泥向椎管和/或神经根孔逆行（术中骨水泥注射通过螺钉套管操作，图18.6a；注射骨水泥时的进行实时影像透视，图18.6b～d）。

病例3：骨水泥增强术联合椎弓根螺钉矫正脊柱肿瘤导致的后凸畸形

　　73岁女性，已诊断肺癌，伴有C7椎体后部的转移性肿瘤。她曾接受过颈胸段C4～T3椎板切除固定术（颈椎X线片，图18.7a）。有一段时间她感觉良好，但后来出现了急性上背部疼痛。X线片（颈胸椎X线片，图18.7b）和CT扫描（颈胸椎CT，图18.8a）显示椎体远端内固定失效，伴有T3椎体病理性骨折和严重的后凸畸形。为了解决这些问题，从T4～T9采用开孔中空螺钉进行后路椎弓根螺钉固定，并将内固定系统连接到前一套内固定装置上，以形成从C4～T9的整体固定结构。术中椎体成形术是在透视引导下完成的，通过置入在T9椎体的中空螺钉注入骨水泥来强化螺钉（术中X线片显示远端结构骨水泥增强，图18.8b）。这些操作使得以T3椎体为中心的切开复位、内固定和矫正严重脊柱畸形成为可能（颈胸椎CT，图18.8c）。在保留神经功能的情况下，脊柱后凸畸形的角度得到明显改善。

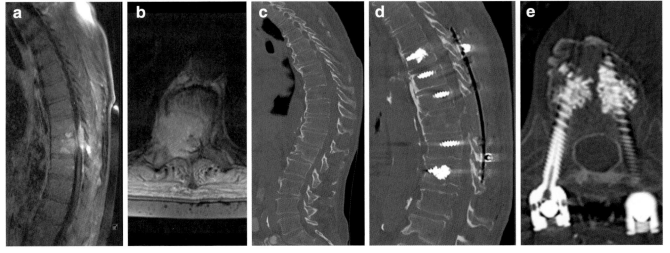

图18.5 61岁男性，表现为严重的背部疼痛和胸前突起的神经根性疼痛（a～c）。胸椎MRI增强扫描和术前胸椎CT显示严重骨量减少（d、e）。术后CT扫描显示骨水泥强化

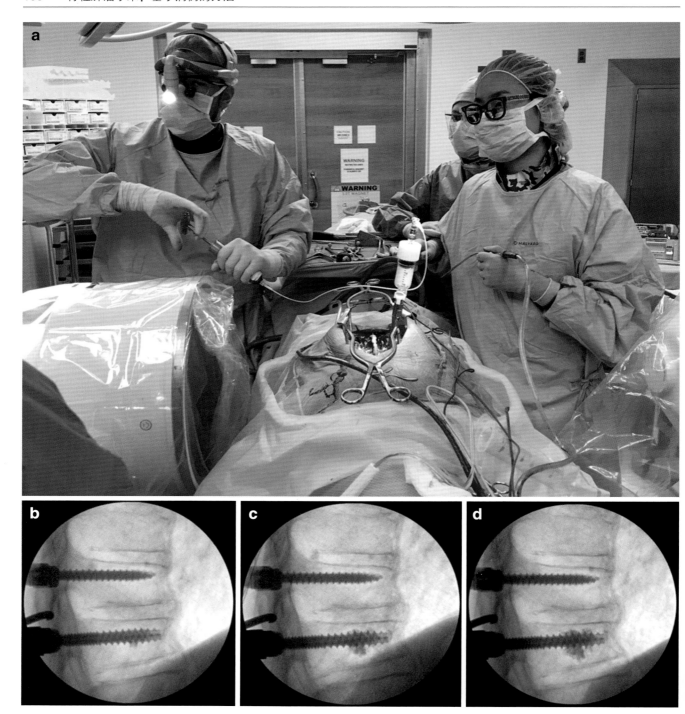

图18.6　**a.** 术中手术设置和使用空心螺丝钉注入骨水泥。**b~d.** 顺序注射骨水泥的实时透视图像

病例4：骨水泥增强术联合椎体切除重建术

40岁女性，曾有乳腺癌病史，现有数周的严重胸背痛，伴有胸前有神经根性疼痛。CT扫描（胸椎CT，图18.9a）和MRI（胸椎MRI，图18.9b）显示T9处因疑似脊柱转移瘤导致的严重病理骨折伴后凸畸

形和严重脊髓受压。影像显示椎管前后出现严重后移，硬膜囊腹侧和背侧广泛受累，椎管明显狭窄，脊髓受压，脊髓内信号异常改变。患者接受了经椎弓根T9椎体切除术，切除了大约80%的T9椎体，进行脊髓减压并T6~T12后路椎弓根螺钉固定（胸部CT，图18.9c；胸部X线片，图18.9d）。将聚甲基丙

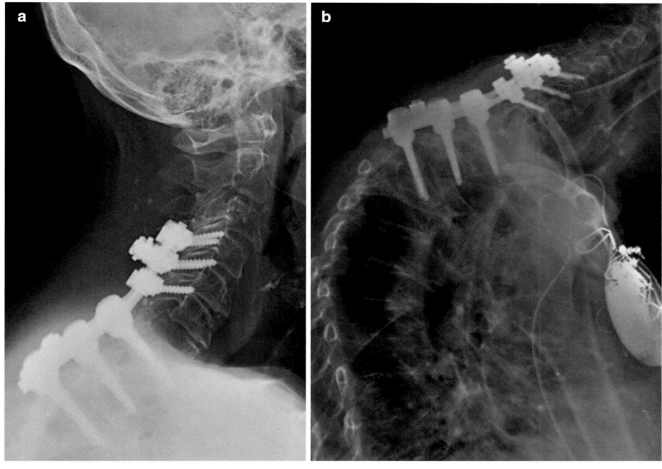

图18.7　**a、b.** 73岁女性，诊断为肺癌合并C7椎体后部转移性病变。她从C4～T3接受了椎板切除颈胸段固定术。X线片显示了结构远端的内固定失效、T3椎体病理性骨折和严重的后凸畸形

烯酸甲酯骨水泥注入T8～T10椎体，重建T9椎体的前柱，以达到前柱支撑的目的。

讨论和结论

在原发性或转移性脊椎癌患者中，肿瘤细胞侵犯椎体，出现骨髓代替和生物疼痛。它还可能导致病理性骨折，导致脊柱不稳定性和/或顽固性疼痛。这类患者的首要手术目标是改善疼痛，同时保留神经功能以获得最佳生活质量。非手术方法包括应用阿片类药物、类固醇、局部神经阻滞和物理支撑。

在过去的10年里，微创技术在治疗脊柱转移性疾病方面变得越来越受欢迎，因为这些患者要么是不适合做开放手术，要么是预期寿命有限。因为操作简单，并发症发生率低，微创手术成为一种最佳

的治疗选择，有利于改善患者的生活质量，同时也能保持手术和术后护理的成本效益。具体手术的选择取决于患者的基本情况、预期寿命、骨的质量、脊柱不稳定或畸形、神经受压程度、器械可用性和外科医生的偏好。

骨水泥增强术，如椎体成形术或后凸成形术（在没有神经压迫的情况下），在大多数疾病进展的情况下也可以被认为是缓解顽固性疼痛的方法。对于不稳定的脊椎转移瘤，单独使用骨水泥通常不是一种有效的治疗方法，尤其是在脊椎转移瘤向后方椎管内侵犯的情况下，可以考虑同时使用微创内固定技术。在伴有骨质疏松的脊柱转移瘤病例中，骨水泥加强型螺钉也提供了更强的抗拔出力。

随着置入材料和计算机导航准确性的新发展，以及严格的外科训练，微创外科技术在脊柱肿瘤治

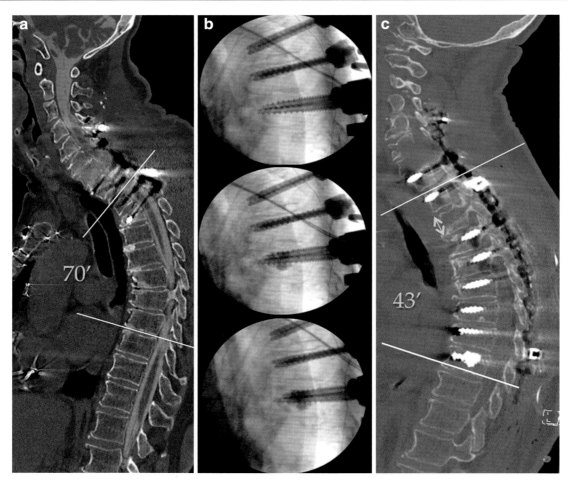

图18.8　73岁女性，诊断为肺癌并伴有C7椎体后部转移性病变。她曾行C4～T3椎板切除颈胸段固定，随后T3椎体病理性骨折，严重后凸畸形。**a.** 术前CT。**b.** 术中骨水泥增强期间的X线片。**c.** 术后CT

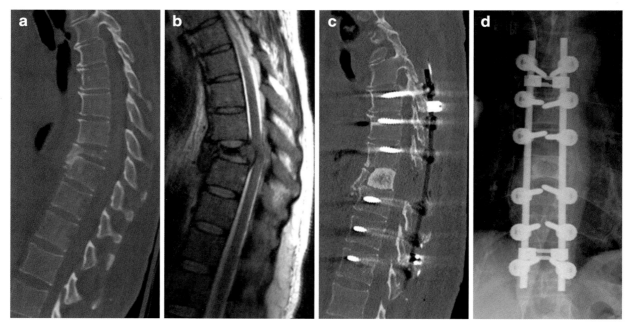

图18.9　40岁女性，有乳腺癌病史，有数周的严重胸背痛病史，胸部有根性疼痛。胸椎手术前的MRI（**a**）和CT（**b**），显示T9处有严重的病理性骨折伴后凸畸形和严重的脊髓压迫。**c**、**d.** 术后CT和胸椎X线片

疗领域已被证明是有效的。尽管开放式手术仍然在这一领域占主导地位，但微创技术为这一患者群体提供了一个可行的选择。

利益冲突：我们声明没有利益冲突。

参考文献

[1] Binning MJ, Gottfried ON, Klimo P Jr, Schmidt MH. Minimally invasive treatments for metastatic tumors of the spine. Neurosurg Clin N Am. 2004;15:459–465.

[2] Gerszten PC, Welch WC. Current surgical management of metastatic spinal disease. Oncology (Williston Park). 2000;14:1013–1024.

[3] Sciubba DM, Petteys RJ, Dekutoski MB, Fisher CG, Fehlings MG, Ondra SL, et al. Diagnosis and management of metastatic spine disease. A review. J Neurosurg Spine. 2010;13:94–108.

[4] Murakami H, Kawahara N, Demura S, Kato S, Yoshioka K, Tomita K. Total en bloc spondylectomy for lung cancer metastasis to the spine. J Neurosurg Spine. 2010;13:414–417.

[5] Tokuhashi Y, Matsuzaki H, Oda H, Oshima M, Ryu J. A revised scoring system for preoperative evaluation of metastatic spine tumor prognosis. Spine (Phila Pa 1976). 2005;30:2186–2191.

[6] Fourney DR, Frangou EM, Ryken TC, Dipaola CP, Shaffrey CI, Berven SH, et al. Spinal instability neoplastic score: an analysis of reliability and validity from the spine oncology study group. J Clin Oncol. 2011;29:3072–3077.

[7] Kim CH, Chung CK, Sohn S, Lee S, Park SB. Less invasive palliative surgery for spinal metastases. J Surg Oncol. 2013;108:499–503.

[8] Bartolozzi B, Nozzoli C, Pandolfo C, Antonioli E, Guizzardi G, Morichi R, et al. Percutaneous vertebroplasty and kyphoplasty in patients with multiple myeloma. Eur J Haematol. 2006;76:180–181.

[9] Ha KY, Min CK, Seo JY, Kim YH, Ahn JH, Hyun NM, et al. Bone cement augmentation procedures for spinal pathologic fractures by multiple myeloma. J Korean Med Sci. 2015;30:88–94.

[10] Tosi P. Diagnosis and treatment of bone disease in multiple myeloma: spotlight on spinal involvement. Scientifica (Cairo). 2013;2013:104546.

[11] Quan R, Ni Y, Zhang L, Xu J, Zheng X, Yang D. Shortand long-term effects of vertebroplastic bone cement on cancellous bone. J Mech Behav Biomed Mater. 2014;35:102–110.

[12] Tatsui CE, Belsuzarri TA, Oro M, Rhines LD, Li J, Ghia AJ, et al. Percutaneous surgery for treatment of epidural spinal cord compression and spinal instability: technical note. Neurosurg Focus. 2016;41:E2.

[13] Fan HT, Zhang RJ, Shen CL, Dong FL, Li Y, Song PW, et al. The biomechanical properties of pedicle screw fixation combined with trajectory bone cement augmentation in osteoporotic vertebrae. Clin Spine Surg. 2016;29(2):78–85. https://doi.org/10.1097/BSD.0b013e3182a14870.

[14] Moussazadeh N, Rubin DG, McLaughlin L, Lis E, Bilsky MH, Laufer I. Short-segment percutaneous pedicle screw fixation with cement augmentation for tumor-induced spinal instability. Spine J. 2015;15:1609–1617.

[15] Kim P, Kim SW. Bone cement-augmented percutaneous screw fixation for malignant spinal metastases: is it feasible? J Korean Neurosurg Soc. 2017;60:189–194.

[16] Hariri O, Takayanagi A, Miulli DE, Siddiqi J, Vrionis F. Minimally invasive surgical techniques for management of painful metastatic and primary spinal tumors. Cureus. 2017;9:e1114.

[17] Abi LG, Abi JS. Role of surgery in the management of vertebral metastases. General revue. Cancer Radiother. 2016;20:484–492.

[18] Hamad A, Vachtsevanos L, Cattell A, Ockendon M, Balain B. Minimally invasive spinal surgery for the management of symptomatic spinal metastasis. Br J Neurosurg. 2017:1–5.

[19] Fourney DR, et al. Percutaneous vertebroplasty and kyphoplasty for painful vertebral body fractures in cancer patients. J Neurosurg. 2003;98(1 suppl):21–30.

第19章　经皮固定

Ori Barzilai, Mark H. Bilsky, Ilya Laufer
秦毅，李兆峰，黄霖/译校

引言

转移性脊柱疾病的治疗目标包括恢复或保留神经功能和脊柱稳定性、缓解疼痛，以及局部肿瘤控制。治疗的目的是改善患者的生活质量，通常是姑息性的。随着整体人口老龄化、诊断水平的提高以及现代癌症治疗手段提高了癌症患者的存活率，需要治疗脊柱转移瘤的人数持续增加。深入了解手术、放射治疗和全身治疗方案有助于制定最佳治疗策略。在退变和畸形环境中使用微创脊柱技术的经验促进了这些技术在癌症治疗中的实施。本章侧重于描述病理性骨折的经皮固定，从诊断、手术决策、检查到技术细节。

病例展示

一名34岁的女性患者，表现为背部和右髋关节疼痛加重。她最近被诊断出患有转移性导管内癌（ER+，HER2+）。这是通过乳房FNA和随后的右盆腔活检确诊的。她知道她的脊柱、右髋关节和淋巴结有病变的影像学证据。在陈述时，她接受了THP（THP：多西他赛、曲妥珠单抗和帕妥珠单抗）治疗，并计划进行T9和右侧髋部的放射治疗。

她表现为进行性顽固性背痛，并伴有腹痛、恶心和呕吐。背部疼痛已经存在了几个月，而且随着止痛药需求的增加而逐渐恶化。此外，由于她感到恶心且不能吞咽口服止痛药，在发病前2天疼痛加重。

她也有腹痛，然而，这种疼痛已经存在了几个月，甚至在她被诊断为癌症之前就存在。随着运动和姿势的改变，她的背部疼痛加剧。她的肥胖致使她躺在床上极其困难。她否认注意到她的胳膊或腿无力、步态紊乱、腿部麻木或刺痛，以及肠道或膀胱功能障碍等症状。

诊断性检查

在出现轻度双侧肢体反射亢进时，神经学检查是值得注意的，但在其他方面神经学检查完好无损。实验室检查结果在正常范围内。

诊断性影像检查在肿瘤患者的体检评估中起着关键作用。由于转移瘤可能影响到任何器官，成像技术最常涉及骨显像（通常由内科肿瘤学家安排，可作为参考，但具有显著的诊断局限性）、计算机断层扫描（CT）和磁共振成像（MRI）。胸部、腹部和骨盆的CT成像或正电子发射断层扫描（PET）成像通常被用来评估全身肿瘤的负担。MRI对脊柱骨转移的检测具有最高的敏感性，与多层螺旋CT相比，具有同等的特异性。CT可提供有关骨性结构的有价值的信息，对骨折的评估可能是有用的。一旦诊断出脊柱病变，获得整个脊柱的放射影像是很重要的，最好是有对比增强MRI扫描。许多患者会出现多发性脊柱病变。早期诊断有助于及时治疗或密切监测这些通常无症状的病变。

全脊柱MRI增强扫描显示弥漫性T9转移瘤合

并塌陷畸形增加（图19.1）。腹侧和右侧硬膜外疾病引起脊髓压迫［硬膜外脊髓压迫[1]（ESCC）2级］。此外，在此扫描中，T12和L4的转移性充盈增加，并伴有两个节段的轻微腹侧硬膜外病变。

治疗方法

脊柱转移瘤患者的治疗目标是姑息性的，包括保留神经功能、维持脊柱稳定性、缓解疼痛和持久的局部肿瘤控制。有几种治疗选择，包括手术、放射治疗（RT）、全身治疗或这些方式的组合。癌症治疗的最新进展，如放射外科的发展和各种生物制剂的出现，使治疗模式复杂化。最理想的是，脊柱癌症患者

的治疗方法是多学科的，包括外科医生、放射肿瘤学家、内科肿瘤学家、介入放射科医生和疼痛专家。

NOMS框架是一个决策框架，旨在促进和指导脊柱转移患者的治疗决定[2]。它为整合重要的临床数据提供了指南，因此不受任何特定治疗或技术的约束。NOMS框架包括4个主要考虑因素：神经病学、肿瘤学、机械稳定性和全身性的疾病。为了确定患者是否需要手术治疗脊髓或神经根减压术，神经病学和肿瘤学的考虑通常是相结合的。这一决定是基于神经学检查和脊髓受压程度以及预测的肿瘤对当前可用的治疗方法的敏感性[3-4]。从历史上看，可用于脊柱转移瘤局部控制的最佳治疗方式是外照射治疗，然而，随着放射外科技术的进步，放射敏

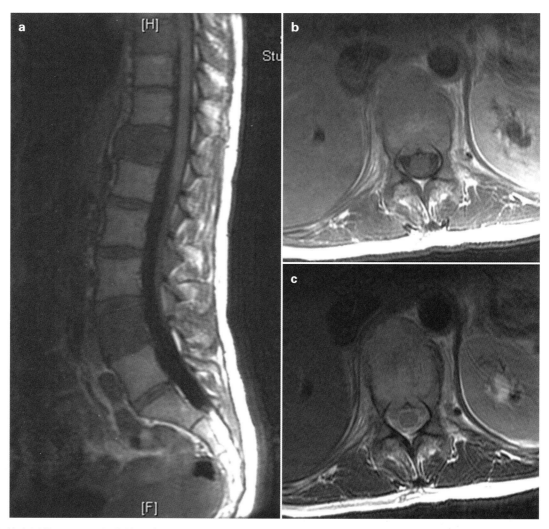

图19.1 术前胸腰椎MRI。**a.** 矢状位T1序列，平扫增强，显示多发性低信号椎体肿瘤充盈。在T9（图像顶部）和T12，压缩骨折小于椎体高度的25%，并有轻微的后凸畸形。**b.** 轴位T1序列，T9节段增强，显示ESCC 1c级压缩。**c.** T9节段的轴向T2序列，显示ESCC 1c级压缩

感性的概念正受到挑战。生物力学方面的考虑可作为干预的独立指征，因为脊柱不稳是一种需要机械修复的机械问题，如骨水泥增强或内固定。为了简化机械稳定性的评估和统一报告，SOSG开发了一个评分系统：脊柱不稳定性肿瘤评分（SINS）[6]。SINS涉及6个参数：位置、疼痛、骨病损（如松解性和爆裂性）、放射学脊柱对齐、椎体塌陷和脊髓元件后外侧受累（表19.1）。全身性的疾病考虑了患者的估计生存期、总体转移肿瘤负担的程度以及医疗合并症，以确定他们是否能够耐受所提出的治疗计划。

总而言之，目前的患者表现为：（N）轻度反射亢进，ESCC 2级压迫；（O）转移性乳腺癌，一种对辐射敏感的实体恶性肿瘤[7]，尽管进行了适当的全身治疗，但局部失败；（M）明显的机械性背痛，SINS

表19.1 脊柱不稳定性肿瘤评分（SINS）

SINS组成		分数
位置	接合部（枕骨~C2、C7~T2、T11~L1、L5~S1）	3分
	活动脊椎（C3~C6，L2~L4）	2分
	半刚性（T3~T10）	1分
	刚性（S2~S5）	0分
疼痛	是的	3分
	偶尔疼痛，但不是机械性的	1分
	无痛性损伤	0分
骨病损	松解性	2分
	混合性（松解性/爆裂性）	1分
	爆裂性	0分
放射学脊柱对位	半脱位/平移	4分
	新发畸形（后凸/脊柱侧弯）	2分
	对位正常	0分
椎体塌陷	>50%坍塌	3分
	<50%坍塌	2分
	>50%的椎体未坍塌	1分
	以上都没有	0分
脊柱后外侧结构受累	双侧	3分
	单侧	1分
	以上都没有	0分
总分	稳定	0~6分
	不确定	7~12分
	不稳定	13~18分

评分为14分；（S）34岁，无重大合并症。由于该患者无神经功能缺陷，肿瘤对放射敏感，因此不需要对脊髓进行减压。肿瘤很可能通过放射治疗得到有效控制。然而，她表现出的脊柱不稳定，在止痛上较为困难。如前所述，脊柱不稳是一个独立的手术适应证，因此这位患者很可能在椎弓根螺钉和棒内固定手术稳定中获益。此外，多节段的椎间融合术使疼痛缓解变得更加复杂，在这个特殊的病例中，作者决定用多节段后凸成形术来补充稳定结构。

手术治疗

所有患者都被置于全身麻醉下，通常使用动脉导管和Foley导尿管。经皮内固定被认为是一种相对出血较少的手术，通常不需要使用备血。术中神经监测（IOM）有一定的帮助，因为产生的反馈可以用来指导术中操作，以减少或逆转医源性神经损伤。放置IOM电极，监测包括对下肢和下骶根分布的肌电、躯体感觉诱发电位（SSEP）和运动诱发电位（MEP）。然后患者被置于俯卧位，并以典型的方式准备。

传统上，经皮手术是使用透视进行的，但近年来，随着术中CT或基于透视的导航系统的广泛使用，使用导航系统似乎是一种趋势。这些设备提供实时图像指导，同时减少对手术室工作人员的辐射暴露。使用术中导航系统的主要目标是相对于已登记的参考点跟踪术野中的手术器械和解剖结构。最常用的方法是使用摄像机进行光学跟踪，用摄像机投射和检测源自反射球或发光二极管的反射红外光[8]。参考框架紧密地附着在骨面上，通常是低于最低计划内固定水平的棘突，或者，在下腰椎区域操作时，可以将其对接在髂骨上。患者定位后的登记过程至关重要，因为使用图像引导和计算机辅助导航进行不准确的登记可能会有多个误差源。这就需要不断地进行频繁的验证和准确性评估[9]。这可以通过将导航探头放置在已知的解剖位置（即预期的中线、棘突、皮肤等）来实现。一旦确定了精确的图像引导，就确定了螺钉放置的局部入口点。注射局部麻醉，然后做一个0.5~1in（1in≈2.54cm）的切口。然后使用10in刀片或单极烧灼术切开下面的筋膜。将导航的Jamshidi针插入伤口，在查看导航屏幕时找到最佳入口点和轨迹。轻敲Jamshidi针，小心地向前推进，沿椎弓根插入椎体。一旦达到目标深度，就将导丝插入并放置在椎体内，然后小心地取出Jamshidi针。重要的是要确保在整个过程中，导丝保持准确的位置，并且在取出其他器械时不会被意外拔出。接下来，在标准的微创肌肉保留技术中插入串联扩张器，并将大直径的工作通道放置在空管入口点的骨面上。在导丝上方插入丝锥，并适当地敲击椎弓根。一旦椎弓根被敲击，接下来将螺钉插入导丝上，直到固定并拧紧。在拧紧椎弓根螺钉之前，应移除导丝，否则可能难以拔出。使用透视检查以确定螺钉的正确位置。使用时，开窗螺钉允许通过椎弓根螺钉注入聚甲基丙烯酸甲酯（PMMA）或"骨水泥"，以增强稳定结构。骨水泥在透视引导下注射，注意避免骨水泥渗出到椎管或渗入血管。

一旦所有的椎弓根螺钉都被放置和固定，就测量棒的长度（该技术将根据所使用的系统的不同而有所不同，但通常将卡尺插入椎弓根螺钉上方，覆盖螺钉，并测量棒的长度）。然后，棒通过筋膜下的一个切口处前进，直到它被放在两枚螺钉上。一旦棒放置完毕，就拧紧螺帽将其固定。当所有螺丝和螺帽都拧紧并固定后，塔架和棒支架被断开并拆卸。手术部位大量冲洗，逐层缝合，并应用无菌敷料。然后将患者转回仰卧位，取出IOM电极，拔除患者的气管插管。

有几个特定于手术的并发症必须考虑。在处理导航系统时，必须不断评估精度。这可以通过重复识别导航探头并将其放置在包括中线和皮肤在内的已知解剖地标上来完成。导航螺钉错位是很少见的，但不建议在术中没有正确的椎弓根穿刺和螺钉放置的情况下进行这项手术。脊髓或神经根损伤很少见，术中神经监测有助于早期识别和逆转潜在的神经损害。重要的是要评估和熟悉所使用的经皮系统的所有部件，因为每个系统都有其优点和缺陷，一旦放置在皮肤下面，就会排除硬件故障（螺帽松动、放错位置的棒等）。可能是一项复杂的任务。

在本病例中，患者接受了经皮T8~T10螺钉固定术加骨水泥强化和T9、T12脊柱后凸成形术（图19.2~图19.4）。

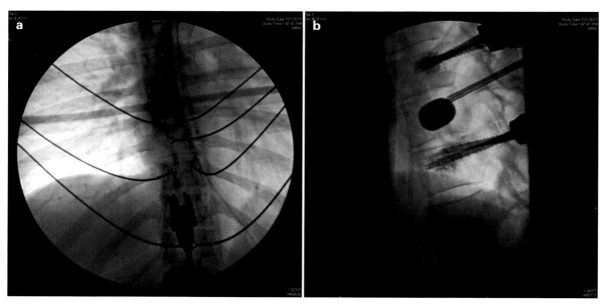

图19.2　术中透视以确定合适的椎弓根穿刺。AP位图显示克氏针插入目标椎弓根（**a**）。在T8（顶部）和T10行双侧套管置入椎弓根螺钉，在T9行单侧套管置入，在T12行双侧套管置入后凸成形术。值得注意的是，T9中使用的稍微夸张的外侧至内侧轨迹使中线得到充分填充。同样值得注意的是固定在T10棘突上的导航参照系。侧位图显示T8和T10椎弓根螺钉，通过开孔螺钉注入骨水泥（**b**）。在T9，注意后凸成形术球囊与造影剂

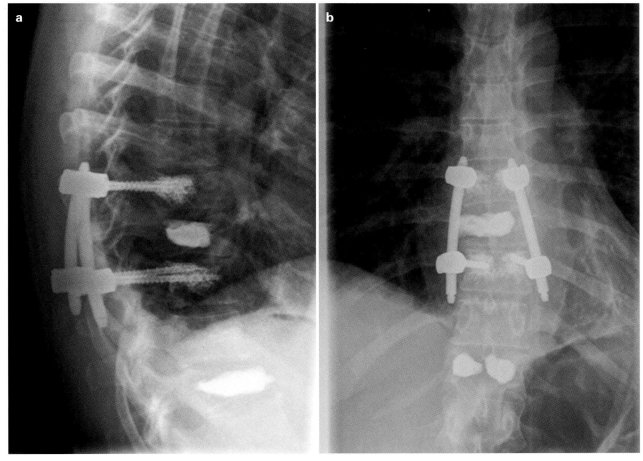

图19.3 术后站立胸椎X线片。侧位图像（**a**）和AP位图像（**b**）显示稳定结构。注意椎弓根螺钉的骨水泥增强以及T9和T12处的后凸成形术提供了前柱支撑

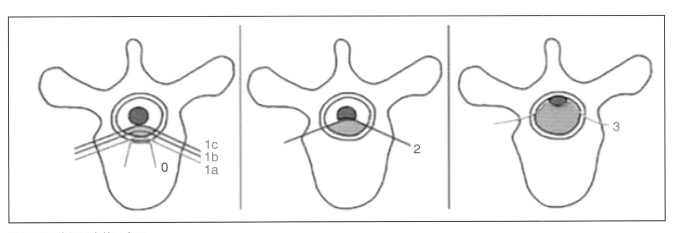

6级ESCC分级量表的示意图

0级　　　肿瘤局限于椎体内
1a级　　硬膜外受累，但硬膜囊未变形
1b级　　硬膜囊变形，但脊髓无接触
1c级　　硬膜囊变形，有脊髓接触，但无脊髓压迫
2级　　　脊髓受压，但周围可见脑脊液间隙
3级　　　脊髓受压，脑脊液间隙消失

图19.4 硬膜外脊髓压迫评分

讨论

治疗脊柱转移瘤的手术指征包括恢复机械稳定性和脊髓或神经根减压[4]。随着微创手术（MIS）在脊柱退行性疾病和创伤性疾病治疗中的广泛应用，人们开始探讨MIS在脊柱肿瘤治疗中的作用。经皮椎弓根螺钉置入技术在保留肌肉附着物的同时提供脊柱稳定（图19.5）。一些研究表明，使用MIS稳定技术可以减少失血量、输血率和住院时间[10-13]。在恢复后路张力带和保持脊柱稳定性方面，这里描述

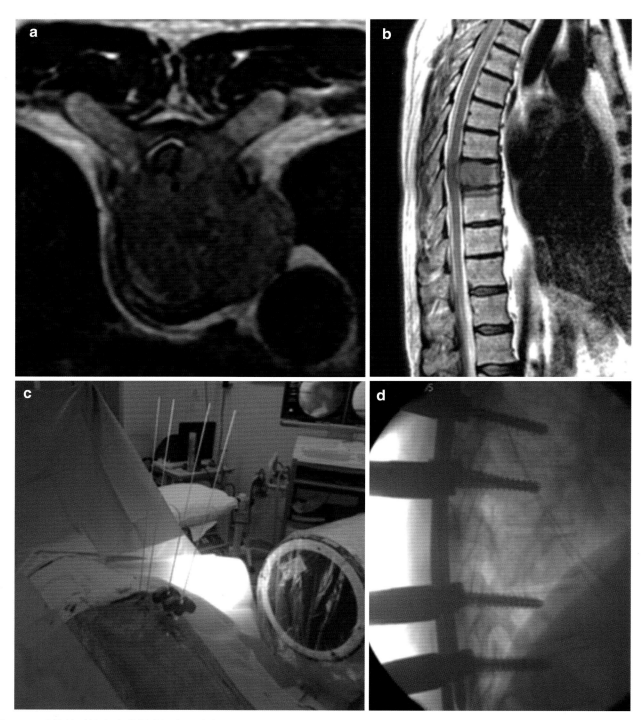

图19.5 脊柱转移性疾病微创胸椎内固定术的典型病例。**a.** 轴位MRI。**b.** 矢状位MRI。**c.** 在透视引导下经皮穿刺克氏针。**d.** 仪器的侧位X线片[26]

的技术提供了一种传统开放手术的微创替代方案。脊柱肿瘤患者通常需要手术、放射和全身治疗相结合，这使得术后迅速愈合和恢复治疗至关重要。这是MIS的最大好处之一，例如经皮固定。有了这种技术，放射治疗通常可以在手术后1周内开始，而不像开放手术那样，由于伤口并发症的风险经常推迟放射治疗[14-15]。

由于大多数癌症患者的骨骼质量较差，我们常规使用骨水泥椎弓根螺钉加固，因为螺钉松动拔出或椎弓根骨折可能是潜在的灾难性后果[16]。初步报告证明了使用PEEK[17]和PMMA[18]材料进行辐射的安全性和有效性。对于一些病理性压缩骨折，证据有力地支持后凸成形术缓解症状和提供结构支持[19-21]。如本文所述病例所示，有后方因素疾病证据的骨折通常需要通过使用椎弓根螺钉和连杆加强后方张力带。结合椎体骨水泥增强和经皮内固定，可以稳定脊柱的前柱和后柱。在我们的实践中，这些经常是联合使用的。重要的是要理解，在表现为高度脊髓或马尾压缩的患者中，为了避免医源性肿瘤后退到椎管内，在标记水平放置这些结构时不需要额外的后凸成形术。

传统上，经皮固定是使用术中透视引导进行的。使用标准的置入技术，椎弓根螺钉错位的发生率为14%～55%，其中多达7%的错位螺钉会导致神经损伤[22-23]。最近的技术进步带来了三维（3D）图像导航系统的使用。这些系统的常规使用已经被证实提高了椎弓根螺钉放置的准确性和安全性，特别是在更复杂的脊柱畸形[22-25]、塌陷和不足已经确定[9]。由于现代癌症疗法延长了癌症患者的生存时间，加上最近工程技术的进步、新的脊柱结构材料以及机器人手术的引入，微创经皮脊柱肿瘤手术的作用可能会越来越大。

结论

脊柱不稳患者需要手术稳定，因为全身治疗和放射治疗不能恢复稳定。MIS技术越来越多地应用于脊柱肿瘤的治疗，并在适当的适应证下，提供了比开放手术更多的优势。对于脊柱转移瘤，MIS的最大优势是能够迅速恢复全身和放射治疗。经皮固定病理性骨折可改善患者的疼痛控制和整体生活质量。随着生存时间的延长和手术技术的改进，微创经皮脊柱肿瘤手术的作用可能会越来越大。外科医生必须熟悉微创手术的技术方面，包括并发症的避免、工作人员的辐射安全和技术故障排除。

参考文献

[1] Bilsky MH, Laufer I, Fourney DR, Groff M, Schmidt MH, Varga PP, et al. Reliability analysis of the epidural spinal cord compression scale. J Neurosurg Spine. 2010;13(3):324–328.

[2] Laufer I, Rubin DG, Lis E, Cox BW, Stubblefield MD, Yamada Y, et al. The NOMS framework: approach to the treatment of spinal metastatic tumors. Oncologist. 2013;18(6):744–751.

[3] Barzilai O, Laufer I, Yamada Y, Higginson DS, Schmitt AM, Lis E, et al. Integrating evidence-based medicine for treatment of spinal metastases into a decision framework: neurologic, oncologic, mechanicals stability, and systemic disease. J Clin Oncol. 2017;35(21):2419–2427. https://doi.org/10.1200/JCO.2017.72.7362.

[4] Bilsky MH, Laufer I, Burch S. Shifting paradigms in the treatment of metastatic spine disease. Spine (Phila Pa 1976). 2009;34(22 Suppl):S101–107.

[5] Yamada Y, Katsoulakis E, Laufer I, Lovelock M, Barzilai O, McLaughlin LA, et al. The impact of histology and delivered dose on local control of spinal metastases treated with stereotactic radiosurgery. Neurosurg Focus. 2017;42(1):E6.

[6] Fisher CG, DiPaola CP, Ryken TC, Bilsky MH, Shaffrey CI, Berven SH, et al. A novel classification system for spinal instability in neoplastic disease: an evidence-based approach and expert consensus from the spine oncology study group. Spine (Phila Pa 1976). 2010;35(22):E1221–1229.

[7] Rades D, Fehlauer F, Schulte R, Veninga T, Stalpers LJ, Basic H, et al. Prognostic factors for local control and survival after radiotherapy of metastatic spinal cord compression. J Clin Oncol. 2006;24(21):3388–3393.

[8] Holly LT, Foley KT. Intraoperative spinal navigation. Spine (Phila Pa 1976). 2003;28(15 Suppl):S54–61.

[9] Rahmathulla G, Nottmeier EW, Pirris SM, Deen HG, Pichelmann MA. Intraoperative image-guided spinal navigation: technical pitfalls and their avoidance. Neurosurg Focus. 2014;36(3):E3.

[10] Hansen-Algenstaedt N, Kwan MK, Algenstaedt P, Chiu CK, Viezens L, Chan TS, et al. Comparison between minimally invasive surgery and conventional open surgery for patients with spinal metastasis: a prospective propensity score-matched study. Spine (Phila Pa 1976). 2017;42(10):789–797.

[11] Hikata T, Isogai N, Shiono Y, Funao H, Okada E, Fujita N, et al. A retrospective cohort study comparing the safety and efficacy of minimally invasive versus open surgical techniques in the treatment of spinal metastases. Clin Spine Surg. 2017;30(8):E1082–E1087.

[12] Rao PJ, Thayaparan GK, Fairhall JM, Mobbs RJ. Minimally invasive percutaneous fixation techniques for metastatic spinal disease. Orthop Surg. 2014;6(3):187–195.

[13] Kumar N, Malhotra R, Maharajan K, Zaw AS, Wu PH, Makandura MC, et al. Metastatic spine tumor surgery: a comparative study of minimally invasive approach using percutaneous pedicle screws fixation versus open approach. Clin Spine Surg. 2017;30(8):E1015–E1021.

[14] Disa JJ, Smith AW, Bilsky MH. Management of radiated reoperative wounds of the cervicothoracic spine: the role of the trapezius turnover flap. Ann Plast Surg. 2001;47(4):394–397.

[15] Yang Z, Yang Y, Zhang Y, Zhang Z, Chen Y, Shen Y, et al. Minimal access versus open spinal surgery in treating painful spine metastasis: a systematic review. World J Surg Oncol. 2015;13:68.

[16] Burval DJ, McLain RF, Milks R, Inceoglu S. Primary pedicle screw augmentation in osteoporotic lumbar vertebrae: biomechanical analysis of pedicle fixation strength. Spine (Phila Pa 1976). 2007;32(10):1077–1083.

[17] Jackson JB 3rd, Crimaldi AJ, Peindl R, Norton HJ, Anderson WE, Patt JC. Effect of polyether ether ketone on therapeutic radiation to the spine: a pilot study. Spine (Phila Pa 1976). 2017;42(1):E1–7.

[18] Barzilai O, DiStefano N, Lis E, Yamada Y, Lovelock DM, Fontanella AN, et al. Safety and utility of kyphoplasty prior to spine stereotactic radiosurgery for metastatic tumors: a clinical and dosimetric analysis. J Neurosurg Spine. 2017:1–7.

[19] Mendel E, Bourekas E, Gerszten P, Golan JD. Percutaneous techniques in the treatment of spine tumors: what are the diagnostic and therapeutic indications and outcomes? Spine (Phila Pa 1976). 2009;34(22 Suppl):S93–100.

[20] Papanastassiou ID, Filis AK, Gerochristou MA, Vrionis FD. Controversial issues in kyphoplasty and vertebroplasty in malignant vertebral fractures. Cancer Control. 2014;21(2):151–157.

[21] Berenson J, Pflugmacher R, Jarzem P, Zonder J, Schechtman K, Tillman JB, et al. Balloon kyphoplasty versus non-surgical fracture management for treatment of painful vertebral body compression fractures in patients with cancer: a multicentre, randomised controlled trial. Lancet Oncol. 2011;12(3):225–235.

[22] Vaccaro AR, Rizzolo SJ, Balderston RA, Allardyce TJ, Garfin SR, Dolinskas C, et al. Placement of pedicle screws in the thoracic spine. Part II: an anatomical and radiographic assessment. J Bone Joint Surg Am. 1995;77(8):1200–1206.

[23] Laine T, Lund T, Ylikoski M, Lohikoski J, Schlenzka D. Accuracy of pedicle screw insertion with and without computer assistance: a randomised controlled clinical study in 100 consecutive patients. Eur Spine J. 2000;9(3):235–240.

[24] Tian NF, Huang QS, Zhou P, Zhou Y, Wu RK, Lou Y, et al. Pedicle screw insertion accuracy with different assisted methods: a systematic review and meta-analysis of comparative studies. Eur Spine J. 2011;20(6):846–859.

[25] Laudato PA, Pierzchala K, Schizas C. Pedicle screw insertion accuracy using O-Arm, robotic guidance or freehand technique: a comparative study. World J Surg Oncol. 2015;13:68.

[26] Zairi F, Arikat A, Allaoui M, et al. Minimally invasive decompression and stabilization for the management of thoracolumbar spine metastasis. J Neurosurg Spine. 2012;17(1):19–23.

第20章 腰椎后路和骶骨入路与稳定性：病变内腰椎切除术

John H. Shin, Ganesh M. Shankar
秦毅，李兆峰，黄霖/译校

引言

许多类型的肿瘤会影响脊柱和脊柱结构的完整性，导致严重的疼痛和残疾[1-2]。脊柱肿瘤的主要类型是转移性癌和脊柱原发性肿瘤（脊索瘤、软骨肉瘤、骨肉瘤等）。尽管脊柱原发性肿瘤很少见，但切除和肿瘤治疗策略与转移性肿瘤完全不同[3-4]。在这些肿瘤中，作为多模式治疗计划的一部分，通常结合放疗和/或化疗，经常计划和尝试进行大范围的整体或切除型切除，以实现持久的长期局部控制[5]。

然而，大多数影响脊柱的肿瘤是源自其他原发部位的转移瘤，如肺、乳腺、肾和前列腺[6]。在这些病例中，患者可能会表现出与骨髓转移性侵犯导致的椎体病理性骨折相关的疼痛，最终可能延伸到硬膜外间隙，导致神经根和脊髓受压[7]。脊柱的任何部分都可能受到肿瘤的影响并造成压迫，包括小关节和后外侧结构。然而，由于椎体内的骨髓通常是转移的部位，所以压迫通常位于硬脑膜的腹侧。技术上的挑战是在不破坏硬脑膜或过度收缩神经根的情况下，将肿瘤和反向的骨头与腹侧硬脑膜分离。

在发生转移性疾病方面，腰椎仅次于胸椎[8]。转移到受影响的椎体可能会影响椎体的结构完整性，并导致剧烈疼痛，脊柱负重、站立或行走受限。虽然这些骨折可以通过休息和药物治疗得到一定程度的缓解和治疗，但通常情况下，这些骨折可能会导致严重的疼痛。对患者疼痛类型的评估需要通过仔

细的病史记录，并用病变的影像学表现来证实这一信息，以评估脊柱的稳定性[9]。患者还可能在放射治疗后出现椎体内和椎体外肿瘤进展的症状。在这些情况下，若出现马尾神经症状或严重的神经根压迫的情况，可能需要进行病灶内减压术。

外科手术的目标：策略和方法考虑

这些患者可能需要稳定和重建，这通常是通过后路进行的。当这种情况发生时，手术的目标是减压神经根，分离肿瘤和硬脑膜，并稳定脊柱。在转移性患者中，通过一种预定的病灶内技术来完成的，包括椎体去中心化和椎体及肿瘤的分段切除[10-11]。

由于手术的目标不是根治性切除，因此该治疗策略是安全有效的。这也避免了前入路和侧入路，因为前入路和侧入路会引起涉及其他软组织器官和血管结构的更广泛的潜在并发症[12-14]。如前所述，在计划进行整体切除的初次肿瘤切除的情况下，分期切除并结合前入路或侧入路可能是有利的。对这些类型的手术分期可以仔细计划截骨术和有意切开骨骼和软组织，以最大限度地扩大切除范围和手术视野。在这些情况下，考虑到局部肿瘤控制和肿瘤侵袭的挑战，这种方法的发病率可能是合理的。在这些情况下，避免了区域内方法[15-16]。

然而，对于癌症和转移性疾病的患者，前入路可能并不理想，因为患者可能已经遭受化疗或治疗的其他副作用，影响到他们的其他器官系统。例

如，肝转移患者可能有反复腹水、腹胀和静脉高压，需要频繁的腹膜引流等问题。弥漫性腺病患者也可能有静脉充血，影响静脉回流和循环。对于曾接受过肠道手术或腹膜后手术的患者来说，与这些入路相关的瘢痕组织也使前入路不那么容易，可能更危险，因为大血管的解剖结构可能会阻碍安全暴露。

同样，侧方入路是进入腰椎的一种很好的方法，但对于转移性患者，需要仔细考虑局部解剖结构。对于许多退行性和创伤性脊柱疾病的患者，侧方入路是重建和固定腰椎的极佳方法[17]。随着微创技术的发展，腰椎外侧入路在肿瘤病例中当然有一定的作用，但由于腰椎交界处与髂骨和髂血管的解剖关系，腰椎外侧入路通常更加困难[18-20]。一个主要的考虑因素是累及腰椎的肿瘤也累及周围的腰大肌，特别是对于肾癌等血管肿瘤。弥漫性累及腰大肌的肿瘤出血很难控制。实际上，由于脊柱的位置和与外科医生的距离，从这个横向位置在L5和S1进行手术在技术上也是困难的。考虑到骶骨的方位和解剖结构，用这种入路来固定比较困难。髂骨的隆起常常是阻碍，限制了从外侧入路进入骶骨的途径。

与放射规划相结合的方法

随着放射治疗的进步，如立体定向放射外科，现在可以通过侵入性更小、范围更广、病理性更强的手术来实现局部肿瘤控制。通过结合和计划先进的放射治疗，如术后立体定向放射外科治疗，可以最大限度地减少前期手术的范围[21]。有了足够的减压和肿瘤与硬脑膜的分离，外科手术通过在关键神经结构周围提供足够的间隙来通过最大的辐射剂量，通常是18～24Gy/次[18]，从而为放射奠定了基础。在颈椎和胸椎中，限制剂量的结构通常是脊髓。允许的脊髓剂量容许量因中心而异，但在腰椎，人们普遍认为尾神经根可能比脊髓耐受更大的剂量。尽管如此，从鞘囊分离的需要不仅对于减压目的，而且对于辐射剂量规划都是重要的。

尽管放射技术取得了这些进步，外科医生仍然需要适应并能够对鞘囊和神经根周围的辐射减压，以最大限度地提高术后放射的效率。不充分的减压或将肿瘤和骨与神经元素分离将限制适用于外科领域转移性疾病残留区域的剂量[22-23]。在这一章中，我们将在椎板切除的基础上，描述和说明姑息性环境下肿瘤内切除的细微差别。

临床表现：脊柱肿瘤疼痛

腰背痛是大多数腰椎和腰椎肿瘤最常见的症状。腰椎转移性疾病的患者有几种基本类型的疼痛。这些疼痛包括局部轴性生物疼痛、神经根性疼痛和机械性疼痛。局部轴性背痛被描述为持续性的，一般不会随着运动而加剧，也不会随着卧位而改善。这种类型的疼痛被归因于几个因素，包括椎体质量增长导致椎体骨膜伸展或骨内局部癌症相关信息。这种局部的轴性生物疼痛可以在类固醇的作用下得到改善，并且往往会随着疼痛的周期和严重程度在一天中有所变化。这被认为在一定程度上与一天中内源性类固醇产生的周期性变化有关。

由于癌症患者在一定程度上免疫受损，这就解释了这种类型的疼痛对内科类固醇治疗的反应。神经根性疼痛与硬膜外间隙肿瘤压迫神经根有关。疼痛的来源可能是肿瘤的骨外延伸，但也可能是静脉充血造成的压迫以及同侧椎弓根扩张引起的骨质压迫，或者是肿瘤或反向的骨头在神经根出孔处压迫神经根。这种类型的疼痛，无论是哪种压迫，都会在受压神经根的皮肤管控位置中放射，常常出现感觉障碍。

最后，机械性疼痛的特征是改变姿势时疼痛加剧，特别是在脊柱负荷时坐位和站立位。以站立位突出的神经根病称为机械性神经根病，提示在脊柱受损的情况下负重对神经根进行动态压迫[24]。

放射学评估

在手术计划中，仔细分析影像研究是至关重

要的，通过腰骶区的后方入路进行病灶内切除和稳定。磁共振成像（MRI）很容易获得，可以显示尾部或神经根受压的程度。骨转移和骨髓置换的范围通常很容易被认为是骨髓本身内的T1低信号改变。骨髓内的T2高信号改变可能反映骨髓内的骨性水肿。矢状位和轴位T2加权序列通常最有助于研究神经受压最严重的区域以及对椎间孔和侧隐窝的可视化。注射钆（Gd）有助于显示这些肿瘤的血管，特别是硬膜外部分。硬膜外间隙的静脉充血往往夸大了实际的硬膜外肿瘤扩张和压缩的程度。通常，通过磁共振成像不能在影像上区分这两种疾病。

MRI对于研究肿瘤位于椎体外侧并延伸至腰大肌的范围也很有用。在计划手术前对这些进行研究是很重要的，因为腰大肌内的弥漫性肿瘤可以解释患者的非皮肤疼痛和近端无力。这也会影响手术计划，因为如果腰大肌和腹膜后有巨大的肿瘤位于或累及腰骶丛，腰神经根近端减压可能疼痛缓解效果不明显。考虑椎体受累的程度对于计划手术的节段数目也是至关重要的。需要再次强调的是，考虑到涉及的椎体数量，可能会影响在多个节段上使用器械，因为使用椎弓根螺钉固定穿过脆弱的骨骼会遇到预期的挑战。在MRI上也可以看到辐射对骨骼的影响。

可疑的血管性肿瘤通常与原发性肿瘤类型有关，如肾细胞癌。术前需要分析MRI图像上的血流空洞或血管增多，特别是T2序列，因为术前脊柱血管造影和栓塞术可能会对患者受益。从该区域的后方入路，由于视野的深度和腰椎的解剖结构，很难进入主要的髂动脉和节段血管。特别是在椎体部分切除的病灶内切除手术中，控制骨骼的快速出血有一定难度。

计算机断层扫描（CT）的分析也有助于更详细地了解骨骼的质量。预测骨质是疏松性的、爆裂性的还是正常的，可能会影响手术计划。轴向序列也可以帮助计划椎弓根螺钉的宽度和长度，以在这种具有挑战性的环境中最大限度地发挥作用。外科医生需要考虑到，除了全身骨量减少外，骨可能还会

受到放射、骨髓置换和松解改变的影响，所有这些都会影响螺丝钉的牢固性和拔出强度。很多时候，这些患者会在近期进行胸部、腹部和骨盆的CT检查。这对手术计划有帮助，因为在轴位成像上可以很好地观察到髂骨血管的走行方向和位置，这对椎弓根螺钉向腰椎交界处的融合有一定的指导意义。评估任何区域血管变异可能会省去以后的麻烦。此外，从这些分期扫描中可以收集到许多信息，因为腹水或其他转移瘤（如肝脏）的范围可能会影响止血和术中凝血。

最后，如果患者可以耐受，腰椎站立位X线片对评估脊柱的整体对线非常有帮助。这可能是非常困难的，另外，CT通常足以评估骨骼结构。

病例展示：腰椎

一位71岁的男性被诊断出患有黑色素瘤，因为胸部病变被切除。他开始服用Pembrolizumab（帕普利珠单抗），1年后被发现有多个肝脏和脊柱病变。他因左腿剧烈疼痛而来到肿瘤科就诊。MRI显示L1和L2有溶血性转移，L2有硬膜外病变，符合其神经根症状（图20.1）。他接受了椎板切除和硬膜外肿瘤切除。然后是常规外照射（30Gy 10次）。患者的左腿疼痛得到了足够的改善，他可以在接下来的6周内逐渐减少止痛药用量。

然而，手术后大约3个月，又开始出现疼痛，坐位、站立位和走路时疼痛明显加重。站立时背部疼痛更严重。站立和将行走限制在几步内，左腿疼痛要更严重。这名患者由于腿部无力而多次摔倒。患者因疼痛危象和不断增加的口服止痛药需求以及无法生活自理而入院。在检查时，由于剧烈疼痛，他无法坐直或站立。

腰椎MRI显示L1和L2合并病理性骨折的溶血性转移瘤（图20.2）。在这两个节段，都有骨外延伸和硬膜外病变的证据。在L2节段，马尾神经严重受压，伴有大的硬膜外软组织成分。肿瘤还破坏了椎体的左侧壁，并延伸到邻近的腰大肌。

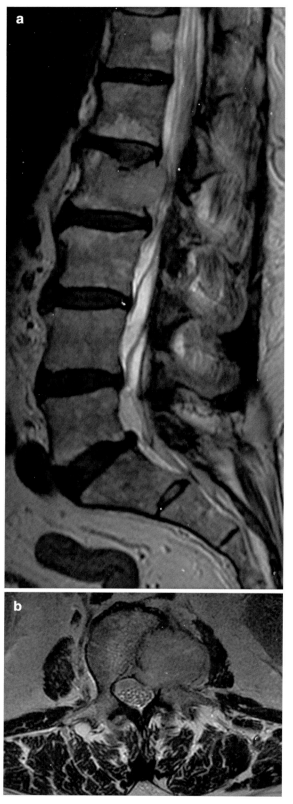

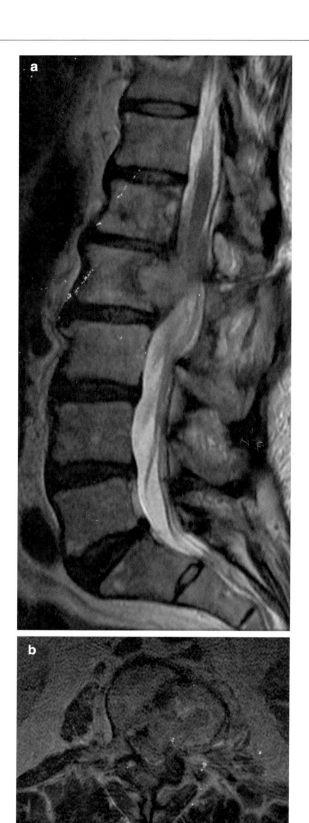

图20.1　a. 术前MRI，矢状位T2序列，显示L1和L2椎体转移，L2处有病理性骨折和肿瘤后移。b. L2椎弓根水平的术前MRI，轴位T2序列，显示左侧L2椎体、椎弓根和小关节受累，硬膜外扩张。椎体外侧壁延伸至腰大肌。L2和L3神经根被肿瘤压迫

图20.2　a. MRI，矢状位T2序列，在初次减压手术和放射治疗后显示疾病进展和硬膜外压迫加重。b. 轴位T2序列显示严重的马尾神经压迫和脑脊液消失。与之前的MRI相比有明显的进展

由于病理性椎体骨折、硬膜外疾病和骨性疾病的分离和缩小，患者接受了手术治疗，具体目标是稳定其机械性背痛，目前已发展为衰弱性疼痛和功能受限性无力。考虑到他的局部进展，我们计划在局部减积后进行立体定向放射手术以控制局部肿瘤。在广泛转移性疾病进展的患者中，使用派姆单抗的重点是缓解严重的肿瘤性机械性疼痛并以最小病态的方式减压神经。

外科技术：技巧和计划

腰椎后路入路的普遍熟悉和相对容易的技术使其对大多数脊柱外科医生具有吸引力[25-27]。采用后路入路，可以进入脊柱的多个节段，通过一次入路就可以实现多节段减压和内固定。由于马尾神经更自由的处理特点，无论是否累及脊膜囊后部或腹侧结构，转移性肿瘤的病灶内减压都能达到满意的效果。腹侧减压和进入该空间是很容易的，可以根据需要去除椎板和椎弓根。经椎弓根钻孔可以进入椎体和腹侧硬膜外腔。

在本例中，患者被带到手术室，并计划进行多级减压和稳定。俯卧位时，重要的是腹部要保持自由，所有压力点都要有足够的填充物，以尽量减少腹部静脉压力的增加，从而影响硬膜外出血。俯卧于Jackson手术台上对于达到这个目的是非常有用的。对于不涉及颈或胸脊髓的病例，术中神经生理记录（运动诱发电位，体感诱发电位）不常规使用，尽管这是一种基于外科医生偏好的选择。充分的静脉通路和动脉血管是用手臂固定在麻醉的方向上来实现的。

做一个中线切口，用Bovie电刀进行解剖。在脊柱转移患者中，包括肌肉在内的软组织经常水肿，并可能渗出液体。同样，基于患者潜在的凝血功能障碍、免疫抑制和血液储备不良，肌肉也易发生出血。在关节突关节外侧进行解剖以暴露横突的外侧尖端。在本例中，从T11～L4进行曝光。关注的区域在L1和L2，考虑到骨质量差，计划多个固定点。

已知L2的肿瘤影响横突、椎弓根和关节面。利用解剖标志和徒手技术将椎弓根螺钉内固定于每个节段。减压前进行仪器检查。这可以在手术因医疗或其他原因而必须中止时保持稳定。将内固定放在首位的另一个好处是，解剖结构不会因进一步的骨和软组织出血而扭曲和模糊，随着病情的发展，这些出血往往会累积。

在本例中，在T11～L4使用开窗螺钉，以允许骨水泥增强螺钉置入（图20.3）。开窗螺钉允许在螺钉放置后的任何时间通过实际椎弓根螺钉控制骨水泥的输送。在这个工作流程中，使用徒手技术放置螺钉，并使用正位（AP）和侧位X线片验证螺钉的放置。O臂或任何其他类型的术中成像方式可用于验证螺钉的位置。重要的是要确认螺钉放置的准确性，这样当注入骨水泥时，它进入椎体而不是进入硬膜外间隙。为了最大限度地提高工作效率，磨砂技术可以在进行X线验证时开始混合和制备骨水泥。这样就有足够的时间准备骨水泥，并有足够的时间安装注入骨水泥的螺钉。一旦确定螺钉的位置，在术中透视下将骨水泥注入每个椎弓根。

螺钉置入后，行椎板切除术，去除L1和L2的所有背侧构件。椎板切除术宽至L1～L3椎弓根的内侧壁。这是通过使用切割钻和Kerrison咬骨钳实现的。脊柱的不稳定是明显的，L1～L2关节面严重不正常。确认L2椎弓根和左侧L1～L2关节突受累后，使用Leksell咬骨钳咬断并尽可能多地切除L1～L2关节突，直到左侧L2椎弓根的松质残端可见并被识别。肿瘤破坏了椎弓根、关节突和横突。L2和L3神经根由于被埋在硬膜外肿瘤下，使神经根移位，尚未可见。使用神经剥沿着硬脑膜从中线一直走到L2和L3孔所在的位置。一旦这个平面被切开，肿瘤就会被用垂体钳（髓核钳）和Kerrion咬骨钳咬除。为了方便L2和L3神经根的完全减压和硬膜外肿瘤切除，我们还切除了L2的关节突关节，使用切割钻钻穿紧邻L2椎弓根尾侧部的峡部。用神经剥触诊和观察椎弓根内侧壁。在助手的帮助下，沿着椎弓根的下缘和峡部的正下方，切割钻可以直接钻过椎弓根的内侧到外

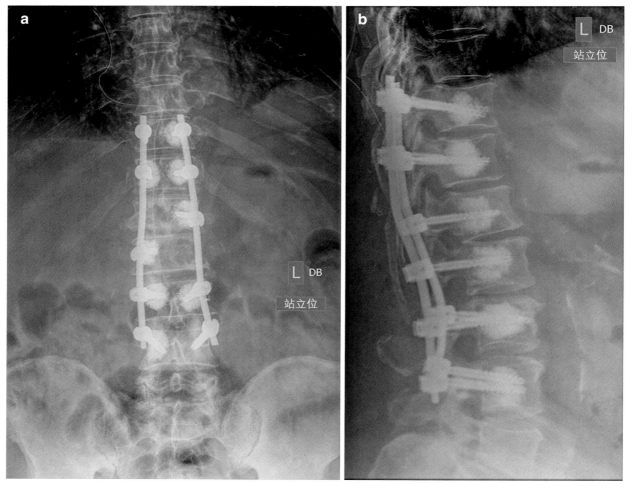

图20.3　a. 腰椎前后（AP）位X线片显示T11～L4的结构。右侧L1和左侧L2椎弓根因椎弓根严重破坏而未被置入器械。b. 腰椎侧位X线片，显示每个椎体的端板到端板的骨水泥含量

侧，磨掉所有的骨头，直到根部。这样可以切除峡部和L2的下关节突，从而帮助观察L3神经根。

在切除峡部后，L2神经根完全显露出来，所有的肿瘤可以被切除到横突筋膜间。然后磨除L2的横突，分离出L2椎弓根。然后将L2椎弓根向下磨入已被肿瘤部分破坏的椎体中。在切除椎弓根的水平上，没有必要沿着椎体壁的侧面进行解剖，因为肿瘤已经基本上破坏了这个侧壁，而且这个区域往往有非常多的血管。由于这是一个椎体内切除术，目标是留在通过该侧椎弓根进入的椎体腔内。一旦进到椎体肿瘤腔，通常可以使用肿瘤钳、刮除和抽吸相结合的方法迅速而容易地将其抽出。如果采用椎体内分离技术，就不会对椎体腹侧的大血管产生危险。同样，腹膜后结构不应成为通过该手术通道的因素。

从MRI上看，肿瘤已经破坏了椎体的很大一部分。

通过这种入路，可以进行积极的肿瘤和骨髓内容物的去钙化和清扫。这项技术的最后一个关键步骤是切除椎体后壁，并切除紧邻硬膜囊腹侧的肿瘤，包括后纵韧带。这可以通过用牙科或4号Penfield剥离子轻轻地移动硬脊膜来完成，同时手术医生使用向下倾斜的刮刀将剩余的椎体壁向下推入椎体切除后的缺损处。这可以是单侧的，也可以是双侧的。特别是如果术后计划进行立体定向放射外科手术，关键是要建立一个清晰的腹侧硬膜外间隙，使肿瘤和骨与硬脊膜分离和清除。必须非常小心地辨认后纵韧带和腹侧硬脊膜之间的平面。在肿瘤病例中，后纵韧带通常能够从硬脊膜中分离出来，因为与创伤不同，肿瘤通常不会破坏这种结

构。在这种情况下，患者以前接受过放射治疗，这种平面可能更难识别。腹侧硬膜撕裂可能很难修复，正是在手术的这一点上，手术速度应有所放慢，以确保对该平面的安全解剖。需要切除后纵韧带，以完全松解腹侧硬膜囊并确保环周减压。

在病灶内切除过程中，出血是一个问题。对于多血管肿瘤，如肾细胞癌，术前栓塞术是非常有帮助的，但使用这种栓塞术并不意味着肿瘤或椎体在手术中不会出血。在这例转移性黑色素瘤中，肿瘤在分块切除过程中没有明显出血，但正如预期的那样遇到了大量的硬膜外出血。这种出血可以通过使用血栓剂、明胶海绵和过氧化氢来控制。

椎管内切除术后，重建前柱是一种选择，但不是必需的。在这个病例中，由于整个椎体没有被切除，所以没有进行前柱重建（图20.4）。在有明显椎体缺损的情况下，可以用Steinman螺钉或胸管技术固定的骨水泥进行前柱重建。由于空间及在腹侧腰椎硬膜外腔内安全插入和操作这些装置的能力的限制，难以使用结构性异体移植及可扩展的笼子等装置。与胸椎不同的是，在胸椎中，神经根的牺牲极大地方便了此类植入物进入腹侧硬膜外空间的能力，而腰椎神经根的牺牲在瘤内的姑息性策略中是不可接受的。

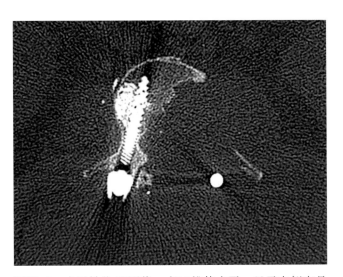

图20.4　术后轴位CT图像，在L2椎体水平，显示右侧有骨水泥加压的椎弓根螺钉。左侧没有螺钉，因为左侧面、椎弓根和椎体的外侧部分已经用瘤内技术切除了

病例展示：腰骶部

这种病灶内技术对于腰骶交界处的转移尤其有用，因为与前经腹膜入路相比，后入路的发病率相对较低。需要考虑的主要潜在并发症是腰骶区的伤口愈合。在这个区域有局部疼痛的患者往往不能移动，大部分时间都是背部或者臀部卧位的。这是一个感染以及伤口开裂的高风险区域，特别是如果患者以前接受过放射治疗或正在接受积极的癌症治疗[28]。虽然可以将笼子或移植物移入这个空间，但正如本病例所示，这种前部支撑的融合是具有挑战性的。在这些病例中，与骨盆的融合是关键，以提供跨越腰骶交界区的额外支持。

一位67岁男性转移性直肠癌患者因严重的背部疼痛而住进肿瘤科，并限制任何活动。据了解，他的肿瘤转移到了骶骨。他出现了尿潴留、鞍区麻木和剧烈疼痛，以至于他在床上躺了好几周。他在入院前大约8周接受了常规外照射治疗。放疗对他的疼痛无济于事，他对麻醉剂的需求量逐步增加。他接受了几次介入放射学的冷冻治疗，以减轻臀部局部特别是右侧的疼痛。

MRI显示严重的骶神经根压迫、硬膜外肿瘤和S1因肿瘤引起的弥漫性骶骨破坏（图20.5）。CT显示骶骨内骨转移和破坏的程度。骨性受累延伸至双侧骶髂关节（图20.6）。

手术的目的是稳定从L3到骨盆的骶骨。患者在L4～L5有退行性椎体滑脱，因此内固定扩展到L3以最大限度地固定。考虑到骶髂关节的稳定性，在骨盆两侧各放置两枚髂螺钉。行广泛的骶椎板切除术，减压骶神经根。骨质量较差，病变内切除最终在骶骨内形成一个大腔。在骶骨右侧，在右侧L5～S2神经根之间，通过分离骶骨翼并向下钻取右侧S1椎弓根，形成一个大的间隙（图20.7）。骨质没有出血，肿瘤本身也没有血管。刮除骶骨的松质骨，远离腹侧鞘囊和S1～S4神经根并不费多少工夫。正如术前图像所示，大部分压迫发生在右侧，这是骨骼最脆弱的地方。右侧S1椎弓根被钻入骶骨体。用不同

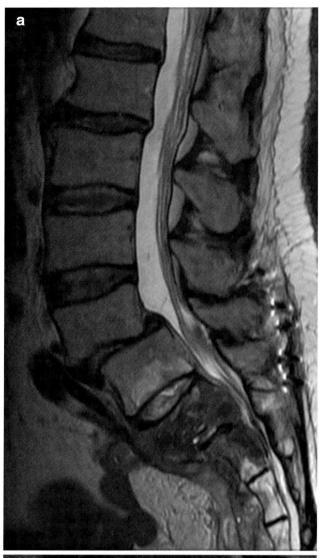

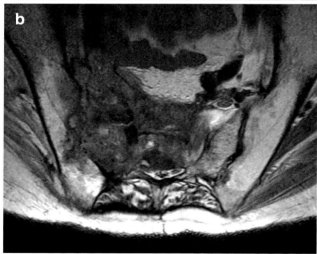

图20.5　**a.** 术前矢状位T2 MRI，显示转移灶涉及L5和骶骨，S1严重破坏。L4～L5有退行性脊柱滑脱和狭窄。**b.** 术前轴位T2 MRI，显示广泛的骶骨受累和硬膜外扩展的骶神经根受压

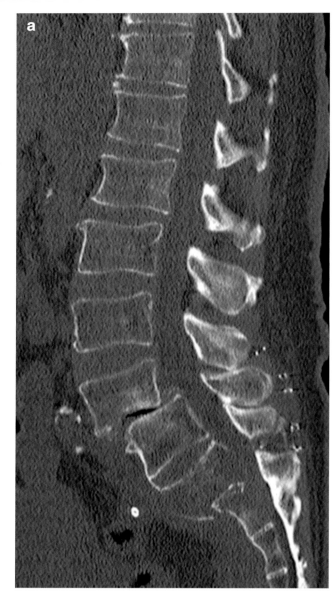

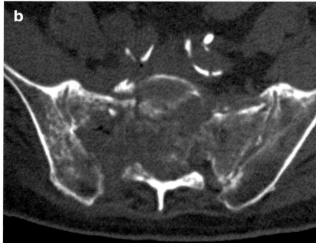

图20.6　**a.** 术前矢状位CT显示骶骨的骨质破坏程度。**b.** 术前轴位CT显示骶骨肿瘤累及骶髂关节的程度

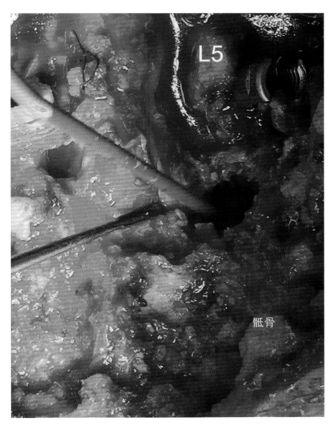

图20.7　术中照片，外科医生视图。用4号Penfield剥离子牵回右侧S1神经根。S1的右椎弓根已被钻入S1的椎体中。吸入导管位于腔体深处

的刮匙从骶神经根处去除肿瘤和骨碎片。

骶骨

减压完成后，用网状钛笼重建硬脊膜腹侧空间。通常这是不可能的，但由于骨质被溶解，一个笼子在神经根之间导航并进入这个空间。由于大面积破坏，我们尝试填补L5的下终板和剩余骶骨残端之间的间隙，以提供一些腹侧支持。因为骶骨外侧翼和髂骨的大部分被骨头破坏了，所以在仔细确定大小后，可以在S1和S2神经根之间放置一个钛笼。将钛笼垂直于硬脊膜插入，然后在L5和S2之间的空间旋转90°。尽可能地塞紧钛笼，但下端的装置贴合度很差，这是由S2水平的小骨架和椎体间融合器的尺寸问题造成的（图20.8）。

用骨水泥填充笼子和笼子周围的区域，以提

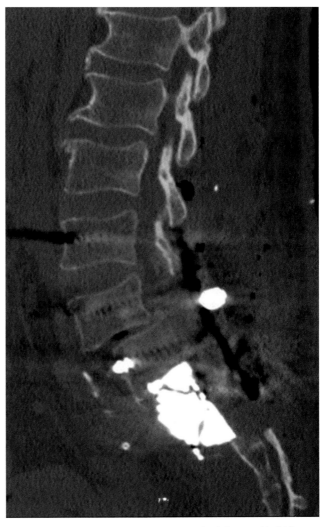

图20.8　术后矢状位CT，显示构造和钛笼位于S2的残端上。骶骨（即S1）是用椎管内技术切除的。骨水泥填充

供额外的稳定性。用骨水泥代替骨填充笼子，因为考虑到以前的放射线和癌症的程度，在这里不太可能进行关节加固。连接棒被塑形并以标准方式锁定（图20.9）。术中插入硬膜外疼痛导管，患者在随后几天里疼痛明显缓解。患者出院后进入康复中心，他可以坐下、站立，并使用助行器走动。这种改善维持了约3个月，最后患者因癌症进展而去世。

结论

腰椎内肿瘤切除术是脊柱转移瘤手术治疗的主要方法，手术的目的是减压和稳定。仔细考虑入路

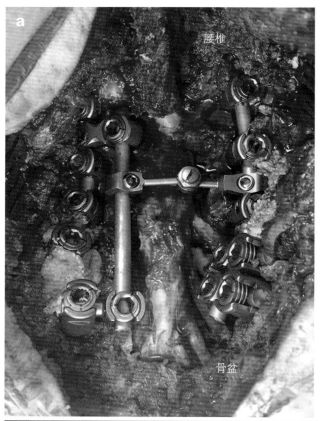

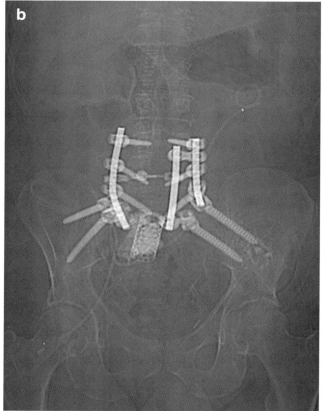

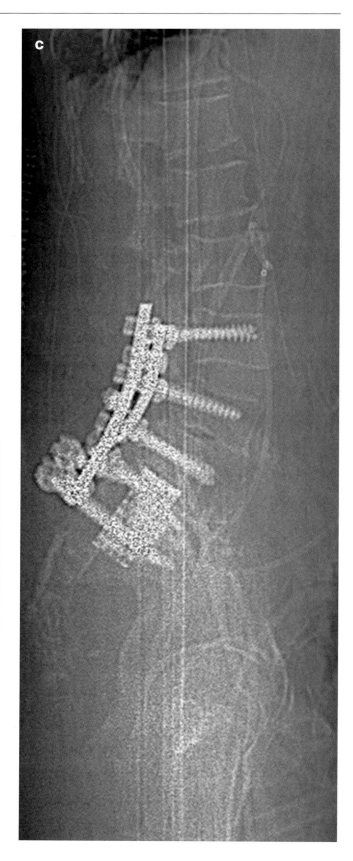

图20.9 **a.** 最终手术结构的术中照片。可以看到右侧S1～S4神经根。左侧的骶神经根被连接棒遮住了。为了确定方向，这是外科医生的视图。图的右侧即为患者的右侧。在右侧的S1和S2神经根之间可以看到钛笼周围的骨水泥。**b.** 术后腰前突CT显示多个固定点。**c.** 术后腰部CT

相关的发病率，特别是在患者接受癌症治疗的情况下，减少手术并发症和最大化该区域脊柱手术的收益至关重要。

参考文献

[1] Dea N, Charest-Morin R, Sciubba DM, Bird JE, Disch AC, Mesfin A, et al. Optimizing the adverse event and HRQOL profiles in the management of primary spine tumors. Spine (Phila Pa 1976). 2016;41(Suppl 20):S212–S217.

[2] Laufer I, Zuckerman SL, Bird JE, Bilsky MH, Lazary A, Quraishi NA, et al. Predicting neurologic recovery after surgery in patients with deficits secondary to MESCC: systematic review. Spine (Phila Pa 1976). 2016;41(Suppl 20):S224–S230.

[3] Glennie RA, Rampersaud YR, Boriani S, Reynolds JJ, Williams R, Gokaslan ZL, et al. A systematic review with consensus expert opinion of best reconstructive techniques after osseous en bloc spinal column tumor resection. Spine (Phila Pa 1976). 2016;41(Suppl 20):S205–S211.

[4] Altaf F, Weber M, Dea N, Boriani S, Ames C, Williams R, et al. Evidence-based review and survey of expert opinion of reconstruction of metastatic spine tumors. Spine (Phila Pa 1976). 2016;41(Suppl 20):S254–S261.

[5] Pennicooke B, Laufer I, Sahgal A, Varga PP, Gokaslan ZL, Bilsky MH, et al. Safety and local control of radiation therapy for chordoma of the spine and sacrum: a systematic review. Spine (Phila Pa 1976). 2016;41(Suppl 20):S186–S192.

[6] Fehlings MG, Nater A, Tetreault L, Kopjar B, Arnold P, Dekutoski M, et al. Survival and clinical outcomes in surgically treated patients with metastatic epidural spinal cord compression: results of the prospective multicenter AOSpine study. J Clin Oncol. 2016;34(3):268–276.

[7] Choi D, Fox Z, Albert T, Arts M, Balabaud L, Bunger C, et al. Rapid improvements in pain and quality of life are sustained after surgery for spinal metastases in a large prospective cohort. Br J Neurosurg. 2016;30(3):337–344.

[8] Klimo P Jr, Schmidt MH. Surgical management of spinal metastases. Oncologist. 2004;9(2):188–196.

[9] Laufer I, Rubin DG, Lis E, Cox BW, Stubblefield MD, Yamada Y, et al. The NOMS framework: approach to the treatment of spinal metastatic tumors. Oncologist. 2013;18(6):744–751.

[10] Tomita K, Kawahara N, Kobayashi T, Yoshida A, Murakami H, Akamaru T. Surgical strategy for spinal metastases. Spine (Phila Pa 1976). 2001;26(3):298–306.

[11] Chaichana KL, Pendleton C, Wolinsky JP, Gokaslan ZL, Sciubba DM. Vertebral compression fractures in patients presenting with metastatic epidural spinal cord compression. Neurosurgery. 2009;65(2):267–274. discussion 74-75.

[12] Hu Y, Xia Q, Ji J, Miao J. One-stage combined posterior and anterior approaches for excising thoracolumbar and lumbar tumors: surgical and oncological outcomes. Spine (Phila Pa 1976). 2010;35(5):590–595.

[13] Villavicencio AT, Oskouian RJ, Roberson C, Stokes J, Park J, Shaffrey CI, et al. Thoracolumbar vertebral reconstruction after surgery for metastatic spinal tumors: long-term outcomes. Neurosurg Focus. 2005;19(3):E8.

[14] Walsh GL, Gokaslan ZL, McCutcheon IE, Mineo MT, Yasko AW, Swisher SG, et al. Anterior approaches to the thoracic spine in patients with cancer: indications and results. Ann Thorac Surg. 1997;64(6):1611–1618.

[15] Shankar GM, Clarke MJ, Ailon T, Rhines LD, Patel SR, Sahgal A, et al. The role of revision surgery and adjuvant therapy following subtotal resection of osteosarcoma of the spine: a systematic review with meta-analysis. J Neurosurg Spine. 2017;27(1):97–104.

[16] Ailon T, Torabi R, Fisher CG, Rhines LD, Clarke MJ, Bettegowda C, et al. Management of locally recurrent chordoma of the mobile spine and sacrum: a systematic review. Spine (Phila Pa 1976). 2016;41(Suppl 20):S193–S198.

[17] Salzmann SN, Shue J, Hughes AP. Lateral lumbar interbody fusion-outcomes and complications. Curr Rev Musculoskelet Med. 2017;10(4):539–546.

[18] Zuckerman SL, Laufer I, Sahgal A, Yamada YJ, Schmidt MH, Chou D, et al. When less is more: the indications for MIS techniques and separation surgery in metastatic spine disease. Spine (Phila Pa 1976). 2016;41(Suppl 20):S246–S253.

[19] Massicotte E, Foote M, Reddy R, Sahgal A. Minimal access spine surgery (MASS) for decompression and stabilization performed as an out-patient procedure for metastatic spinal tumours followed by spine stereotactic body radiotherapy (SBRT): first report of technique and preliminary outcomes. Technol Cancer Res Treat. 2012;11(1):15–25.

[20] Muhlbauer M, Pfisterer W, Eyb R, Knosp E. Minimally invasive retroperitoneal approach for lumbar corpectomy and anterior reconstruction. Technical note. J Neurosurg. 2000;93(1 Suppl):161–167.

[21] Ho JC, Tang C, Deegan BJ, Allen PK, Jonasch E, Amini B, et al. The use of spine stereotactic radiosurgery for oligometastatic disease. J Neurosurg Spine. 2016;25(2):239–247.

[22] Moulding HD, Elder JB, Lis E, Lovelock DM, Zhang Z, Yamada Y, et al. Local disease control after decompressive surgery and adjuvant high-dose single-fraction radiosurgery for spine metastases. J Neurosurg Spine. 2010;13(1):87–93.

[23] Laufer I, Iorgulescu JB, Chapman T, Lis E, Shi W, Zhang Z, et al. Local disease control for spinal metastases following "separation surgery" and adjuvant hypofractionated or high-dose single-fraction stereotactic radiosurgery: outcome analysis in 186 patients. J Neurosurg Spine. 2013;18(3):207–214.

[24] Hussain I, Barzilai O, Reiner AS, DiStefano N, McLaughlin L, Ogilvie S, et al. Patient-reported outcomes after surgical stabilization of spinal tumors: symptom-based validation of the spinal instability neoplastic score (SINS) and surgery. Spine J. 2017;18(2):261–267.

[25] Street J, Fisher C, Sparkes J, Boyd M, Kwon B, Paquette S, et al. Single-stage posterolateral vertebrectomy for the management of metastatic disease of the thoracic and lumbar spine: a prospective study of an evolving surgical technique. J Spinal Disord Tech. 2007;20(7):509–520.

[26] Sundaresan N, Galicich JH, Lane JM, Bains MS, McCormack P. Treatment of neoplastic epidural cord compression by vertebral body resection and stabilization. J Neurosurg. 1985;63(5):676–684.

[27] Eleraky M, Setzer M, Vrionis FD. Posterior transpedicular corpectomy for malignant cervical spine tumors. Eur Spine J. 2010;19(2):257–262.

[28] Mesfin A, Sciubba DM, Dea N, Nater A, Bird JE, Quraishi NA, et al. Changing the adverse event profile in metastatic spine surgery: an evidence-based approach to target wound complications and instrumentation failure. Spine (Phila Pa 1976). 2016;41(Suppl 20):S262–S270.

第21章　腰椎整块切除术

A. Karim Ahmed, Daniel M. Sciubba, Stefano Boriani
秦毅，李兆峰，黄霖/译校

引言

Enneking分期系统[1]是一种有效且可重复的工具，可用于理解和分期骨及软组织肿瘤的生物学行为，并可从肿瘤学的角度来制订合适的手术方案。该系统的提出是以组织学诊断、临床表现、实验室检验和影像学检查为基础的。最相关的问题之一是向负责这些疾病的多学科团队提出一个通用术语。在本章中，我们参考了Enneking的肿瘤学术语。

整块切除术可以被定义为一种将肿瘤肿块全部切除，并由健康组织的连续外壳完全覆盖的外科手术。这个外壳被称为"边缘"，从肿瘤学的角度来看，它影响了局部和全身的预后[2-3]。20世纪70年代，在引入新辅助化疗方案后，这种手术成为治疗四肢骨肿瘤的"金标准"。新辅助化疗使得肿瘤体积缩小，硬度增加，促进了保肢手术（即不牺牲肢体的情况下切除肿瘤）的发展[4]。

定义中包括了计划在脊柱上执行满足相同肿瘤学标准的手术所面临的问题。脊髓、马尾、神经根、主动脉、腔静脉、椎动脉等可在肿瘤边缘内运行或被肿瘤累及。这些解剖学上的限制会妨碍无瘤切缘的整体切除，除非接受相关的牺牲，并在同一标本中切除代表切缘的重要结构（图21.1）。

此外，应该考虑到硬膜外空间从大孔到骶骨是连续的，因此不仅不能按照Enneking的术语[4]进行"根治性"切除（定义为将肿瘤和整个原发腔室一并切除），而且如果肿瘤侵及管腔，甚至难以评估

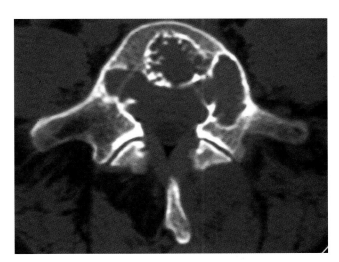

图21.1　L5脊索瘤的CT。后壁已不可见；椎管内的边缘估计很薄（如果存在的话）

其边缘（图21.2）。

适应证和边缘

对于良性侵袭性（Enneking Ⅲ期）肿瘤（如成骨细胞瘤和巨细胞瘤）和低级别恶性肿瘤（Enneking ⅠA期和ⅠB期）如脊索瘤和软骨肉瘤，建议进行整块切除。在骨肉瘤和尤文氏肉瘤等高度恶性肿瘤（Enneking Ⅱ期）中，化疗和放疗（RT）具有非常重要的作用。

一旦进行切除，病理学家必须仔细评估肿瘤边缘[2,5]，其描述术语为"广泛的"（相关的屏障，如筋膜或至少1cm厚的健康骨骼）、"边缘的"（薄的屏障，如骨膜）或"病灶内的"。

191

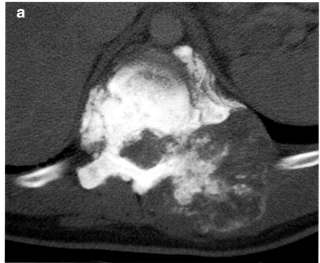

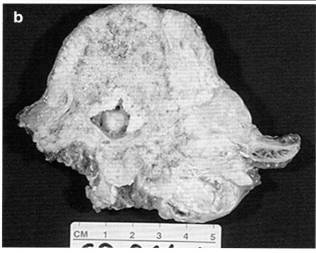

图21.2 **a.** T12的CT显示T11～L1的骨肉瘤。尽管有化疗，但肿瘤涉及整个椎体。**b.** 同一病例的标本。为了达到无瘤边缘，椎体与椎管内的软组织肿瘤内容物一并被切除

"病灶内"切除是指外科医生有意或无意侵犯肿瘤。侵犯边缘会显著恶化预后[6]。当获得手术切缘需要切除与肿瘤紧密相连或已被肿瘤浸润的功能相关组织时，有意的病灶内切除术或许是一种选择[7]。

肿瘤生长在硬膜外间隙的情况下，可以考虑同时切除硬膜和肿瘤，以实现无肿瘤的边缘切除[8]。只有当硬膜外间隙被瘢痕占据时，硬膜才能覆盖瘢痕，这种情况常见于肿瘤复发时。如果诊断和分期表明需要切除广泛的边缘，涉及包括神经根等结构时，将会导致功能或神经损害，此时则需要进行成本效益评估。必须充分告知患者预期的功能丧失以及病灶内切除肿瘤导致的复发风险。已经发表

的整块切除术中，牺牲了硬膜[8]、颈神经根[9-10]、马尾神经[11]、脊髓[12]、主要血管结构和内脏器官[13]等结构。

此外，决策过程中还应考虑到翻修手术同样存在并发症且肿瘤复发率明显更高[14-15]。如果患者选择保留关键结构，则应进行辅助治疗。对于有脊柱转移的患者，如果肿瘤对放疗、化疗抵抗，或有脊柱不稳或脊髓受压的风险，则可采用手术治疗[16-17]，其中以实现完全局部控制为主要目标的整块切除应仅在特定的脊柱转移瘤病例中实施[18-19]。这些患者的主要目标是保留或改善功能并改善生活质量，而不出现不必要的发病率；因此，原则上，例如在切除转移瘤时，不应牺牲任何具有功能意义的神经根。根据作者的经验，全切的指征适用于单一部位，原发部位的肿瘤得到完全控制，没有累及内脏器官，最好是在长期无病的情况下进行[20]。这一决定的关键点是对肿瘤内科或放射科治疗不敏感。另外，可以将对人体打击较小的手术与这些治疗结合起来，在不降低局部治愈可能性的前提下降低手术发病率。

手术规划

与任何其他位置的骨骼一样，脊柱整体切除的手术计划应根据具体情况包括肿瘤的范围和肿瘤侵袭性需要的边缘来决定。Bertil Stener是首位将胃肠道肿瘤公认的肿瘤学原理应用于脊柱的学者[21-22]。他关于整块切除手术计划的详细报告仍然是该手术非常有用和详尽的指南。

相反，Roy-Camille[23]和Tomita[24]推广了后入路椎体整块切除的技术，而没有特别考虑肿瘤的范围和肿瘤侵袭的边缘。1997年提出[25]的Weinstein-Boriani-Biagini（WBB）分期系统用于脊柱原发骨肿瘤的分期扩展（图21.3），正在几个脊柱肿瘤学中心接受临床评估[26]。最近，WBB分期系统被提交给一个国际多学科脊柱肿瘤专家小组进行可靠性和有效性研究[27]，结果是观察者间的可靠性适中，观察

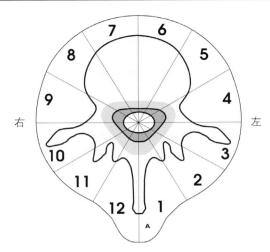

图21.3 WBB分期系统。在横向（轴向）平面上，椎骨分为12个放射区（按逆时针顺序编号为1~12）和5层〔（A）骨外周围肿瘤；（B）骨内外肿瘤；（C）骨内肿瘤；（D）硬膜外肿瘤；（E）硬膜内肿瘤〕

者内的可靠性可观。WBB分期系统[25]着重于肿瘤的范围和位置。在横切面上，椎体被分为12个放射区（按逆时针顺序编号为1~12）以及从椎体前部到硬膜受累的5层（A~E）。肿瘤的纵向范围是通过

识别受累的具体椎体来记录的。这个系统可以使手术规划更加合理，只要尽一切努力沿着所需的边缘进行手术。

WBB分期系统[25]有助于根据脊柱区域、肿瘤范围和位置标准化整体切除的手术计划。这两个参数的巨大可变性表明，Roy Camille[23]和Tomita[24]提出的相同手术程序并不适用所有情况，且每个病例的手术计划通常不同[28]。

WBB分期系统引导的脊柱肿瘤整块切除计划确定了7种类型的手术，分为几个亚组，总共有10种不同的手术策略。按入路或联合入路划分：单一前入路（1型）；单一后入路（2型），包括3个亚型（2a~2c型）；前入路，然后是后入路（3型），包括3个亚型（3a~3c型）；第一后入路，然后是双侧前入路（4型）；先后入路，然后同时前入路和后路重开（5型）；前入路，后入路，然后同时前入路（对侧）和重开后入路（6型，主要用于L5）；后入路为第一步，前入路为第二步（7型，图21.4）。

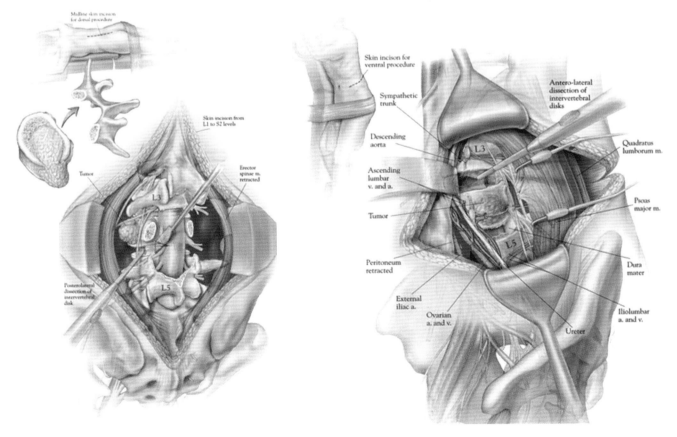

图21.4　腰椎整块切除后路减压及前路肿瘤切除

1型

单一前入路（图21.5）仅允许对胸椎和腰椎体的小肿瘤进行整块切除。这些肿瘤必须封闭在8区至5区内，从A层和B层开始，但不延伸到C层。事实上，在这种情况下，需要采用后路方法，通过进入椎管和释放硬膜，在直接的视觉控制下提供一个适当的边缘。这种方法包括3个步骤：第一步，通过释放肿瘤假包膜中的前部结构或保留选定的解剖结构作为边缘（Ⅰ），在肿瘤前部生长提供适当的边缘，这些也是被邻近的肿瘤直接侵入骨的情况。第二步，在肿瘤和后壁之间进行截骨术（Ⅱ）。第三步，完成整块切除（Ⅲ）。

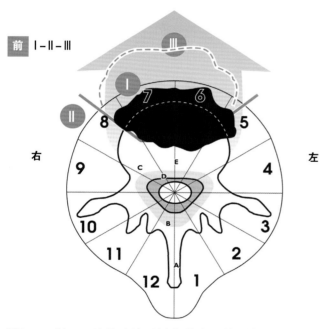

图21.5　以WBB为基础的1型全切除术。单一前入路可以对胸椎和腰椎体的小肿瘤进行整块切除。在这种情况下，需要采用后方的方法来提供一个适当的边缘，在直接的视觉控制下进入椎管并释放硬膜。有3个步骤：第一步，通过释放肿瘤假包膜的前部结构，为生长中的前部肿瘤提供适当的边缘（Ⅰ），这些也是被连续的肿瘤直接侵入骨的情况。第二步，在肿瘤和后壁之间进行截骨术（Ⅱ）。第三步，通过切除肿瘤来完成整个切除手术（Ⅲ）

2型

单一的后路入路可以对发生在椎体或偏心部位的后路肿瘤进行许多不同的整体切除。

2a型

单一后路入路是整块切除颈椎、胸椎和腰椎后弓（图21.6a）肿瘤的合理策略。获得适当切缘的标准包括9区和4区无肿瘤。如果肿瘤生长在D层，在从硬脑膜释放的过程中，边缘将变成肿瘤内。此入路包括3个步骤：第一步，如果肿瘤在A层（Ⅰ）扩张，则通过切除覆盖肿瘤包块的后部肌肉内，为后面生长的肿瘤提供适当的边缘。第二步包括分段切除9区和4区，或用钢丝锯或凿子、高速毛刺或超声骨刀截骨（Ⅱ），这显然在颈椎特别敏感，有较高的意外破坏边缘的风险。第三步，一旦在椎板上方和下方进行横向椎板切开术，肿瘤从硬脑膜中释放，标本被整块切除（Ⅲ）。

2b型

采用不同手术顺序的单一后入路手术可以整块切除胸椎椎体内的肿瘤（图21.6b）。获得适当切缘的标准包括9区或4区无肿瘤。如果肿瘤生长在D层，在从硬脑膜释放的过程中，边缘将变成肿瘤内。如果肿瘤生长在A层，在从前部结构松解的过程中，边缘将变为肿瘤内。这是最流行的脊柱肿瘤整块切除技术，由Roy-Camille[23]描述，后来由Tomita[24]描述。这项技术包括两个步骤：第一步，不受肿瘤影响的后弓部分切除。至少需要4个区，从4区开始或从9区（Ⅰ）开始。从硬脑膜松解，切开肿瘤累及的神经根。第二步，钝性分离椎体前部与纵隔，截骨术，或肿瘤上方和下方的椎间盘切除，完全从硬脑膜松解，并完成切除（Ⅱ）。图21.6b中描述的相同技术很难应用于腰椎。由于腰大肌、椎体的大小以及主要血管通过横行于椎体和椎体之间的节段血管与脊柱保持紧密连接，手指钝性前周分离术的实施具有一定的困难甚至无法开展。在这些情况下，3b型、3c型（图21.7b、c）5型（图21.9）或7型术式（图21.11）或许更合适、更安全。

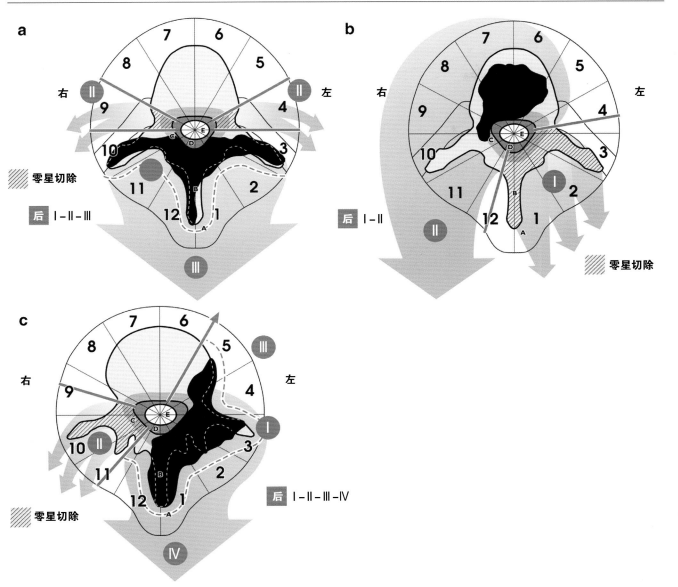

图21.6 **a.** 基于WBB的2a型全切除术。单一后入路是促进后弓部肿瘤整块切除的最佳策略。获得适当切缘的标准包括9区和4区无肿瘤。如果肿瘤生长在D层，那么在从硬脑膜释放的过程中，边缘将成为内层。2a型全切除术包括3个步骤：第一步，如果肿瘤在A层扩展，通过切除覆盖肿瘤块的后部肌肉，为后方生长的肿瘤提供适当的边缘（Ⅰ）。第二步，通过线锯、凿子、高速毛刺或超声截骨器（Ⅱ）对9区和4区进行零星切除或截骨。第三步，在进行上下横断层切开术后，将肿瘤从硬膜中释放出来，并将标本整块切除（Ⅲ）。**b.** 基于WBB的2b型整块切除术，单一后入路。它允许通过整块切除产生于胸椎椎体的肿瘤。实现适当边缘的标准包括9区或4区不含肿瘤。如果肿瘤生长在D层，那么在从硬膜释放的过程中，边缘将成为内层。如果肿瘤生长在A层，则在从前部结构释放时，边缘将成为内侧。这有2个步骤：第一步包括零星切除未被肿瘤累及的后弓部。至少需要4个区，从4区或9区（Ⅰ）开始。从硬脑膜和被肿瘤累及的神经根部分释放。第二步，从纵隔中钝性剥离椎体前部，截骨，或在肿瘤上方和下方进行椎间盘切除，完全脱离硬膜，完成切除（Ⅱ）。**c.** 基于WBB的2c型整块切除术。单一后路，矢状面截骨术。在胸椎或腰椎偏心生长的肿瘤（图21.9）可以通过单一后入路进行整块切除，前提是不涉及左侧5区和右侧8区。后方至少有3个区段不能被肿瘤侵犯（4区至1区或2区和12区或11区至9区）。包括4个步骤：第一步，如果肿瘤在A（Ⅰ）层扩展，则通过切除覆盖肿瘤块的后部肌肉，在肿瘤后部生长的地方提供适当的边缘。释放将向侧面进行，直到椎体的侧面。在胸椎（图21.7），胸膜可以留在肿瘤上；在腰椎（图21.9），必须解剖腰肌的后部，但必须找到节段血管并结扎。第二步，零碎地切除未被肿瘤累及的后弓部。接近神经管，将硬膜从肿瘤中释放出来（如果肿瘤生长在D层，边缘将变成内侧），并切开肿瘤涉及的神经根。第三步，包括小心地将硬膜移位，并从后方进行截骨。第四步，将标本取出

2c型

单一后入路矢状位截骨如图21.6C所示。在左侧5区和右侧8区不累及全身的前提下，胸椎和腰椎偏心性生长的肿瘤可以通过单一后入路（2c型）整块切除。后方至少有3个区段不能被肿瘤侵犯（4区至1区或2区和从12区或11区至9区）。这种方法包括4个步骤：第一步，如果肿块在A层（Ⅰ）扩张，通过切除覆盖肿块的后方肌肉内，为后面生长的肿瘤提供适当的边缘。随后由内向外切除，直到到达椎体的外侧。在胸椎，胸膜可以留在肿瘤上；在腰椎，必须解剖腰椎的后部，必须找到并结扎节段血管。第二步，是对未被肿瘤累及的后弓部进行分片切除。包括接近神经管，将硬膜从肿瘤中释放出来（如果肿瘤生长在D层，则边缘将是内侧的），以及切除肿瘤涉及的神经根。第三步，包括小心翼翼地移开硬膜，在8区或5区进行从后到前的截骨。第四步，将标本取出（Ⅳ）。

3a型

对于部分占位于椎体（不累及6、7区，否则建议采用4型）和后弓（至少有3个区未受累）的颈椎肿瘤，除第一前路外，还应考虑后路第二入路（图21.7a）。前入路首先将健康组织留在生长在侧方的肿瘤上（Ⅰ），然后从矢状沟进入到椎体的硬膜外间隙（Ⅱ）。

椎间盘切除术或从椎体横沟切除上下缘，需包括结扎椎动脉。第二阶段是后入路。在肿瘤后方生长的地方提供适当的边缘，如果肿瘤块在A层扩张，则在覆盖肿瘤的后方肌肉内进行切除。至少需要3个区，从4区或9区开始。这样可以将硬脑膜从肿瘤中释放出来，并将肿瘤涉及的神经根切除。最后，一旦上下椎间盘切除术或截骨术完成后，通过围绕硬膜囊（Ⅴ）旋转来移除标本。

3b型

当椎体肿瘤在A层向前生长时，有胸椎和腰椎中两种入路（第一前入路、第二后入路）的顺序组合（图21.7b）；在这种情况下，必须以前入路作为第一步，以提供足够的视野。如果肿瘤主要占据椎体，前路可以作为第一步，在胸椎中从纵隔游离，在腰椎中从腹膜后分离，最终留下受累结构作为边缘（Ⅰ）。可以留下一片硅树脂或类似材料作为保护。第二步，后入路：零碎切除未被肿瘤累及的后弓部（Ⅱ）。至少需要3个区，从4区或9区开始。第三步，从肿瘤上分离硬膜，切除肿瘤累及的神经根，然后通过切除覆盖在肿瘤肿块上的后部肌肉内部（如果它在A层扩张），在肿瘤后部生长的地方提供适当的边缘（Ⅲ）。第四步，将标本绕硬膜囊旋转切除（Ⅳ）。这种技术需要至少切断一个神经根，以便在从后方切除时将标本绕着硬膜囊旋转。如果神经根没有被肿瘤累及，并且与功能相关，最好计划采用5型切除术（图21.8）。

3c型

在胸椎和腰椎肿瘤偏心生长的情况下（图21.7c），同样的方法，顺序是：前入路第一，后入路第二，此时矢状面截骨被认为在适当的切缘下是安全的，不需要切除整个椎体。以前入路作为第一步，以提供足够的视野。如果肿瘤主要占据椎体，前入路可以作为第一步，在胸椎中从纵隔游离，在腰椎中从腹膜后分离，最终留下受累结构作为边缘（Ⅰ）。在椎间盘层面或椎体中进行横槽切除，以确定上下边缘。可以留下一片硅树脂或任何其他组织作为保护，在最后的肿瘤切除时去除。第二步，后入路：对未被肿瘤累及的后弓部进行分片切除。至少需要3个区，从4区或9区（Ⅱ）开始。第三步，如果肿瘤在A层扩展，则通过切除覆盖在肿瘤块上的后部肌肉内部，为肿瘤的后方生长提供适当的边缘（Ⅲ）。将硬膜从肿瘤中游离出来，切除穿

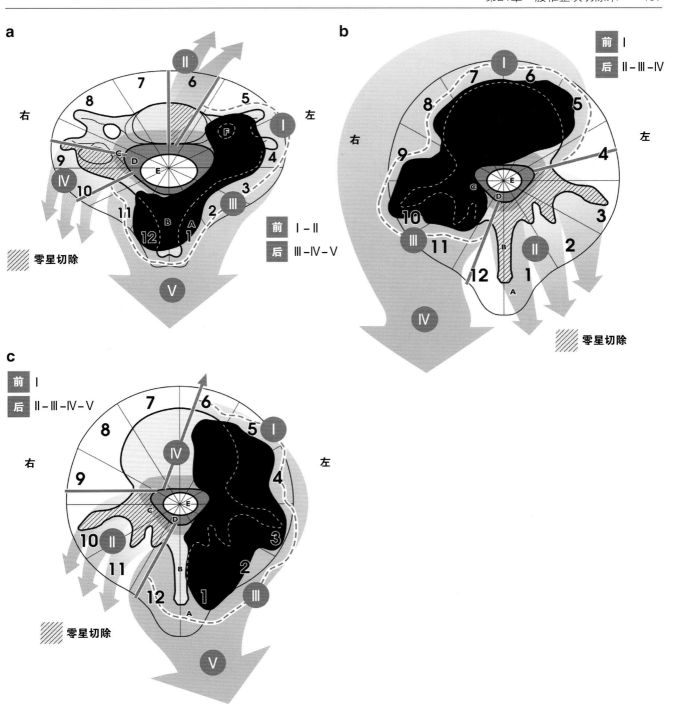

图21.7 **a.** 基于WBB的3a型整块切除术。当肿瘤向前生长（A层）时，必须首先进行前入路手术，在视觉控制下提供宽/边缘切缘。在主要占据椎体的肿瘤中，前入路可能是从纵隔或腹膜后释放的第一步，最终将受累结构作为边缘（Ⅰ）。可以留下一块硅橡胶或类似材料作为保护。第二步，后入路手术，包括肿瘤未累及的后弓的逐段切除（Ⅱ）。从4区或9区开始，至少需要3个区。从肿瘤中释放硬脑膜，切断肿瘤涉及的神经根，然后通过切除覆盖肿瘤块的后部肌肉［如果肿瘤块在A（Ⅲ）层中扩张］在后部生长的肿瘤上提供适当的边缘。最后，通过围绕硬膜囊旋转取出标本（Ⅳ）。**b.** 基于3b型WBB的整块切除术。在颈椎，可能需要3种入路：肿瘤侧的后侧入路、对侧前侧入路和肿瘤侧的前侧入路。如果肿瘤特别巨大，超过中线，则需要同时采用第二和第三种入路。第一步是俯卧位，包括对肿瘤未涉及的后弓进行逐段切除。至少需要3个区，从4区或9区（Ⅰ）开始。在肿瘤向后生长并侵犯A层的情况下，必须通过切除覆盖肿瘤块的后部肌肉内部来提供适当的切缘（Ⅱ）。然后从肿瘤中游离硬膜（如果肿瘤在D层生长，边缘将变成病变内的）并切断神经根

过肿瘤的神经根，并在离肿瘤一定距离的地方从后往前截断，以便留下未受影响的骨头作为边缘，组成第四步。一旦完成上下椎间盘切除术或截骨术，就可以最终取出切除的标本（Ⅴ）。

4型

对于一些延伸至中线的巨大颈椎肿瘤，需要3个入路才能安全且符合肿瘤学上的要求：第一个入路为后入路；第二个入路为肿瘤对侧入路；第三个入路为肿瘤侧入路（图21.8）。俯卧位的第一步：肿瘤未累及的后弓部分切除。至少需要3个区，从4区或9区（Ⅰ）开始。在肿瘤向后生长并侵犯A层的情况下，必须通过切除覆盖肿瘤肿块的后方肌肉以提供适当的边缘（Ⅱ）。然后从肿瘤中松开硬脑膜（如果肿瘤生长在D层，边缘将位于肿瘤内），并切断穿过肿瘤的神经根。第二步和第三步是仰卧位。在未被肿瘤占据的椎体（Ⅲ）进行矢状开槽，直到必须保留的椎动脉，因为另一条被肿瘤累及，

必须牺牲。通过在肿瘤块上留下健康的软组织来提供前边缘（Ⅳ）。椎体中的椎间盘切除术或横向凹槽用于切除上、下边缘[29~30]。一旦上下椎间盘切除术或截骨术（包括椎动脉结扎术）完成，肿瘤最终通过第三个入路（Ⅴ）切除。

5型

两个阶段：后入路和同时采用前后入路（患者侧卧位），可能是最适合向前扩展的腰椎肿瘤的手术方式。这种技术由Roy-Camille描述用于腰部肿瘤[31]，发病率和并发症发生率最高[15]。与3a型（图21.7b）相比，其优点是如果不被肿瘤累及，就不用牺牲神经根。

俯卧位的第一步：对未被肿瘤累及的后弓部进行分块切除。至少需要3个区，从4区或9区开始（Ⅰ）（图21.9）。如果肿瘤向后生长，并侵入A层，必须提供一个适当的边缘，切除覆盖肿瘤块的后部肌肉内部（Ⅱ）。然后将硬膜从肿瘤中游离出来（如果肿瘤生长在D层，那么边缘将是内侧的），并切断穿过肿瘤的神经根。椎体中的椎间盘切除术或横向凹槽用于切除上、下边缘。第二阶段在侧位，包括前入路（胸廓切开、胸腹腔、腹膜后）和重开后入路。为了在肿瘤上提供适当的边缘，必须保持胸膜或腰肌的覆盖（Ⅲ）。使用螺旋线栓塞节段性动脉，以使对侧的主动脉更容易游离。在完成上下椎间盘切除术或截骨术后，通过联合操作取出标本（Ⅳ）。

6型

切除L5肿瘤应计划3个入路：第一个是肿瘤对侧的前入路；第二个是后入路；第三个是同时采用前后入路（图21.10）。为了安全松解主动脉/静脉分叉，需要采用双前入路。

仰卧位的第一步：松解主动脉/腔静脉分叉，部分切除或截骨以确定上、下边缘（Ⅰ）。第二步为俯卧位：零碎切除未被肿瘤累及的后弓。至少需

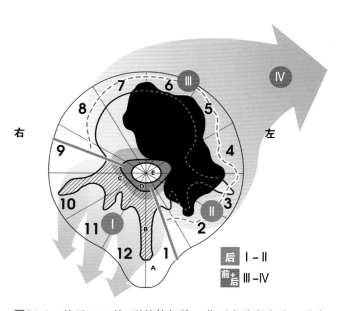

图21.8　基于WBB的4型整体切除。分两个阶段完成，首先是后部，然后是前部切除。在后部方法中，片状结构和后部结构被逐一切除，以保持肿瘤囊的清晰。随后通过切除周围的软组织结构创造一个适当的边缘。在前部方法中，切除对侧的前柱结构，并从周向做一个适当的边缘，将肿瘤从所有周围的软组织结构和硬膜下游离出来。然后，可以通过前部暴露将肿瘤整块切除

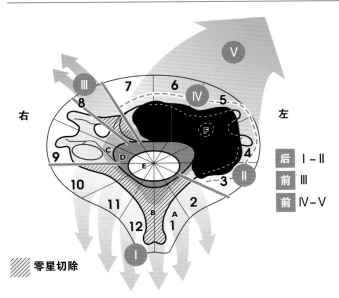

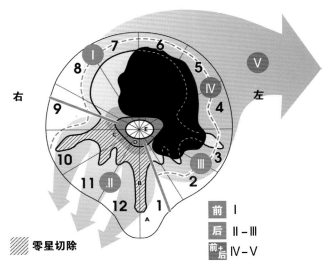

图21.9 以WBB为基础的5型全切除术。俯卧位的第一步：零星切除未被肿瘤累及的后弓部。至少需要3个区，从4区或9区开始（Ⅰ）。对于向后生长并侵入A层的肿瘤，必须通过切除覆盖肿瘤块的后部肌肉来提供一个适当的边缘（Ⅱ）。然后将硬膜从肿瘤中游离出来（如果肿瘤生长在D层，则边缘将是内在的），并切除穿过肿瘤的神经根。在椎体上进行椎间盘切除术或横切槽，以确定上、下边缘。第二阶段是在侧位。它包括前侧入路（胸腔、胸腹、腹膜后）和后侧入路的重新开放。为了在肿瘤上提供适当的边缘，它必须保持被胸膜或腰肌覆盖（Ⅲ）。使用螺旋线栓塞节段性动脉，以方便游离对侧的主动脉。在完成上下椎间盘切除术或截骨术后，通过联合操作取出标本（Ⅳ）

图21.10 基于WBB的6型全切除术。为了进行L5肿瘤的全切，大多需要采用双前路以完全游离主动脉/静脉分叉。我们的入路包括：①肿瘤对侧的前入路；②后入路；③同时采用前后入路。仰卧位的第一步包括游离主动脉/静脉分叉，部分切除或截骨以确定上下边缘（Ⅰ）。第二步是俯卧位，包括零碎切除未受肿瘤影响的后弓。如果肿瘤向后生长并侵入A层，必须提供一个适当的边缘，切除覆盖肿瘤块的后部肌肉（Ⅲ）。然后将硬膜从肿瘤中分离出来（如果肿瘤生长在D层，则边缘将是内侧的），并切断穿过肿瘤的神经根。第三步在侧位进行，包括腹膜后入路和重新开辟后入路。在第四步中，通过腰部肌肉覆盖肿瘤，以提供适当的边缘。最后经椎间盘切除术或椎体内横槽截骨，经前路取出标本（Ⅴ）

要3个区，从4区或9区开始（Ⅱ）。如果肿瘤向后生长，并侵入A层，必须提供一个适当的边缘，切除覆盖肿瘤块的后部肌肉（Ⅲ）。然后将硬膜从肿瘤中分离出来（如果肿瘤生长在D层，则边缘将是内在的），并切断穿过肿瘤的神经根。进行椎间盘切除术或在椎体上横向开槽截骨。第三阶段为侧卧位：腹膜后入路和重新开辟后入路。第四阶段包括在肿瘤上提供适当的边缘，让它被腰部肌肉覆盖。然后，完成椎间盘切除术或椎体的横槽截骨，通过前路（Ⅴ）切除标本。

7型

在作者25年的工作经验中，这种策略排在最后。它适用于在A层前部生长，不涉及椎管（D层）

且不涉及4区和9区的胸椎和腰椎肿瘤，即使是巨大的肿块也适用（图21.11）。这种策略可以切除巨大的肿瘤而不损伤脊髓，但需要两个椎体不受肿瘤影响，以获得适当的边缘。必须在后方完全游离解剖结构和脊柱-硬膜连接，因为在仰卧位时无法进入。俯卧位的第一步：零碎切除后弓和两个椎体，非常小心地完全游离硬膜。进行椎间盘切除术或在椎体上横向开槽截骨，以确定上、下边缘。第二步是在仰卧位。第三步是将解剖结构从肿瘤块中释放出来，甚至在直视下牺牲它们，以提供适当的边缘。如果有主动脉受累，可以进行动脉分流。在完成上下椎间盘切除术或截骨术后，通过联合操作（Ⅳ）将标本取出。

在计划手术过程中，必须考虑到脊髓血管的情况。在这些手术中，特别是当胸腰椎切除术是多节

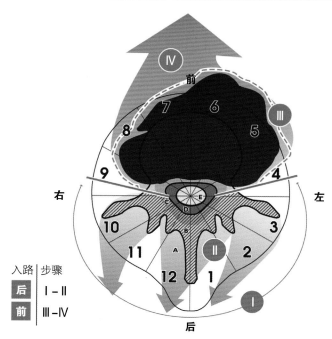

入路 步骤
后 I－II
前 III－IV

图21.11   基于WBB的7型整块切除术。适用于生长在A层前部生长，不涉及椎管（D层）且不涉及4区和9区的胸椎和腰椎肿瘤，即使是巨大的肿块也适用。这种策略可以切除巨大的肿瘤，而不扭转脊髓，但需要两边的椎弓根不被肿瘤累及，才能获得适当的边缘。由于仰卧位时无法进入，所以必须通过后入路来完全游离后方的解剖结构和脊柱－硬膜连接。俯卧位的第一步是零碎切除后弓和两个椎体，并非常小心地完全分离硬膜。将解剖结构从肿瘤块中游离出来，甚至在直视下牺牲它们，以提供适当的边缘。如果有主动脉受累，可以进行动脉分流。在完成上下椎间盘切除术或截骨术后，通过联合操作取出标本（IV）

段的或肿瘤特别巨大时，脊髓功能的完整性会受到威胁，这主要是由于在切除肿瘤的操作中对脊髓的影响。

前根动脉作为脊髓前动脉的单一、独家供血的作用是有争议的[32]。脊髓血管不依赖于一条动脉似乎更合理。根据之前我们在手术前进行的（未发表的数据）血管造影研究，确定Adamkiewicz动脉为根－髓动脉供血。在4个病例中，牺牲了神经根，但没有对脊髓血管造成任何损害。从那时起，这样一项研究的作用被认为不那么重要，不影响手术规划。Tomita和他的小组也有同样的经验，并在动物模型上进行了验证，脊髓缺血的风险主要与牺牲的连续根状动脉的数量有关，而不是与单一动脉有关[33-35]。可以建议在胸椎双侧切断不超过3条神经

根，并避免在切除过程中出现急性缩短或牵拉[36]。

并发症

整块切除术的发病率很高，因为脊柱前部手术的风险和并发症与后部大手术的风险和并发症相结合。肿瘤手术也有特殊的发病率，因为需要通过肌肉而不是通过解剖平面进行解剖；此外，全切不仅需要牺牲受影响的骨骼，还需要牺牲几乎所有的连接结构，造成脊柱不稳。以前的手术和放射治疗也增加了与解剖相关并发症的风险。由于这些患者的免疫状态受到影响，容易发生感染。晚期并发主动脉夹层多见于多次手术的患者，包括接受了主动脉松解术及接受单次大剂量常规放射治疗的患者。由于环境不利于骨融合，晚期常并发骨不愈合。此外，死亡率也不容忽视，高达2.2%[15]。

腰椎整块切除的病例规划

一名62岁的男性主诉背部疼痛持续1年。之前的平片报告提示为阴性。入院时的平片（图21.12a）显示L3的上下终板部分塌陷。椎体的松质骨结构发生改变，类似于柱状改变。磁共振成像（MRI）（T2加权）显示T12、L1、L3～L5有多处高信号图像。L3有病理性骨折，并突入椎管内（图21.12b）。T1加权图像显示，只有L3从高信号变为低信号（图21.12c），与T12、L1、L4和L5的血管瘤持续高信号一致。L3的横切面显示，肿瘤侵蚀椎体的周边，并扩展到腰肌（A层为椎体外），侵及椎管（D层为椎体外或肿瘤隆起）。计算机断层扫描（CT）显示L3病变的骨皮质层受到侵蚀（图21.13a）。在L1（图21.13b）和L4（图21.13c），图像与血管瘤一致。矢状面重建图（图21.13d）显示L3的侵蚀与病理性骨折和头侧终板塌陷。L1和L4的图像模式与血管瘤更为一致。在CT引导下进行活检（图21.14），组织学诊断为脊索瘤。因此，Enneking分期是 I B（低度恶性，室外）。在WBB

分期系统上，最大肿瘤扩展的轴位图像被转移至其上。4～9区转到A～D层（图21.15a）。肿瘤学指征是整块的无瘤边缘。为此，必须计划采用3b型全切除术（图21.15b），包括首先采用仰卧位的前部方法，在直视下切除腰大肌，留下适当的边缘（第一步）。游离主动脉和下腔静脉后，牺牲腰椎节段血管。在切除L2～L3和L3～L4的前纵韧带后，进行椎间盘切除术。第一步，后入路，包括3～10区的椎间盘片状切除（第二和第三步），通过切除韧带

并牺牲神经根，切除后纵韧带，游离硬膜囊最后在L2～L3和L3～L4进行椎间盘切除术。第四步是切除整个肿块。

在视频21.1中，一系列动画详细介绍了切除术的步骤——仰卧位经腹腔中线的前入路和俯卧位经腹腔中线的后入路。前方重建是通过一个可堆叠的碳纤维笼（图21.16）与几个由椎弓根螺钉固定的后方棒子连接实现的。整个手术时间为10h 17min。在站立的全脊柱X线片上，冠状位和矢状位对准是正

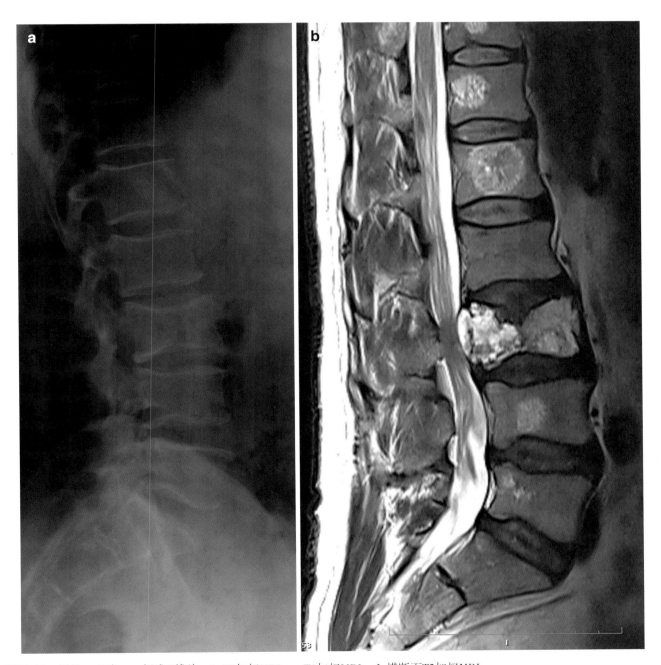

图21.12　男性，62岁。**a.** 标准X线片。**b.** T2加权MRI。**c.** T1加权MRI。**d.** 横断面T2加权MRI

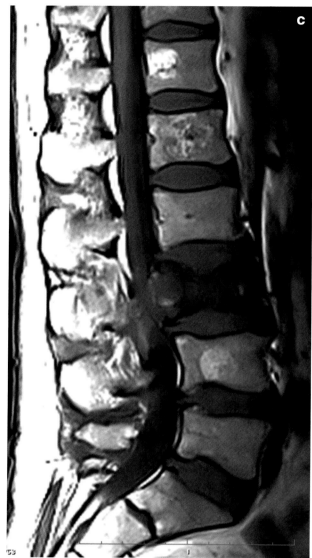

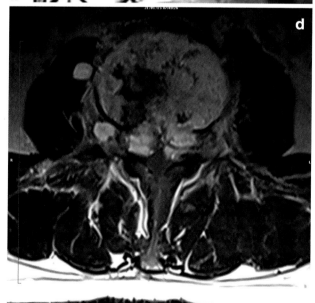

图21.12　（续）

确的（图21.17）。

思考与讨论

脊柱整块切除术是一项要求非常高的外科手术。如果严格遵循步骤，这种手术可以安全地进行并取得良好的肿瘤学效果：

（1）诊断和分期必须表明整块切除是首选的手术。

自30年以来，许多肿瘤中心都采用了Enneking分期系统，许多报道都证实了其有效性[37]。建议对良性侵袭性肿瘤（3期）[38]和低级别恶性肿瘤（1期）进行全切除[14]。对于高级别恶性肿瘤，全切除是一个有效的选择，但必须根据具体肿瘤的敏感性，始终与化疗或放疗相结合[39-40]。一般状况良好患者的孤立性脊柱转移，如果对放疗和化疗不敏感，可以考虑全切除[19]。

（2）肿瘤的扩展和手术解剖必须符合安全地进行无瘤边缘全切除的标准，并有可接受的功能损失。

1997年提出了WBB分期系统[25]，根据原发性脊柱肿瘤的扩展情况进行分期，以方便在计算机术语中共享信息。该系统最近被一个脊柱肿瘤学的多学科专家小组验证为可靠且可重复的[27]。提出了7组计划全切除的策略，以根据肿瘤的扩展情况确定该手术的可行性标准。

（3）手术程序的规划必须考虑前面两点。

手术入路或手术的组合和时机，必须结合所需的肿瘤学切缘以及肿瘤扩展和脊柱区域的可行性标准来决定。如果边缘由相关的解剖结构（硬膜、神经根、主动脉、腔静脉）代表，则需要仔细考虑预后的改善与功能的丧失。在这个过程中，患者的意

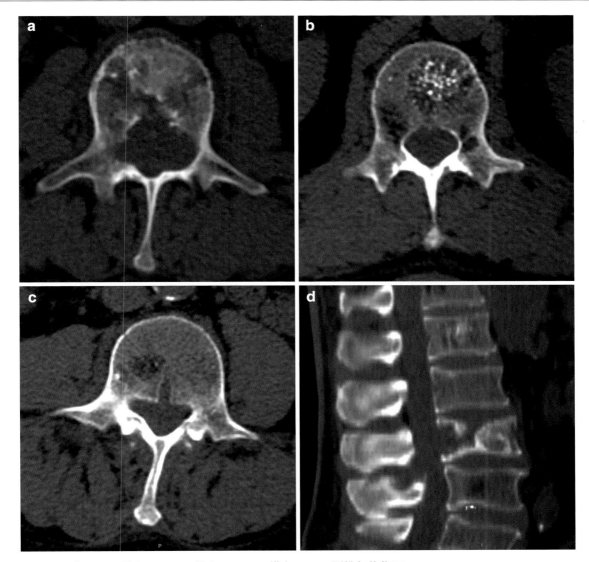

图21.13 男性，62岁。**a.** L3横向CT。**b.** L1横向CT。**c.** L4横向CT。**d.** 腰椎矢状位CT

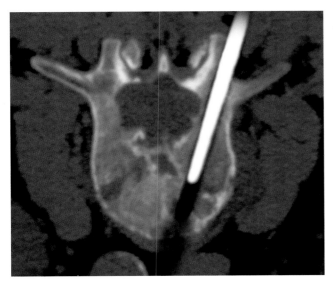

图21.14 男性，62岁。CT引导下的套管式活检。套管通过梗阻进入，以减少对周围软组织的肿瘤污染

愿显然是相关的。如果肿瘤向前方扩展，则必须采用前入路的方式，以便在直视下在肿瘤上留下一层健康组织。如果不可扩张的解剖结构靠近肿瘤的前表面，则必须采用类似的手术。在颈椎和下腰椎，由于解剖的复杂性，经常需要结合多种入路。

（4）发病率。

可以预期会有很高的发病率。术中出血会增加心力衰竭、术后血肿、伤口延迟愈合和感染的风险。如果进行瘤外手术，术前栓塞是没有帮助的，肿瘤缺血可能反过来增加肿瘤外围的血管。无论是硬膜外静脉还是任何血管结构，都必须进行耐心细

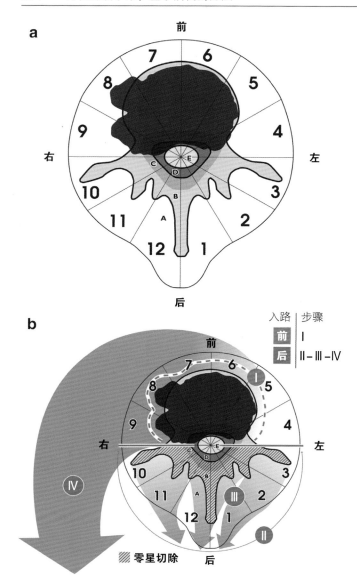

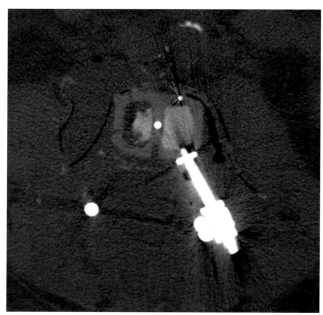

图21.16　L3脊索瘤的3a型整块切除术。术后CT显示笼和后棒之间的连接

图21.15　L3脊索瘤。**a.** 病变的WBB分期：9区至4区、A～D层。**b.** 基于WBB的整块切除计划。向前方生长的肿瘤需要在游离主要血管后直视下确定其边缘。3a型策略：首先在仰卧位进行前方入路，在切断节段动脉和静脉后游离主动脉和腔静脉。在肿瘤水平上方和下方切开腰大肌，在肿瘤前部扩张处留有边缘。切开前纵韧带并切除椎间盘。俯卧位的后路方法作为第二阶段，包括切除3～10区的健康结构，释放硬膜囊，切除被肿瘤累及的神经根，最后完成椎间盘切除术和整个肿瘤的切除

致的止血。

　　在胸腰椎交界区牺牲的神经根不应超过3对，以保持适当的脊髓血管。对硬膜囊的操作，特别是在这些长的手术结束时，会使脊髓血管面临牵张、扭转和缩短的风险。

结论

　　从肿瘤学和外科学的角度来看，腰椎整块切除术是一项要求很高的手术。规划入路和技术的基本手术标准如下：

- 视觉控制是实现所需边缘的关键。
- 必须释放或切除最重要的解剖结构，以便在视觉控制下获得适当的边缘。
- 同时联合入路与较高的发病率有关，只有在强制性的情况下才应进行。
- 多节段切除时必须考虑脊髓血管的分布。
- 如果低估硬膜外出血会成为一个严重的问题。
- 必须以最好的方法计划取出标本，以避免脊髓的牵张、扭转和缩短。
- 当计划进行病灶内手术，或切除过程中穿经肿瘤的风险很大时，必须进行选择性动脉栓塞；然而，当外科医生预计肿瘤边缘的整块切除很有可能成功时，栓塞后的肿瘤缺血可能会导致肿瘤周围血管过度形成，并增加出血风险。
- 止血至关重要；硬膜外出血控制不当会增加在

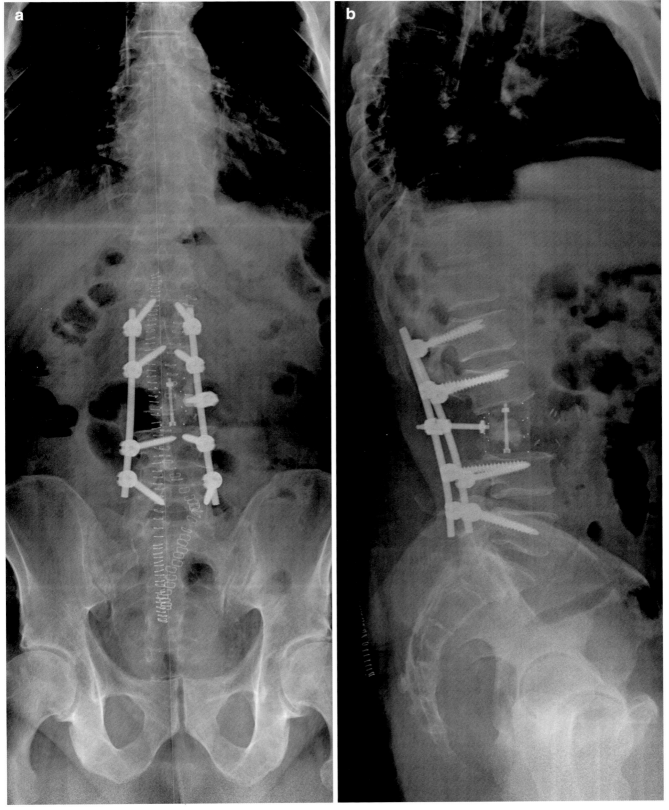

图21.17　L3脊索瘤3a型全切除术：用碳纤维（CF）加固的聚醚醚酮（PEEK）笼重建，笼内填充自体移植物和羟基磷灰石，与后方植入物相连。冠状位（**a**）和矢状位（**b**）站立位X线片，显示令人满意的三维平衡重建

如此漫长的手术的最后一步发生心血管衰竭的
风险。

鸣谢　如果没有Carlo Piovani的配合，就不可能构思
和完成这一章。他作为一名档案管理员所做的工作
和他保存的原始图纸绝对是无价之宝。

参考文献

[1] Enneking WF. Muscoloskeletal tumor surgery. New York: Churchill Livingstone; 1983. p. 69–122.

[2] Simon MA. Surgical Margins. In: Simon MA, Springfield D, editors. Surgery for bone and soft tissue Tumors. Philadelphia: Lippincott-Raven; 1998. p. 77–92.

[3] Talac R, Yaszemski MJ, Currier BL, Fuchs B, Dekutoski MB, Kim CW, et al. Relationship between surgical margins and local recurrence in sarcomas of the spine. Clin Orthop Relat Res. 2002;397:127–132.

[4] Rosen G. Pre-operative (neo-adjuvant) chemotherapy for osteogenic sarcoma: a ten years experience. Orthopedics. 1985;8:659–670.

[5] Lador R, Gasbarrini A, Gambarotti M, Bandiera S, Ghermandi R, Boriani S. Surgeon's perception of margins in spinal en bloc resection surgeries: how reliable is it? Eur Spine J. 2017 Feb 6; https://doi.org/10.1007/s00586-017-4967-0. [Epub ahead of print].

[6] Boriani S, Weinstein JN. The role of "tumor-free margins" in the resection of spinal Tumors: who should be treating spine tumors? Semin Spine Surg. 2009;21:76–85.

[7] Fisher CG, Saravanja DD, Dvorak MF, Rampersaud YR, Clarkson PW, Hurlbert J, et al. Surgical management of primary bone tumors of the spine: validation of an approach to enhance cure and reduce local recurrence. Spine. 2011;36(10):830–836.

[8] Biagini R, Casadei R, Boriani S, Erba F, Sturale C, Mascari C, et al. En bloc vertebrectomy and dural resection for chordoma: a case report. Spine. 2003;28(18):E368–372.

[9] Rhines LD, Fourney DR, Siadati A, Suk I, Gokaslan ZL. En bloc resection of multilevel cervical chordoma with C-2 involvement: case report and description of operative technique. J Neurosurg Spine. 2005;2(2):199–205.

[10] Bailey CS, Fisher CG, Boyd MC, Dvorak MF. En bloc marginal excision of a multilevel cervical chordoma: case report. J Neurosurg Spine. 2006;4(5):409–414.

[11] Keynan O, Fisher CG, Boyd MC, O'Connell JX, Dvorak MF. Ligation and partial excision of the cauda equina as part of a wide resection of vertebral osteosarcoma: a case report and description of surgical technique. Spine. 2005;30(4):E97–E102.

[12] Murakami H, Tomita K, Kawahara N, Oda M, Yahata T, Yamaguchi T. Complete segmental resection of the spine, including the spinal cord, for telangiectatic osteosarcoma: a report of 2 cases. Spine. 2006;31(4):E117–122.

[13] Druschel C, Disch AC, Melcher I, Engelhardt T, Luzzati A, Haas NP, et al. Surgical management of recurrent thoracolumbar spinal sarcoma with 4-level total en bloc spondylectomy:

[14] Boriani S, Saravanja D, Yamada Y, Varga PP, Biagini R, Fisher CG. Challenges of local recurrence and cure in low grade malignant tumors of the spine. Spine. 2009;34(22 Suppl):S48–57.

[15] Boriani S, Bandiera S, Donthineni R, Amendola L, Cappuccio M, De Iure F, et al. Morbidity of en bloc resections in the spine. Eur Spine J. 2010;19(2):231–241.

[16] Falicov A, Fisher CG, Sparkes J, Boyd MC, Wing PC, Dvorak MF. Impact of surgical intervention on quality of life in patients with spinal metastases. Spine. 2006;31(24):2849–2856.

[17] Patchell RA, Tibbs PA, Regine WF, Payne R, Saris S, Kryscio RJ, et al. Direct decompressive surgical resection in the treatment of spinal cord compression caused by metastatic cancer: a randomised trial. Lancet. 2005;366(9486):643–648.

[18] Yao KC, Boriani S, Gokaslan ZL, Sundaresan N. En bloc spondylectomy for spinal metastases: a review of techniques. Neurosurg Focus. 2003;15(5):E6.

[19] Tomita K, Kawahara N, Kobayashi T, Yoshida A, Murakami H, Akamaru T. Surgical strategy for spinal metastases. Spine. 2001;26(3):298–306.

[20] Li H, Gasbarrini A, Cappuccio M, Terzi S, Paderni S, Mirabile L, et al. Outcome of excisional surgeries for the patients with spinal metastases. Eur Spine J. 2009;18(10):1423–1430.

[21] Stener B, Johnsen OE. Complete removal of three vertebrae for giant-cell tumour. J Bone Joint Surg Br. 1971;53(2):278–287.

[22] Stener B. Complete removal of vertebrae for extirpation of tumors. Clin Orthop Relat Res. 1989;245:72–82.

[23] Roy-Camille R, Saillant G, Bisserie´ M, et al. Resection vertebrale totale dans la chirurgie tumorale au niveau du rachis dorsal par voie posterieure pure. Rev Chir Orthop. 1981;67:421–430.

[24] Tomita K, Kawahara N, Baba H, Tsuchiya H, Fujita T, Toribatake Y. Total en bloc spondylectomy. A new surgical technique for primary malignant vertebral tumors. Spine. 1997;22(3):324–333.

[25] Boriani S, Weinstein JN, Biagini R. Primary bone tumors of the spine. Terminology and surgical staging. Spine. 1997;22(9):1036–1044.

[26] Hart RA, Boriani S, Biagini R, Currier B, Weinstein JN. A system for surgical staging and management of spine tumors. A clinical outcome study of giant cell tumors of the spine. Spine. 1997;22:1773–1783.

[27] Chan P, Boriani S, Fourney DR, Biagini R, Dekutoski MB, Fehlings MG, et al. An assessment of the reliability of the Enneking and Weinstein-Boriani-Biagini classifications for staging of primary spinal tumors by the spine oncology study group. Spine. 2009;34(4):384–391.

[28] Boriani S. Subtotal and total vertebrectomy for tumours. In: Surgical techniques in orthopedics and traumatology. 55-070-A. Paris: Editions Scientifiques et Medicales Elsevier; 2000.

[29] Kawahara N, Tomita K, Baba H, Toribatake Y, Fujita T, Mizuno K, et al. Cadaveric vascular anatomy for total en bloc spondylectomy in malignant vertebral tumors. Spine. 1996;21(12):1401–1407.

[30] Gasbarrini A, Simoes CE, Bandiera S, Amendola L, Barbanti Brodano G, Cappuccio M, et al. Influence of a thread wire saw guide and spinal cord protector device in "en bloc" vertebrectomies. J Spinal Disord Tech. 2012;25(2):E7–12.

[31] Roy-Camille R, Mazel CH, Saillant G, Lapresle PH. Treatment of malignant tumors of the spine with posterior instrumentation. In: Sundaresan N, Schmidek HH, Schiller AL, Rosenthal DI, editors. Tumors of the spine. Diagnosis and clinical

management. Philadelphia: W.B.Saunders; 1990. p. 473–492.

[32] Murakami H, Kawahara N, Tomita K, Demura S, Kato S, Yoshioka K. Does interruption of the artery of Adamkiewicz during total en bloc spondylectomy affect neurologic function? Spine. 2010;35(22):E1187–1192.

[33] Fujimaki Y, Kawahara N, Tomita K, Murakami H, Ueda Y. How many ligations of bilateral segmental arteries cause ischemic spinal cord dysfunction? An experimental study using a dog model. Spine. 2006;31(21):E781–789.

[34] Kato S, Kawahara N, Tomita K, Murakami H, Demura S, Fujimaki Y. Effects on spinal cord blood flow and neurologic function secondary to interruption of bilateral segmental arteries which supply the artery of Adamkiewicz: an experimental study using a dog model. Spine. 2008;33(14):1533–1541.

[35] Ueda Y, Kawahara N, Tomita K, Kobayashi T, Murakami H, Nambu K. Influence on spinal cord blood flow and function by interruption of bilateral segmental arteries at up to three levels: experimental study in dogs. Spine. 2005;30(20):2239–2243.

[36] Kawahara N, Tomita K, Kobayashi T, Abdel-Wanis ME, Murakami H, Akamaru T. Influence of acute shortening on the spinal cord: an experimental study. Spine. 2005;30(6):613–620.

[37] Fisher CG, Andersson GB, Weinstein JN. Spine focus issue. Summary of management recommendations in spine oncology. Spine. 2009;34(22 Suppl):S2–6.

[38] Harrop JS, Schmidt MH, Boriani S, Shaffrey CI. Aggressive "benign" primary spine neoplasms: osteoblastoma, aneurysmal bone cyst, and giant cell tumor. Spine. 2009;34(22 Suppl):S39–47.

[39] Schwab J, Gasbarrini A, Bandiera S, Boriani L, Amendola L, Picci P, et al. Osteosarcoma of the mobile spine. Spine. 2012;37(6):E381–386.

[40] Sciubba DM, Okuno SH, Dekutoski MB, Gokaslan ZL. Ewing and osteogenic sarcoma: evidence for multidisciplinary management. Spine. 2009;34(22 Suppl):S58–68.

[41] Marmor E, Rhines LD, Weinberg JS, Gokaslan ZL. Total en bloc lumbar spondylectomy: Case report. J Neurosurg Spine. 2001;95:264–269.

第22章　骶骨病灶内切除术

A. Karim Ahmed, Zach Pennington, Ian Suk,
C. Rory Goodwin, Ziya L. Gokaslan, Daniel M. Sciubba
张国良，姚文业，万爱国，黄霖/译校

解剖学

骶骨肿瘤仅占脊柱肿瘤的1%～7%，转移性肿瘤比原发性肿瘤更常见[1-2]。骶骨在脊柱的生物力学稳定性中起着重要的作用，并包裹着重要的神经。作为支撑头侧脊柱节段负荷的锚点，骶骨连接脊柱和骨盆并包裹着马尾神经中的骶神经部分。

骶骨由5块骶椎融合而成，在腹侧被盆腔脏器挤压向后凸。成对的骶翼与髂骨相连，形成骶髂关节，神经根通过骶孔向外侧穿出。在行走期间，韧带结构在维持骶骨结构稳定性方面起着相反的作用。源自头侧的向下的扭矩被源自骶结节韧带和骶棘韧带的张力直接抵抗——将坐骨大孔和小孔分开。这由骨间和背侧骶髂韧带平衡，防止骶骨的腹侧旋转。其次，尾骨和肛提肌形成骨盆底，附着在骶骨上。

由于血管结构和穿过骨盆入口的盆腔脏器靠近骶骨，因此必须了解它们的解剖结构。骶前筋膜位于骶骨的腹侧边缘，其次是直肠后间隙和直肠系膜深筋膜。骶骨正中动脉和骶骨外侧动脉彼此吻合，提供骶骨的大部分血供。腹主动脉在约L4水平分叉形成髂总动脉，并在后方形成骶骨正中动脉。髂内动脉的后支形成骶外侧动脉，进入骶孔。而骶骨和髂内淋巴结引流盆腔脏器和骶骨。

骶神经根参与形成骶神经丛（L4～S4）和尾神经丛（S4～Co），具有感觉和运动神经支配。坐骨神经（L4～S3）是骶丛的重要组成部分，远端分支形成胫神经和腓总神经。骶丛的其他神经包括阴部神经（S2～S4）、臀上神经（S4～S1）、臀下神经（L5～S2）、闭孔内肌神经（L5～S2）、上孖肌神经（L5～S2）、下孖肌神经（L4～S1）、股方肌神经（L4～S1）、大腿后皮神经（S1～S3）、梨状肌神经（S1、S2）、穿皮神经（S2、S3），以及到提肛肌、尾骨和肛门外括约肌的神经（S4）。节前副交感神经，盆腔内脏神经（S2～S4），连接下腹下神经丛，用于盆腔脏器、肠/膀胱功能和生殖器勃起的自主控制[3-8]。

患者评估

骶骨肿瘤受累的患者可能会出现机械性骶骨疼痛、臀部疼痛、髋部疼痛、腿部疼痛、会阴麻木、神经源性肠/膀胱功能障碍或运动无力[1-2,8-10]。由于骶管宽大，马尾在硬膜囊中自由漂浮，骶骨病变可能在出现症状或导致神经功能缺损之前已经形成巨大包块。运动功能障碍通常发生在病程晚期，这是由于软组织肿大压迫神经造成的。更常见的是，患者会因占位效应或病理性压缩性骨折而感到疼痛。骶骨转移瘤主要通过血行播散发生，但也可能由种植转移或直接扩散（即复发性结直肠癌）引起[10-17]。

临床检查、影像学检查、活检和病理分期是评估骶骨病变患者的主要手段。X线检查是最初的影像学检查方式，可能显示病理性骨折，但灵敏度有限[18-20]。磁共振成像（MRI）是检查软组织和神经组织的理想选择，可以准确定位神经根受压和软组织肿瘤扩展程度。基于T1和T2加权序列的强度可以提供诊断的依据，但应尽可能通过病理诊断确认。计算机断层扫描（CT）对于骨结构成像是不可替代的，可以提供对骨的溶解性破坏、爆裂性破坏或混合性破坏的进一步了解。建议在CT引导下进行带芯针刺活检以获得组织病理学诊断，有助于确定最合适的治疗方法。脊柱转移性淋巴瘤、精原细胞瘤和骨髓瘤被认为是放射高度敏感的肿瘤，对放疗反应良好，无须手术干预。在没有脊柱不稳定的情况下，放射敏感性病变，包括血液系统源性肿瘤（即浆细胞瘤、淋巴瘤）、乳腺肿瘤、前列腺肿瘤、卵巢肿瘤和神经内分泌肿瘤，可以行放疗。这与放射不敏感的病变形成对比，包括结直肠癌、非小细胞肺癌、肝细胞癌、甲状腺癌、肾细胞癌和肉瘤。核成像[即正电子发射断层扫描（PET）]或闪烁扫描有助于肿瘤分期，以确定全身负荷和其他骨/内脏转移部位[18-31]。

无论放射敏感性如何，导致脊柱不稳定的肿瘤病变只能通过手术来解决稳定性[1-2,19,32-36]。脊柱肿瘤学研究小组（SOSG）制定的脊柱不稳定性肿瘤评分（SINS）[32]提出了一个评分框架来评估需要手术稳定的脊柱不稳定性的表现。该评分系统考虑了诸如肿瘤位置、疼痛、病变类型、力线、椎体塌陷和神经组织受累等因素。与固定部位（即S2～S5）的病变相比，病变累及交界区（即L5～S1）增加了脊柱不稳定的风险。

手术技巧

体位和监测

用气管内插管进行全身麻醉。对于后方入路，患者俯卧在Jackson手术台上，用三点式Mayfield头架固定头部。术中监测包括自由肌电图（EMG），监测对象包括双侧股四头肌、胫前肌、蹬外展肌和肛门括约肌，以评估神经性肌肉运动放电。过度的神经肌肉阻滞（NMB）可能会降低神经根刺激检测的敏感性，所以应该给予适度神经肌肉阻滞，尤其是在手术的关键部分。对胫骨前肌（L5）和蹬外展肌（S1、S2）进行2.1Hz频率的重复神经刺激，以适应NMB的正确水平[37-38]。

手术暴露

术中X线透视定位，取腰骶部中线切口。沿附着在骶骨内侧峙的竖脊肌进行软组织剥离，将其分开并向双侧牵拉以暴露骶骨翼和髂后下棘（PSIS），继续进行骨膜下剥离并使用Leksell咬骨钳去除棘上和棘间韧带[39-45]。

骶骨转移瘤的囊内切除术

骶骨切除的范围是脊柱骨盆固定的关键决定因素。渐进式切除骶骨部分会增加骨盆环不稳定的风险[44,46]。当骶骨切除的上侧位于S1和S2之间，或在S1椎体的中点时，由此产生的骶骨盆结构完整性分别减弱30%和50%[39,46-48]。因此，应在肿瘤切除之前早期进行器械固定。

双侧置入髂骨螺钉，然后置入L4～S1的双侧椎弓根螺钉。对于位于椎弓根外侧的肿瘤，可以跳过受累水平置入螺钉。对于横向生长的肿瘤，在未受累的一侧固定一根连接棒，以便充分减压并确保稳定性。

用高速磨钻或超声骨刀在病变受累水平进行椎板切除术。小心地从腹侧肿瘤中分离出硬膜囊。应注意识别每一节段的神经根，并用血管环标记牵开，随后从椎管和椎间孔中切除肿瘤。

保留后方神经的骶骨切除术

对于原发性良性肿瘤，可以进行一期后路骶骨切除术，不需要进行边界扩大的En bloc切除。

第22章 骶骨病灶内切除术 211

Bydon等已经报道了这项技术[42]，用于切除累及S1和S2椎体的巨细胞瘤，以En bloc切除的方式，包括了受累及的病变边界区域。

显露、器械固定、椎板切除以及将肿瘤与腹侧硬膜囊分离的步骤与前面对骶骨转移瘤的描述相同。在肿瘤部位上下节段的双侧椎弓根开口，以便暴露出肿瘤的更大范围。使用高速磨钻或超声骨刀在肿瘤外侧的骶孔之间进行间断切割，注意保留两者之间的神经根。在肿瘤上方和下方进行环形间断切开，然后将所有间断的切口都连接起来，从而将肿瘤暴露。双侧骶髂关节钻孔，电刀切开分离肿瘤周围的腹侧骨膜（图22.1）。3号Penfield剥离子可用于腹侧器官的解剖分离，包括在肿瘤下方的直肠系膜。至此，肿瘤完全游离松解并且可以通过由回缩的神经根形成的窗口移动（图22.2和图22.3）[42]。

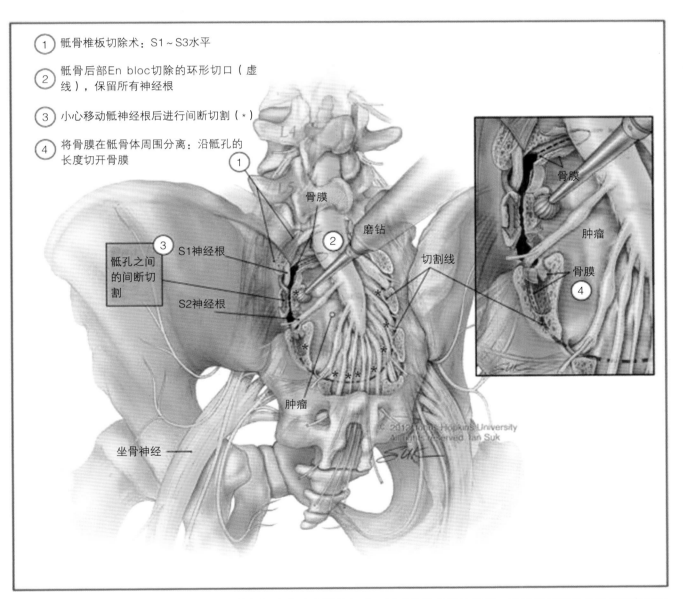

图22.1 在肿瘤部位周围进行广泛的骶骨椎板切除术（步骤①）后，暴露并移动骶神经根。通过连接骶孔之间的间断切口（*）来完成环绕前部肿瘤的骨性结构暴露分离（步骤②和步骤③）。沿骶孔的长度切开骨膜（步骤④）游离松解整个肿瘤标本。分离骶孔内层的骨膜也有助于外科医生在神经根和骨骼之间建立肿瘤切除平面

图22.2 通过在回缩的骶神经根之间的空隙翻转整体肿瘤标本，轻柔地移动，行整块切除

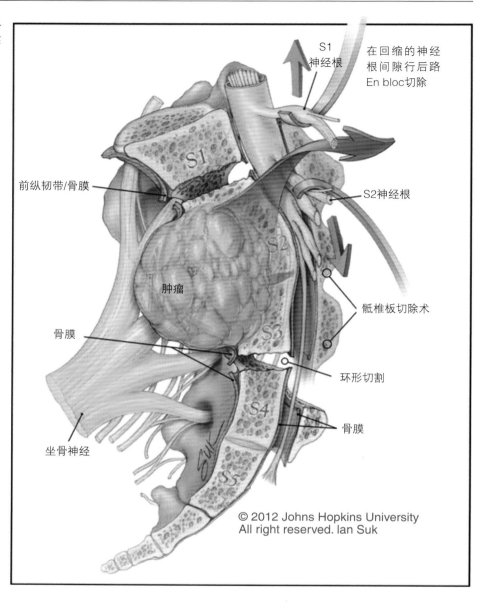

S1 神经根

在回缩的神经根间隙行后路 En bloc 切除

S1

前纵韧带/骨膜

S2神经根

S2

肿瘤

骶椎板切除术

骨膜

S3

环形切割

坐骨神经

S4

骨膜

S5

关闭切口

　　关闭切口以典型的分层缝合方式进行，确保密闭性，在筋膜下放置Jackson-Pratt（JP）负压引流管，然后用0号Vicryl缝线缝合筋膜层，用Touhy针穿刺引流通道，然后缝合皮肤。肥胖患者需额外放置一根筋膜上JP引流管，以降低术后无效腔感染的风险。真皮层用3-0号Vicryl缝线缝合，皮肤表面使用皮钉缝合。由于该区域存在伤口感染和裂开的风险[49]，建议咨询整形和修复重建外科，以帮助完成复杂伤口的闭合[50]。

病例1

　　58岁女性患者，既往有转移性肾细胞癌病史，到脊柱神经外科就诊，评估一个巨大的有症状的骶骨病变。压缩性骨折和软组织肿大分别导致机械性疼痛和神经根病。影像显示S1压缩性骨折，病变延伸累及左侧骶孔（图22.4），CT引导活检证实了肾细胞癌的诊断。由于该肿瘤的血管特性，术前栓塞由神经介入放射科完成。肿瘤血液灌注来自左髂腰动脉、髂内动脉和骶正中动脉的分支。栓塞［氰基丙烯酸正丁酯（nBCA）］导致肿瘤血流灌注减少

图22.3 肿瘤通过骶骨窗传递，不需要牺牲神经根

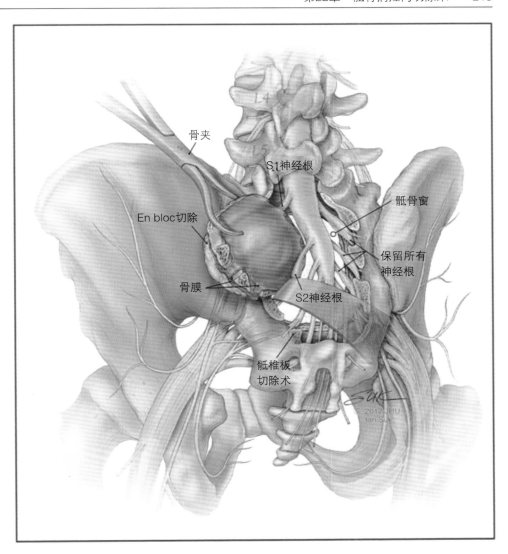

图22.4 病例1术前影像。轴位（a）和矢状位（b）T2加权MRI

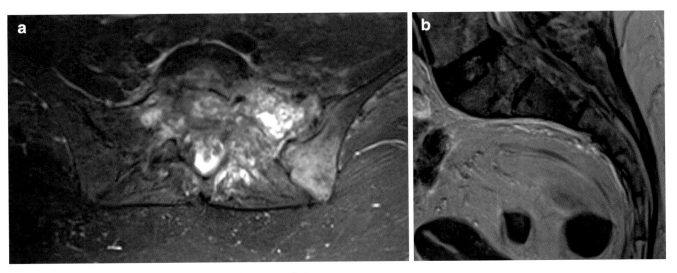

90%（图22.5和图22.6）。

次日进行了骶骨病灶切除术。患者俯卧在Jackson手术台上，用X线进行定位。从L4～S1和骨盆正中线取皮肤切口并行骨膜下剥离。肿瘤很容易通过S1的后部和左侧的骶翼看到。对L4、L5的双侧以及S1右侧椎弓根开口，标记钉插入进行标记，置入双侧髂骨螺钉，并进行术中CT扫描（O臂，Medtronic，Minneapolis，MN）以确认螺钉放置正确。通过有侧孔的双侧L4和L5椎弓根螺钉注入骨水泥以强化腰椎固定。在右侧从L4～S1和骨盆放置一根连接棒，然后对L5～S4进行椎板切除术。肿瘤以分块切除的方式逐步减小体积，注意保留所有神经根。在充分减压松解神经后，在左侧放置一根预弯的连接棒，将L4连接到骨盆。去皮质化后，置入同种异体骨碎片，分层密闭缝合。放置筋膜下和筋膜上引流管以尽量减少术后伤口感染风险。整个过程的术中神经监测均保持平稳。术后患者的疼痛和神经根病症状明显改善（图22.7）。

病例2

33岁男性患者，表现为顽固性背部疼痛，既往有多发性骨髓瘤病史。影像学显示一个巨大的骶骨肿瘤，双侧骶骨翼骨折，并浸润到骶孔（图22.8）。考虑到病变部位的不稳定性以及相关症状，我们认为手术减压是最好的选择。

患者取俯卧位，从L3到尾骨和骨盆正中线取皮肤切口并行骨膜下剥离。从L3～L5椎弓根开口，标记钉插入进行标记，X线检查确定手术节段。此时，置入椎弓根钉以及双侧髂骨螺钉。在S1～S4处行骶椎椎板切除术以暴露肿瘤。神经根和硬膜囊从骨性结构中分离，骶骨肿瘤被完全切除并保留所有神经根。双侧放置附加的髂骨螺钉和连接棒以确保结构稳定。在整形和修复重建外科的帮助下完成了复杂伤口的闭合。患者术后2年情况良好，疼痛缓解（图22.9）。

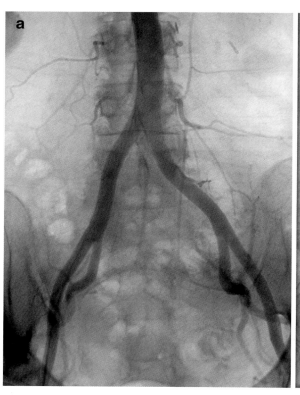
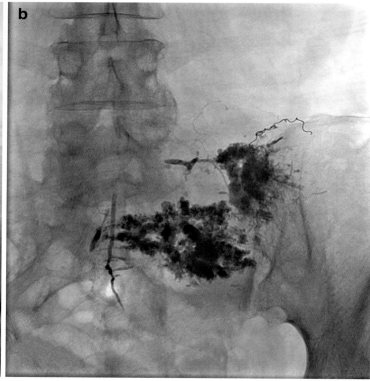

图22.5　病例1转移性肾细胞癌术前血管造影及栓塞治疗。**a.** 血管造影。**b.** 栓塞nBCA，肿瘤灌注减少90%

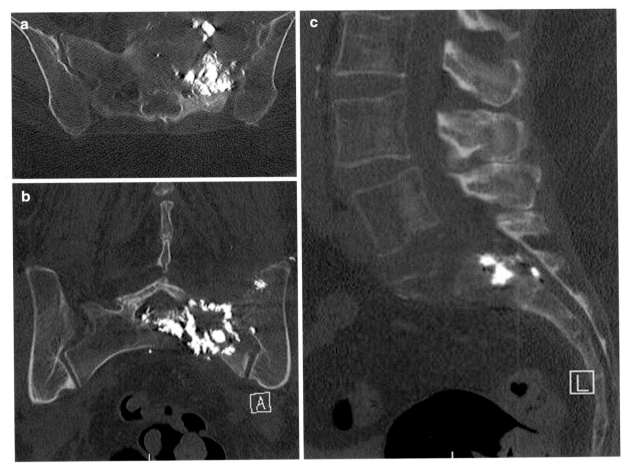

图22.6 病例1术前、栓塞后CT。轴位（**a**）、冠状位（**b**）和矢状位（**c**）

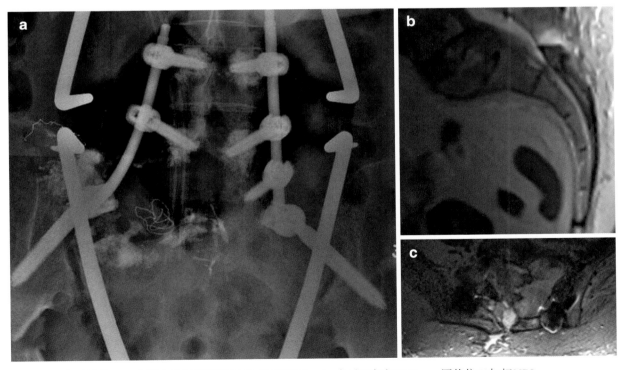

图22.7 病例1术后影像。**a.** 内固定和肿瘤切除后的术中X线片。**b.** 术后T2加权MRI。**c.** 冠状位T2加权MRI

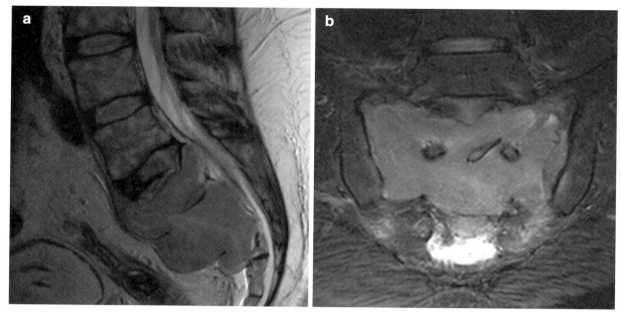

图22.8　病例2术前影像。矢状位（**a**）和冠状位（**b**）T2加权MRI[51]

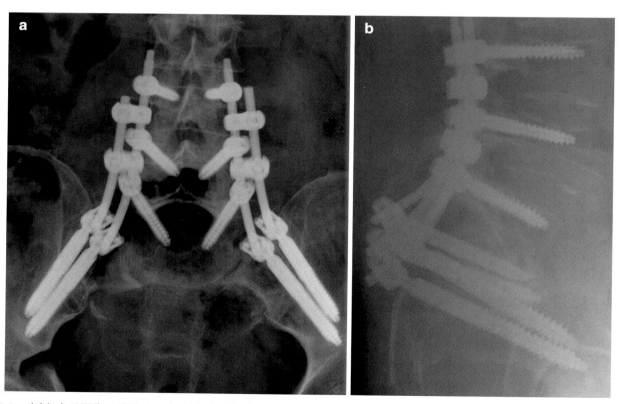

图22.9　病例2术后影像。前后（AP）位（**a**）和侧位（**b**）X线片

参考文献

[1] Quraishi NA, Giannoulis KE, Edwards KL, Boszczyk BM. Management of metastatic sacral tumours. Eur Spine J. 2012;21(10):1984–1993.

[2] Feiz-Erfan I, Fox BD, Nader R, Suki D, Chakrabarti I, Mendel E, et al. Surgical treatment of sacral metastases: indications and results. J Neurosurg Spine. 2012;17:285–291.

[3] Bogduk N. Clinical anatomy of the lumbar spine and sacrum. 4th ed. Philadelphia: Elsevier; 2005. p. 59–76.

[4] Wang T, Fielding LC, Parikh A, Kothari M, Alamin T. Sacral spinous processes; a morphologic classification and biomechanical characterization of strength. Spine J. 2015;15(12):2544–2551.

[5] Sae-Jung S, Khamanarong K, Woraputtaporn W, Amarttayakong P. Awareness of the median sacral artery during lumbosacral spinal surgery: an anatomic cadaveric study of its relationship to the lumbosacral spine. Eur Spine J. 2015;24(11):2520–2524.

[6] Zoccali C, Skoch J, Patel A, Walter CM, Maykowski P, Baaj AA. The surgical neurovascular anatomy relating to partial and complete sacral and sacroiliac resections: a cadaveric, anatomic study. Eur Spine J. 2015;24(5):1109–1113.

[7] Woon JT, Stringer MD. The anatomy of the sacrococcygeal corneal region and its clinical relevance. Anat Sci Int. 2014;89(4):207–214.

[8] Gray H. Gray's anatomy: descriptive and applied. London: Longmans; 1967. p. 286–547.

[9] Feldenzer JA, McGauley JL, McGillicuddy JE. Sacral and presacral tumors: problems in diagnosis and management. Neurosurgery. 1989;25:884–891.

[10] Rhee J, Kosztowski TA, Bydon M, Gokaslan ZL. Sacral tumors: regional challenges. In: Steinmets MP, Benzel EC, editors. Spine surgery: techniques, complications, avoidance, and management. 4th ed. Philadelphia: Elsevier; 2016. p. 1061–1067.

[11] Fourney DR, Gokaslan ZL. Surgical approaches for the resection of sacral tumors. In: Dickman CA, Fehlings MG, Gokaslan ZL, editors. Spinal cord and spinal column tumors: principles and practice. New York: Thieme; 2006. p. 632–636.

[12] Payer M. Neurological manifestation of sacral tumors. Neurosurg Focus. 2003;1(2):1–6.

[13] Shah LM, Salsman KL. Imaging of spinal metastatic disease. Int J Surg Oncol. 2011;2011:1–12.

[14] Fukushima T, Kasai Y, Kato K, Fujisawa K, Uchida A. Intradural squamous cell carcinoma of the sacrum. World J Surg Oncol. 2009;7:16.

[15] Pain GJ. Extremities and spine-evaluation and differential diagnosis. In: Omer G, Spinner M, editors. Management of peripheral nerve problems. Philadelphia: WB Saunders; 1980. p. 169.

[16] Norstrom CW, Kernohan JW, Love JG. One hundred primary caudad tumors. JAMA. 1961;178:1071–1077.

[17] Wilson SAK. Neurology, vol. Vol 2. London: Edward Arnold & Co; 1940. p. 1285–1321.

[18] Amorosa JK, Weintraub S, Amorosa LF, Safer JN, Rafii M. Sacral destruction: foraminal lines revisited. AJR. 1985;145(4):773–775.

[19] Fourney DR, Gokaslan ZL. Sacral tumors: primary and metastatic. In: Dickman CA, Fehlings MG, Gokaslan ZL, editors. Spinal cord and spinal column tumors: principles and practice. New York: Thieme; 2006. p. 404–419.

[20] Gerber S, Ollivier L, Leclere J, Vanel D, Missenard G, Brisse H, de Pinieux G, Neuenschwander S. Imaging of sacral tumours. Skelet Radiol. 2008;37(4):277–289.

[21] Algra PR, Bloem JL, Tissing H, FAlke TH, Arndt JW, Verteboom LJ. Detection of vertebral metastases: comparison between MR imaging and bone scintigraphy. Radiographics. 1991;11(2):219–232.

[22] Horger M, Bares R. The role of sing-photon emission computed tomography/computed tomography in benign and malignant bone disease. Semin Nucl Med. 2006;36(4):286–294.

[23] Savelli G, Chiti A, Grasselli G, Maccauro M, Rodai M, Bombardieri E. The role of bone SPECT study in diagnosis of single vertebral metastases. Anticancer Res. 2000;20:1115–1120.

[24] Galasko CS. Mechanisms of lytic and blastic metastatic disease of bone. Clin Orthop Relat Res. 1982;169:20–27.

[25] Laufer I, Sciubba DM, Madera M, Bydon A, Witham TJ, Gokaslan ZL, et al. Surgical management of metastatic spinal tumors. Cancer Control. 2012;19(2):122–128.

[26] Babu NV, Titus VT, Chittaranjan S, Abraham G, Prem H, Korula RJ. Computed tomographically guided biopsy of the spine. Spine. 1994;19:439–444.

[27] Kattapuram SV, Khurana JS, Rosenthal DI. Percutaneous needle biopsy of the spine. Spine. 1992;17:561–564.

[28] Lis E, Bilsky MH, Pisinski L, Boland P, Healey JH, O'Malley B, et al. Percutaneous CT-guided biopsy of osseous lesion of the spine in patients with known or suspected malignancy. AJNR Am J Neuroradiol. 2004;25:1583–1588.

[29] Talamo G, Dimaio C, Abbi KKS, Pandey MK, Malysz J, Creer MH, et al. Current role of radiation therapy for multiple myeloma. Front Oncol. 2015;5(40):1–6.

[30] Gerszten PC, Mendel E, Yamada Y. Radiotherapy and radiosurgery for metastatic spine disease: what are the options, indications, and outcomes? Spine. 2009;34:S78–92.

[31] Laufer I, Rubin DG, Lis E, Cox BW, Stubblefield MD, Yamada Y, Bilsky MH. The NOMS framework: approach to the treatment of spinal metastatic tumors. Oncologist. 2013;18(6):744–751.

[32] Fisher CG, DiPaola CP, Ryken TC, Bilsky MH, Shaffrey CI, Berven SH, et al. A novel classification system for spinal instability in neoplastic disease: an evidence-based approach and expert consensus from the spinal oncology study group. Spine. 2010;35(2):E1221–1229.

[33] Fourney DR, Gokaslan ZL. Spinal instability and deformity due to neoplastic conditions. Neurosurg Focus. 2003;14:E8.

[34] Fourney DR, Frangou EM, Ryken TC, Dipaola CP, Shaffrey CI, Berven SH, et al. Spinal instability neoplastic score: an analysis of reliability and validity from the spine oncology study group. J Clin Oncol. 2011;29(22):3072–3077.

[35] Biagini R, Ruggieri P, Mercuri M, Capanna R, Briccoli A, Perin S, et al. Neurologic deficit after resection of the sacrum. Chir Organi Mov. 1997;82(4):357–372.

[36] Ghogawala Z, Mansfield FL, Borges LF. Spinal radiation before surgical decompression adversely affects outcomes of surgery for symptomatic metastatic spinal cord compression. Spine. 2001;26(7):818–824.

[37] Singh H, Vogel RW, Lober RM, Doan AT, Matsumoto CI, Kenning TJ, et al. Intraoperative neurophysiological monitoring for endoscopic endonasal approaches to the skull base: a technical guide. Scientifica (Cairo). 2016;2016:1751245.

[38] Kalkman CJ, Been H. Ongerboer de Visser BW. Intraoperative monitoring of spinal cord function: a review. Acta Orthop

Scand. 1993;64(1):114–123.

[39] Stener B, Gunterberg B. High amputation of the sacrum for extirpation of tumors. Principles and technique. Spine. 1978;3(4):351–366.

[40] Althausen PL, Schneider PD, Bold RJ, Gupta MC, Goodnight JE, Khatri VP. Multimodality management of a giant cell tumor arising in the proximal sacrum: a case report. Spine. 2002;27(15):E361–365.

[41] Sciubba DM, Petteys RJ, Garces-Ambrossi GL, Noggle JC, McGirt MJ, Wolinsky JP, et al. Diagnosis and management of sacral tumors. J Neurosurg Spine. 2009;10:244–256.

[42] Bydon M, De la Garza-Ramos R, Bettegowda C, Suk I, Wolinsky JP, Gokaslan ZL. En bloc resection of a giant cell tumor in the sacrum via a posterior-only approach without nerve root sacrifice: technical case report. Neurosurgery. 2015;11(Suppl 3):E472–478.

[43] Zhang HY, Thongtrangan I, Balabhadra RS, Murovic JA, Kim DH. Surgical techniques for total sacrectomy and spinopelvic reconstruction. Neurosurg Focus. 2003;15(2):E5.

[44] Newman CB, Keshavarzi S, Aryan HE. En bloc sacrectomy and reconstruction: technique modification for pelvic fixation.

Surg Neurol. 2009;72(6):752–756.

[45] Terterov S, Diaz-Aguilar D, Scharnweber R, Tucker A, Niu T, Woodard J, et al. Surgical nuances of partial sacrectomy for chordoma. Surg Neurol Int. 2017;8:277.

[46] Gunterberg B, Romanus B, Stener B. Pelvic strength after major amputation of the sacrum: an experimental study. Acta Orthop Scand. 1976;47:635–642.

[47] Hays RP. Resection of the sacrum for benign giant cell tumor. Ann Surg. 1953;138:115–120.

[48] Cybulski GR. Methods of surgical stabilization for metastatic disease of the spine. Neurosurgery. 1989;25:240–252.

[49] Li D, Guo W, Qu H, Yang R, Tang X, Yan T, et al. Experience with wound complications after surgery for sacral tumors. Eur Spine J. 2013;22(9):2069–2076.

[50] Kim JE, Pang J, Chirstensen JM, Coon D, Zadnik PL, Wolinsky JP, et al. Soft-tissue reconstruction after total en bloc sacrectomy. J Neurosurg Spine. 2015;22(6):571–581.

[51] Ahmed AK, Goodwin CR, Sciubba DM. Sacral metastases. In: Marco RAW, editor. Metastatic spine disease: a guide to diagnosis and management. New York: Springer; 2018.

第23章　骶骨肿瘤切除术

Peter S. Rose, Daniel M. Sciubba
林时凡，邢通，卢世新，黄霖/译校

概述

骶骨切除术被认为是骶骨原发性恶性肿瘤的根治性治疗方法。此外，对于部分骶骨肿瘤患者，若存在肿瘤侵犯邻近的局部脏器，但没有证据表明存在其他部位的转移灶，也应该选择该手术方案。该术式由于切除范围较大，且不可避免会牺牲神经功能，很少应用于转移性骶骨肿瘤的手术治疗。转移性骶骨肿瘤患者更适合接受立体定向放射治疗或消融手术。骶骨切除术的改良术式（如小范围/病灶内切除）可应用于该解剖区域的良性病变，如骨巨细胞瘤、局部进展期骨髓炎和部分骶骨转移瘤[1]。

骶骨脊索瘤和骨肉瘤的根治性治疗需要肿瘤边缘的广泛性切除[2-5]。因此，在实施手术前必须在解剖上进行明确的规划，从而获得相对较广泛的手术切缘。与此同时，在手术前患者需要能够接受手术可能带来的不良后果。关于肿瘤边缘广泛性切除范围的定义共识包括：1cm组织学上正常的松质骨、骨膜覆盖完整的骨皮质（肿瘤未受累的）以及2cm的游离组织（如梨状肌）和完整的筋膜边界（如腹侧的Waldeyer筋膜）（图23.1）。

传统的骶骨切除术可分为低位骶骨切除术（在S3骶孔或以下）、中位骶骨切除术（高于S3骶孔水平但范围小于全骶骨切除术）和全骶骨切除术（图23.2）[6]。大多数保留双侧S3神经根的手术患者，其直肠、膀胱和性功能将能得到恢复[7-10]。低位骶骨切除术后长期并发症发生率通常不高，而接受中

位骶骨切除术的患者，这些功能的保留取决于神经牺牲的程度。大多数同时保留双侧S2和单侧S3神经根的患者，其直肠、膀胱和性功能（不一定是正常的）能有一定程度的恢复；那些同时失去双侧S3神经根和/或失去一侧S2神经根的患者，这些功能的恢复是不确定的。接受全骶骨切除术的患者可能会出现直肠、膀胱、性功能丧失，甚至影响下肢功能。如果两侧L5神经根都能保留，患者的下肢行走功能（不包括竞技运动）通常接近正常。如果牺牲更多神经，患者通常会实现步行功能代偿（通过保留的股神经功能而使膝关节保持伸直），但通常很少能完成远距离行走。在评估神经牺牲时，需要仔细评估肿瘤是否累及骶孔外的神经。例如，L5神经根穿过骶骨翼，在需要进行全骶骨切除术的患者中，L5神经根在穿过骨盆S1区域时经常被肿瘤累及，从而无法避免。因此，肿瘤在骶骨近端的占位，只能一定程度判断患者术后的功能障碍。同样，在盆腔脏器的恶性肿瘤晚期累及骶骨的患者中，骶前的神经受累往往要比肿瘤直接累及骶骨本身造成的神经受累更为严重。

患者表现

骶骨肿瘤患者早期通常只有骶尾部局部性非特异性症状。许多患者就诊，往往被考虑为下腰椎病变，且通常腰椎的影像成像只包括骶骨最顶端，这样，就无法发现骶骨病变。由于骶骨肿瘤罕见，

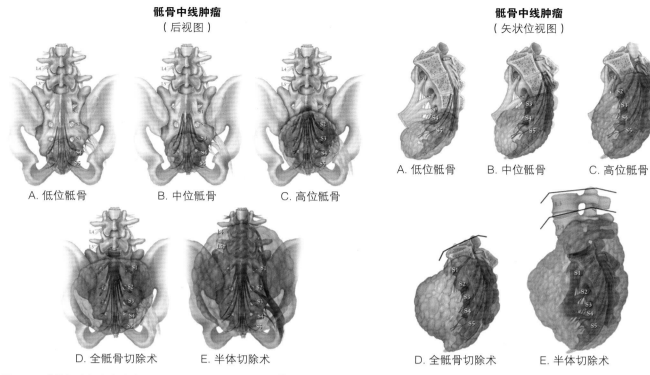

骶骨中线肿瘤
（后视图）

A. 低位骶骨
B. 中位骶骨
C. 高位骶骨
D. 全骶骨切除术
E. 半体切除术

骶骨中线肿瘤
（矢状位视图）

A. 低位骶骨
B. 中位骶骨
C. 高位骶骨
D. 全骶骨切除术
E. 半体切除术

图23.1 骶骨原发肿瘤分类系统（转载经由Fourney等[6]许可）

骶神经根神经支配重叠，骨盆体积大，诊断往往比较滞后。有时，等肿瘤发现时，肿瘤已经变得相当大，并伴有盆腔出口阻塞（由于肿瘤体积大导致排尿或排便障碍）。这些患者可能需要使用耻骨上导管和结肠分流造口，以防止内脏破裂、肾积水，并需要进一步对骶骨肿瘤进行适当的评估和处理（图23.3）。

患者评估

骶骨恶性肿瘤患者需要通过行病变组织活检，以明确其诊断，并进行肿瘤分期，以排除远处转移。针刺活检是采集病变组织的首选方法[11]。理想的活检通常是稍偏离中线直线穿刺取组织（图23.4），这样穿刺通道很容易在手术时一并切除，从而避免了穿刺污染通过硬膜外静脉引起肿瘤扩散潜在风险。活检部位通常用亚甲基蓝标记，以便于以后切除。值得注意的是，应避免经臀部和直肠穿刺行病变组织活检。

肿瘤分期情况通常需要完善胸部、腹部和骨盆的计算机断层扫描（CT）以及骨扫描来判断，以排除内脏或骨转移。在一些中心，氟脱氧葡萄糖-正电子发射断层扫描（FDG-PET）通常被用来代替上述检查。值得注意的是，由于PET的敏感性受肿瘤内在代谢活动的影响，在解释低级别肿瘤（如脊索瘤、低级别软骨肉瘤）患者的PET扫描时应谨慎，可能会出现假阴性。

磁共振成像（MRI）可以清楚地显示肿瘤的范围，以及其与神经的解剖关系。除传统的轴位和矢状位图像外，我们团队通常还要获得冠状斜位MRI。骶骨冠状位图像，提供病变的直观正面视图（图23.5）。对于侵及血管或盆腔脏器的局灶性骶骨晚期肿瘤，作者团队会对骨盆肿瘤进行3个时相的CT扫描。这包括静脉注射（IV）造影剂，然后获得动脉期、静脉期和排泄期的图像。通过一次扫描可以清楚地显示盆腔血管、直肠、输尿管和膀胱，并能确定局部晚期肿瘤侵犯脏器的情况（图23.6）。

需要注意的是，最近的数据表明，少数临床诊

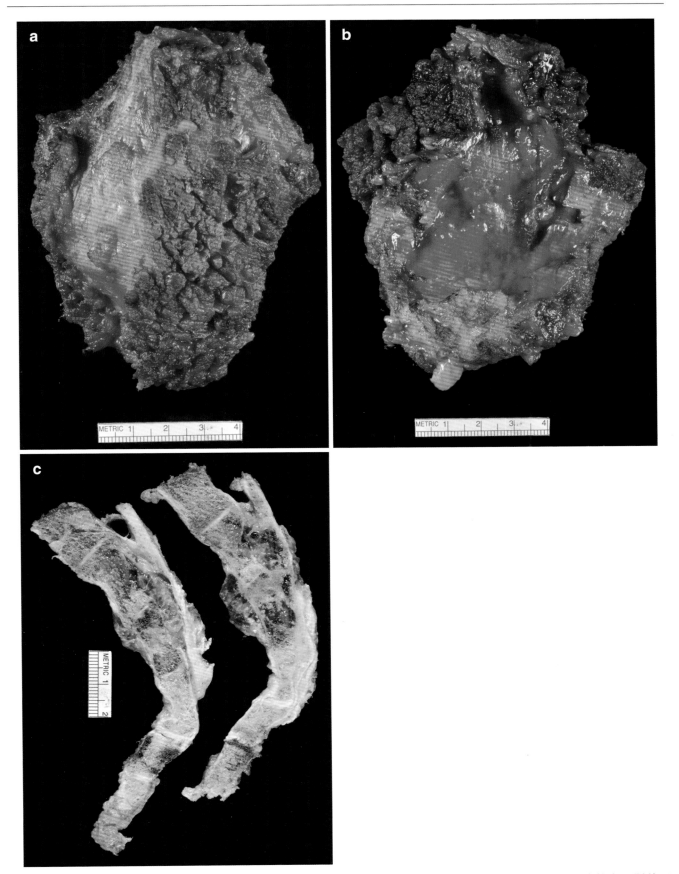

图23.2　骶骨恶性肿瘤的典型标本。**a、b.** 显示切除标本的背侧观和腹侧观。注意覆盖标本的软组织边缘较宽，骶前区 Waldeyer筋膜严密完整。**c.** 松质骨边缘显示清晰的切割标本

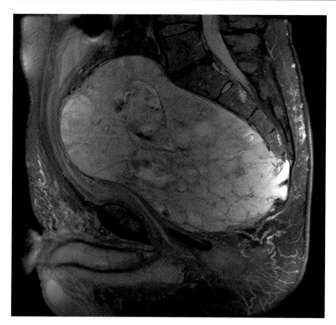

图23.3　局部晚期骶骨盆脊索瘤，表现为梗阻性肾衰竭和即将发生的骨盆出口梗阻结肠破裂

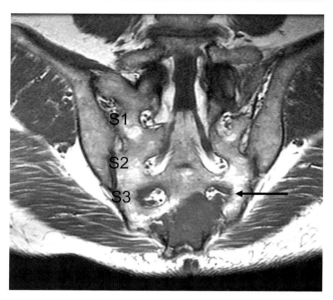

图23.5　冠状斜位T1加权MR图像显示骶骨面，左侧S3骶孔可见肿瘤浸润

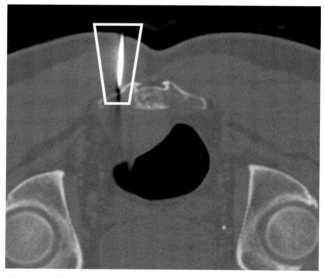

图23.4　骶骨恶性肿瘤的穿刺活检。注意近中线的针道易于切除，避免了硬膜外间隙的污染

断的骶骨脊索瘤患者会在沿着脊柱中轴线的骶骨以外部位出现不连续病变[12]。因此，一些脊索瘤中心通过全脊柱MRI来判断骶部脊索瘤病变的情况。

术前计划

　　医生在计划骶骨切除术时，首先要决定选择一

期后入路手术还是前/后入路手术。前入路手术有几个优点：首先，相比后入路手术，前路手术能尽可能地保护血管和盆腔脏器，从而减少了髂总血管或髂内血管损伤造成的灾难性的风险。其次，对于需要直肠切除或无法保留肠道功能的局部晚期肿瘤患者，前入路手术可以直接为其进行结肠分流造瘘术。此外，前入路手术还方便于取腹直肌皮瓣来填补较大的软组织缺损[13]。当然我们还必须权衡前路手术的优势和弊端，其手术时间较长，需要两次单独手术。

　　除非有直肠受累或预计有很大的软组织缺损需要使用腹直肌皮瓣，否则我们通常会采用一期后入路进行S2中段以上的肿瘤切除。对于更高位的骶骨切除手术，我们可以采用分期前/后入路手术，对于预期无法恢复肠道功能的高位或全骶骨切除患者，我们通常会实施结肠分流造瘘术。一些学者主张通过全后入路进行全骶骨切除术[14]，但我们并不赞成这种做法，主要出于以下几个原因：第一，这种入路很难确定Waldeyer筋膜（形成骶骨肿瘤切除的腹侧缘的骶前筋膜）在腹侧的位置；第二，为达到适当的肿瘤边缘通常需要达到骶髂关节，但是该入路很难通过骶髂关节或从骶髂关节外侧进行切除；

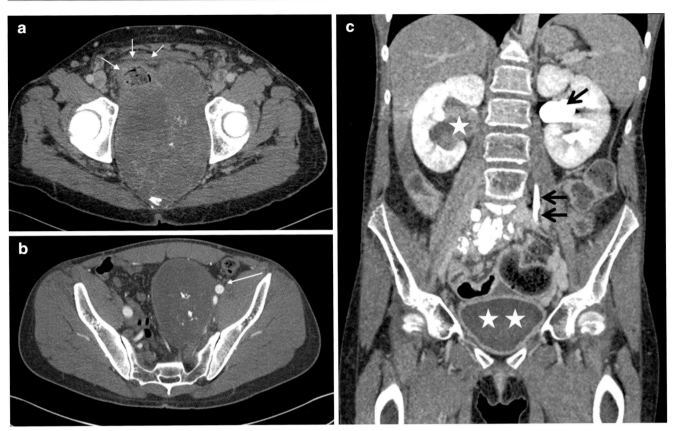

图23.6　使用盆腔CT影像评估周围内脏结构。**a.** 局部进展的脊索瘤侵犯直肠（箭头）。注意肿瘤与直肠之间缺乏脂肪间隙。**b.** CT血管造影显示肿瘤左侧髂外血管受侵犯。**c.** 骶骨骨肉瘤导致输尿管梗阻。注意右侧肾盂扩张（☆），造影剂缺失。左肾盂（单箭头）与左输尿管扩张（双箭头）可见造影剂。膀胱（☆☆）内可见极少量造影剂。这些发现表明右输尿管被肿瘤包绕完全闭塞，而左输尿管明显梗阻

第三，从解剖上看，髂总血管或髂内血管一般靠近骶骨翼，在全后入路中很难保护；第四，如此范围的手术切除常有明显的软组织缺损，需要用腹直肌皮瓣才能覆盖修复；第五，我们研究小组倾向于可以采用结肠造口术，以避免失神经支配直肠引起的伤口问题和生活质量困难。如果采用分期手术的方法，我们通常间隔48h，可以显著降低患者的发病率[15]。正是认识到这些原因，其他研究团队也报告了全后入路的良好结果，及其基于患者因素和研究机构的实践模式而作出个性化的手术入路决策[16]。

常规术前准备

所有患者在手术前都进行了机械性肠道准备。接受前/后路手术或健康状况可疑的患者术前均接受多巴酚丁胺负荷超声心动图检查。根据腹侧解剖异常的程度，可以放置临时输尿管支架，术中可以更好地辨别和保护输尿管。由于这些手术细菌感染谱很广，通常用哌拉西林/他唑巴坦预防围手术期的感染。我们不对这些病例进行神经监测，因为牺牲神经功能往往是肿瘤切除的预期结果。

前路手术

当肿瘤向腹侧侵袭需要切除内脏，或预计存在软组织缺损需要腹直肌皮瓣修复时，前入路手术可用于S2中段以上的骶骨肿瘤切除[17-18]。

患者仰卧在常规手术台上。行腹正中线经腹膜入路（单侧腹膜后入路可用于需要半骶骨切除的单侧病变）。根据肿瘤切缘的需要，将内脏结构从肿

瘤中移出，必要时横切。血管也同样被牵开保护起来。虽然结扎和横断髂内动脉和静脉对于局部晚期肿瘤（如果患者进行结肠造瘘）通常是安全的，但会导致后入路手术中出血增多[19]。硬膜外静脉（经Batson静脉丛）作为侧支血液从骨盆回流，如果牺牲两条髂内静脉，将导致明显的硬膜外充血。此外，臀肌（形成骶骨切除术后皮瓣关闭的一部分）的主要灌注是通过臀下血管（髂内动脉的分支）。由于这些原因，只有在必须切除肿瘤的时候，我们才会结扎和切断这些血管。如果这些血管没有被切断，它们必须被充分游离保护，以避免在肿瘤后侧分离时意外损伤。

同样，神经结构组织在这一区域也被安全地游离保护起来。最常见的就是在L5神经根跨过骶骨翼时辨别并游离松解它们。如果L5神经根不能从前方游离松解，那就将其切断，以避免在肿瘤后侧分离时将其从硬膜囊撕脱。

我们通常结合解剖标志和交叉侧位透视（通常参考S1上终板）确定截骨部位。通过骶骨腹侧皮质进行单皮质截骨术。骶髂关节外侧的截骨术则采用双皮质截骨。我们可以将一枚小螺钉（通常是10mm，来自标准小骨片固定组）放置在截骨正下方的骨质中，在二期后入路手术时，通过侧位透视可以很容易定位，从而指导外科医生找到截骨的正确位置（图23.7）。值得注意的是，截骨术是垂直于骶骨进行的（不是垂直于手术台）。如果没有意识到这一区别，截骨可能会超过预期的更远端进入肿瘤。

完成这些步骤后，在肿瘤和移开的血管和内脏结构之间放置一片硅橡胶片或无菌海绵。如果有需要，则行结肠造口术，可以取腹直肌垂直皮瓣，塞进骶骨前间隙，即刚好在硅橡胶片或海绵的腹侧（图23.8）。腹直肌皮瓣用两根缝线标记确定方向，使其能够在不扭转皮瓣和可能皮瓣蒂部扭结的情况下取出[13]。伤口闭合采取间断缝合（切记患者取俯卧位，48h内腹部保持悬空）。患者通常在前入路手术后立即拔管，当天晚上或第2天下床坐椅。

后路手术

后入路手术患者取俯卧位于可透视手术床上。如果预期无须行脊柱骨盆内固定，则将其放置在Wilson支架上以最大限度地暴露骶骨（如果预期需要内固定，则以标准方式俯卧位，以避免腰骶交界区内固定相对后凸）。肛门暂时用荷包缝合方式闭合，只有在计划进行直肠切除术时才将其覆盖在手术区域内。在侧面铺巾需要留出很宽术野，便于臀部推进皮瓣的移动。我们倾向于使用颅骨牵引弓来固定头部，术中影像主要依靠侧位透视。前瞻性研究表明，使用该装置可以观察到良好的手术入路，并且体位相关的并发症发生较少[20]（图23.9）。

行正中线切口，在活检通道两侧行弧形切口。在怀疑肿瘤区域的近端开始分离，通过点状透视检查来确认位置，以避免无意中侵犯肿瘤。如果之前进行了前路手术，通过观察放置的标记螺钉可以非常有效地进行定位。此外，骶神经孔也是可靠的标志，可通过透视在手术野上将其进行标记（图23.10）。对于非常胖的低位肿瘤患者（其透视可能不可靠），可以术前使用CT引导放置基准标记物（图23.11）。

然后进行骶旁沟外侧分离，注意了解肿瘤的侧向范围并保持其宽度。通常在中部或在其骨盆连接处，分开骶棘韧带和骶结节韧带（分隔坐骨大孔和小孔）；如果肿瘤向外侧延伸较宽，可将坐骨棘从骨盆截下。在骶棘韧带和骶结节韧带之间识别阴部神经血管束，并尽可能保留（图23.12）。在骶结节韧带远端，分开尾骨肌，用手指钝性插入坐骨直肠窝。在这些韧带的近端，梨状肌被分开。外科医生要特别小心坐骨切迹的顶部，此处臀上静脉位于骶髂关节外侧1～1.5cm。完成此操作后，外科医生应该能够将他或她的手指放入两侧的骶前间隙。

上述完成，在截骨水平的近端进行椎板切除术，识别硬膜囊和神经组织。硬膜囊用丝线结扎并分开，然后，在适当的水平通过骶骨进行截骨，我们发现直径5mm圆形金刚砂磨头可以很好地将松质

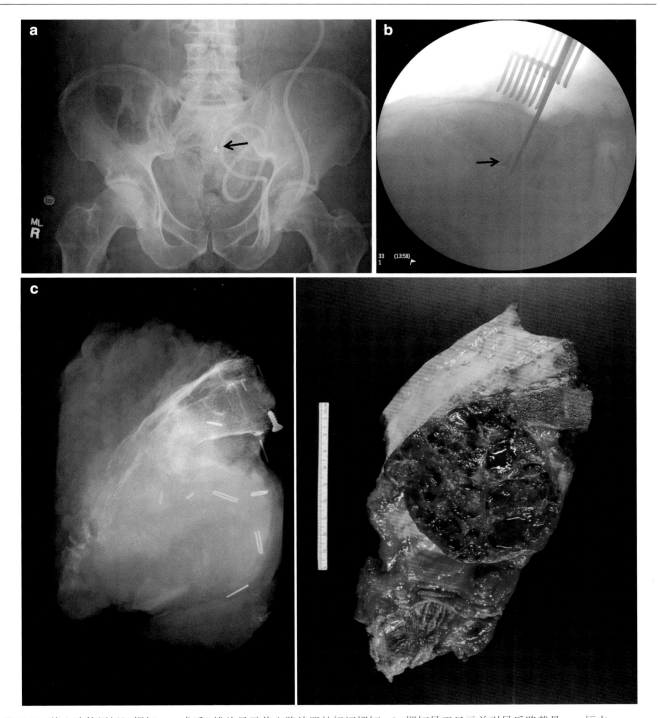

图23.7 前入路使用标记螺钉。**a.** 术后X线片显示前入路放置的标记螺钉。**b.** 螺钉易于显示并引导后路截骨。**c.** 标本

骨开槽，向下延伸到骶骨的腹侧皮质，这种操作骨质出血相对较少，包裹缠绕软组织的可能较小。如果在前路手术中前方皮质未被破坏，则一个3mm的Kerrison咬骨钳可以很好地嵌入磨钻磨出的槽口中，最后精准的咬透前方皮质。如果实施全骶骨切除术，则从髂骨后侧松解腰方肌内侧，并在骶髂关节外侧通过髂骨进行截骨。如果可能，保留在L5横突和髂骨内侧之间的髂腰韧带。

将标本从近端向远端推送，追踪并保留最后剩下的神经根。如果保留直肠，则有意通过直肠系膜（Waldeyer筋膜腹侧）进行分离，以保持适当的肿瘤边缘（图23.13）。如果要进行前入路手术，当外

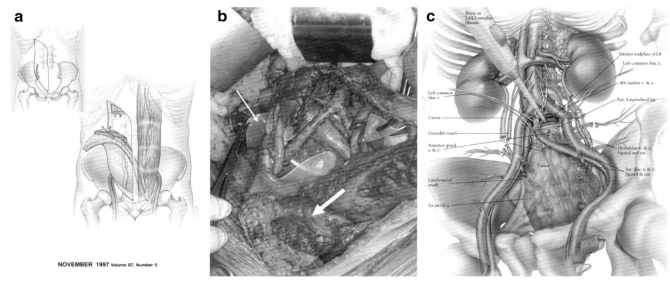

图23.8　前入路手术。注意：取带血管的腹直肌瓣（VRAM）。**a.** VRAM示意图[31]。**b.** 术中照片，VRAM皮瓣塞入腹部（粗箭头），硅橡胶片置于解剖血管下（细箭头）。**c.** 前路松解的示意图[32]

图23.9　使用可透视床和Wilson支架摆放骶骨切除术体位

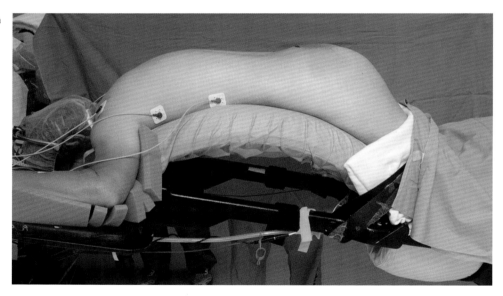

科医生到达正确的分离平面时，用硅橡胶片或海绵标记。

在进一步手术之前，需要对肿瘤边缘进行确认。脊柱骨盆重建的技术将在后面单独描述。如果不需要骨重建，后腹壁可以采用两种方法之一重建。如果取腹直肌瓣，它大部分将用来重建这一手术区域，皮瓣筋膜缝在两侧的臀肌筋膜中。在传递肌皮瓣时要小心，以免失去方向，无意中旋转或撕脱其血管蒂。如果没有取腹直肌皮瓣，则取双侧臀V–Y推进皮瓣。进行后腹壁补片重建，并用臀肌瓣覆盖（图

23.14）。

放置硬膜外导管穿过伤口边缘近端外侧的皮肤，在最终闭合伤口前在直视下置入硬膜外腔。放置伤口负压装置，以保护伤口免受污染和剪切应力。

脊柱骨盆重建

脊柱骨盆重建有两种情况。首先，在全骶骨切除术的情况下，使用脊柱骨盆重建来重建脊柱骨盆的连续性。其次，在S1骶孔以上进行的次全骶骨切

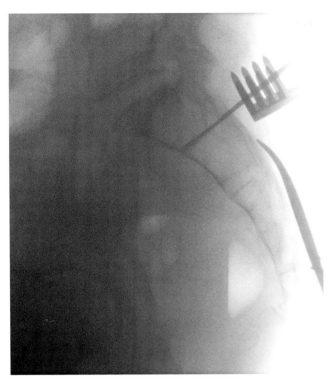

图23.10 使用侧位透视和钝头探针安全地放置在肿瘤上方的神经孔进行骶骨背侧切除术时的定位。在本例图中，显示的是S1骶孔

除术中，临床经验和生物力学研究表明，残余骶骨后续骨折的风险很高[21]。在这种情况下进行脊柱骨盆重建以增加剩余的自然骨强度。

我们倾向于采用"大教堂"重建法，即腓骨移植联合脊柱骨盆内固定重建该交界区域[22,23]。其他研究团队采用横贯髂骨棒和植骨技术[24]。没有研究直接比较这两种技术或证明一种技术优于另一种技术。"大教堂"重建法描述如下。

在大多数患者中，椎弓根螺钉固定在L3～L5，使用长螺钉以最大限度地增加其稳定。在大体型的患者中，需要更多的近端固定节段。两侧置入双髂骨螺钉。然后进行腓骨移植，使其跨越髋臼上髂骨和脊柱尾端之间的区域。在广泛的骨切除或保留L5或S1神经根时，有时很难将腓骨放置在这个位置，可选择远端对接位置靠近坐骨。

放置移植腓骨，放置连接棒并加压以锁定移植腓骨（图23.15）。我们已经开始在只要可行的情况下每一侧使用两根连接棒，以尽可能减少单

棒断裂造成的灾难性内固定失败的风险[25]。在脊柱固定前，通过允许远端腰椎向后滑移（向上进入伤口），可以很容易地将脊柱固定在相对后凸的骨盆上。如果进行骶骨次全切除术，重建用于增加剩余的自然骨强度，则腓骨移植物不可能受到真正的加压固定。在这种情况下，它们被钉入骨盆的对接部位，并插入剩余的骶骨，用一块"饼干"骨（同种异体骨或一块自体髂骨）将它们固定在合适的位置。

我们有使用同种异体腓骨移植物和带血管蒂的自体移植物进行这些重建的经验（图23.16）。最近的一项分析显示，使用带血管蒂的移植物的骨性愈合效果要好得多，这是目前我们对这些患者的默认方法[26-27]。

术后护理

患者在专用气垫床上恢复，尽量减少伤口部位的压力。接受一期后路切除的患者通常在手术后立即拔管，并可能前往常规楼层或临床指示的监护（过渡）单元进行监护和疼痛控制。接受分期手术的第二期手术的患者，如果没有进行脊柱骨盆重建，通常在当天拔管。如果进行脊柱骨盆重建（特别是采用带血管蒂的腓骨移植），增加俯卧位的手术时间上通常需要插管过夜，以缓解面部水肿。这些患者要么去监护过渡病房，要么去有临床指征的重症监护病房（ICU）。

患者可以在他们的专用床上采取任何舒适的姿势（包括在床允许的情况下坐起来，通常大约40°）。我们要等到局部肿胀达到顶峰，再让他们进一步活动。这通常是以大约在术后第3天出现的自身排尿为标志。我们经常使用低剂量（1～2mg/h）呋塞米滴注来促进利尿，但在利尿剂敏感的患者中避免使用快速推注呋塞米，以避免血压突然波动，从而影响皮瓣或腓骨灌注。

大约从术后第3天开始，允许患者尽可能多地站立和行走，并坐在截瘫坐垫（ROHO垫）上。我们通常让患者在第1天每次坐20min，第2天每次坐

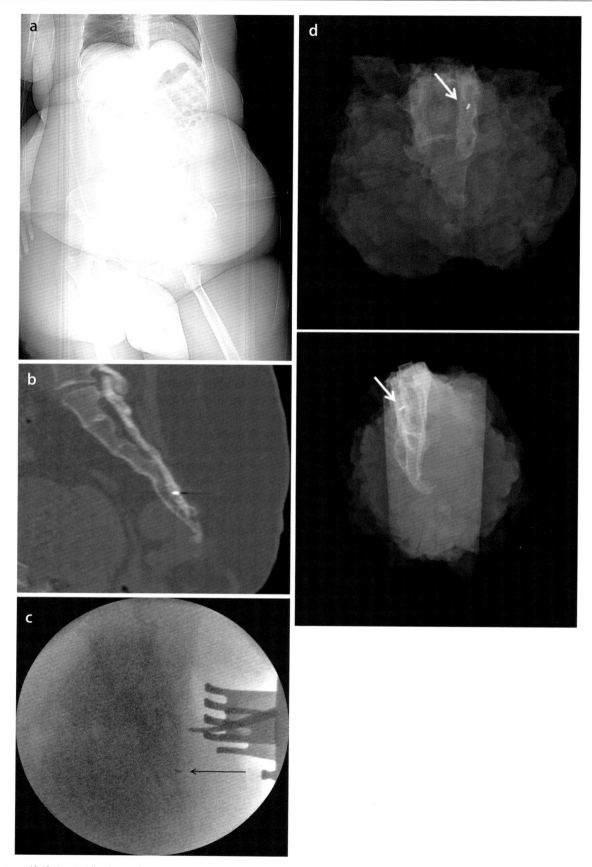

图23.11　X线检查不可靠时基准标记物的使用。**a.** CT定位像显示一位低位骶骨脊索瘤女性患者的体型，对于这种体型不可能有精确的透视定位。**b.** 术前扫描显示骶骨基准标记物的位置。**c.** 术中侧位透视可识别标记物和正确的截骨位置。**d.** 标本

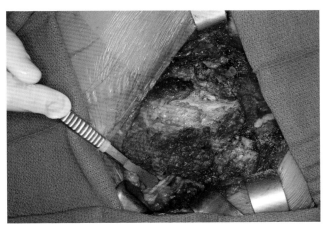

图23.12 分开骶棘韧带和骶结节韧带后，识别骶旁沟内的阴部神经

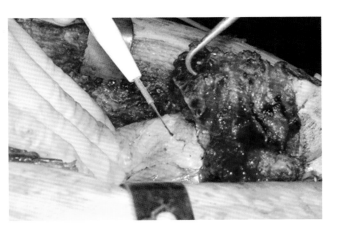

图23.13 将标本近端向远端传送，通过直肠系膜剥离，保持在Waldeyer筋膜腹侧

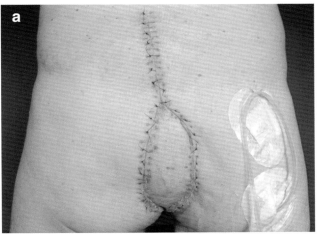

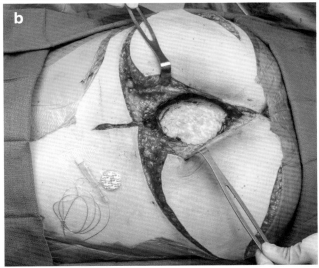

图23.14 后路伤口闭合方法。**a.** 前/后路分期手术后填塞垂直腹直肌瓣。**b.** 臀部V-Y推进皮瓣覆盖补片行后腹壁重建。注意放置硬膜外导管以控制术后疼痛

30min，然后以类似的方式循序渐进，同时监测伤口。硬膜外导管镇痛剂量在第3天减半，然后在第4天或第5天拔除。术后立即使用普通肝素进行预防性抗凝。

并发症

由于解剖的复杂性，这类手术往往容易导致许多潜在的并发症。在进行前/后路切除术的患者中，普外科医生或结直肠外科医生协助进行腹侧分离，以减少内脏或血管损伤的风险。如果有任何关于输尿管路径附近解剖结构异常的担忧，则使用输尿管支架。我们发现，在大型脊柱骨盆切除术中，将前路和后路手术分隔开48h可显著减少ICU住院时间、

插管时间和发病率[15]。

感染和伤口裂开（实际上是同一过程的两种）是最常见的并发症[3,28]。手术的时长、切口的大小和手术解剖位置都会引起这种风险的发生。哌拉西林/他唑巴坦通常用于伤口感染的预防。如果没有进行肠道横断，则在手术前后24h内进行。如果在前路手术中进行肠道横断，则在第二期手术后持续72h。其背后的原因是肠道横断不可避免的会有一些细菌溢出，可能会感染第二期手术中放置的钛笼或内固定器械。在我们机构，使用72h哌拉西林/他唑巴坦是严重污染性（如Barnyard损伤）开放性骨折的标准抗生素治疗。虽然我们不能完全避免术后

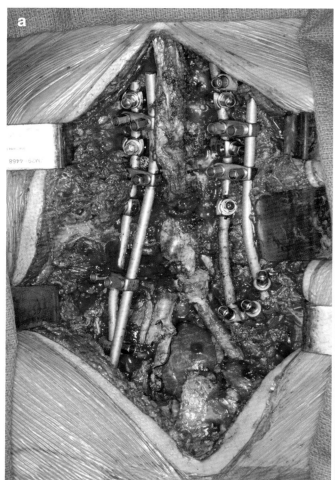

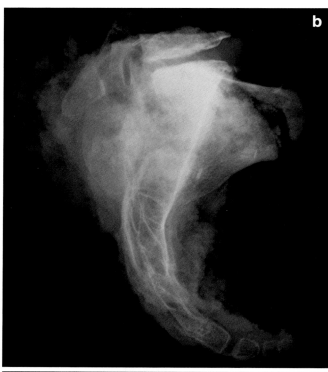

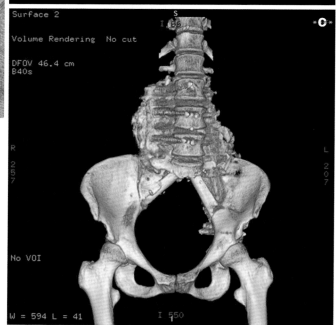

图23.15　**a.** 全骶骨切除术后用带血管的腓骨移植物进行"大教堂"重建的术中照片。**b.** 标本X线片。**c.** CT显示脊柱骨盆重建

感染，但几乎所有感染都与最初的皮瓣裂开有关（即"由外至内"的感染）。术前放疗已被证明大大增加了感染和伤口并发症的风险[29]。

在需要脊柱骨盆重建的患者中，假关节形成和断棒是公认的风险。在我们的实际经验中，我们已经认识到带血管蒂腓骨移植物的愈合潜力大大提高[26-27]。此外，从生物力学角度来看，每侧使用双棒可以增加结构的刚度，并减少灾难性连接棒断裂的风险[25]。

我们也认识到用网片或腹直肌皮瓣重建后腹壁的重要性。如果没有这种情况，当患者做Valsalva动作时，他们很容易发生盆腔脏器后脱垂。这可能导致排尿或排便功能障碍，即使括约肌神经支配仍然完整。

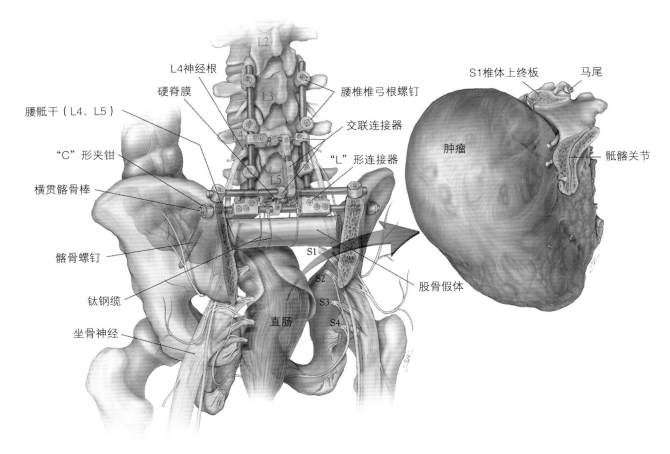

L2

L4神经根

硬脊膜

腰骶干（L4、L5）

"C"形夹钳

横贯髂骨棒

髂骨螺钉

钛钢缆

坐骨神经

L3

L4

L5

直肠

腰椎椎弓根螺钉

交联连接器

"L"形连接器

S1

S2

S3

S4

股骨假体

S1椎体上终板

马尾

肿瘤

骶髂关节

图23.16 骶骨切除术后用横贯髂骨棒和股骨骨移植重建的示意图

预后

　　肿瘤手术预后主要取决于组织学研究和所达到的手术切缘。虽然组织学不能改变，但手术切缘由手术团队控制。例如，骶骨脊索瘤和脊柱软骨肉瘤的宽切缘被证明是患者无病生存的最大预测因素[2-5]。在一大组接受骶骨切除术的患者中，对他们的生活质量和其他患者相关预后指标进行评估发现，身体功能随着切除程度的不同而有差异，但总体生活质量仍然很高。在一项对74例接受肿瘤骶骨切除术的患者的多中心研究中发现，S3神经根缺失与健康相关生活质量下降有统计学相关性[30]。

病例展示

　　一名14岁女性患者因S3～S5的溶骨性病灶引起低位骶部疼痛，并累及S5神经根（图23.17）。CT引导下活检确诊为动脉瘤性骨囊肿。为了治疗疾病和改善患者症状，我们确定最佳的治疗方案是无须固定重建的中位骶骨切除术。

　　患者俯卧在Jackson手术台上，用X线进行定位。行后正中线皮肤切口和骨膜下剥离。在S3～S5行椎板切除术，并在骶骨远端周围进行软组织剥离。确定S3～S5神经根并进行远端跟踪。由于肿瘤累及双侧S5神经根，我们将其切除，保留两侧S3和S4神经根。肿瘤被确定，并利用超声刀片在病变上方进行骶骨切除术。这包括从S3取下骶骨和尾骨。术中全程监护稳定，止血效果良好。

　　复杂创面闭合由整形和修复重建外科完成。识别椎旁肌，右侧椎旁肌抬高。在筋膜做切口，外侧筋膜附着于胸腰筋膜。左侧椎旁肌抬高在此上方，在伤口中央的左侧椎旁肌外侧做一个筋膜切口，放置一根15Fr筋膜下引流管，用0号Vicryl缝线缝合筋膜。浅层筋膜用2-0号Vicryl缝线间断缝合，真皮用3-0号Vicryl缝线缝合，皮下层用4-0号Monocryl缝线缝合。患者术后8个月情况良好，骶骨疼痛缓解，无复发迹象（图23.18）。

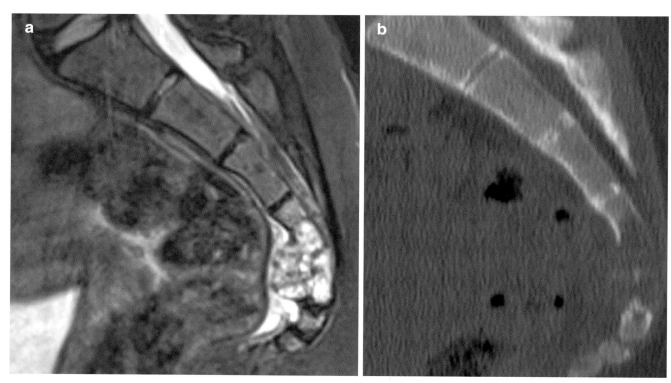

图23.17　病例展示1：骶骨远端病变术前影像学。**a.** 矢状位T2加权MRI。**b.** 矢状位CT

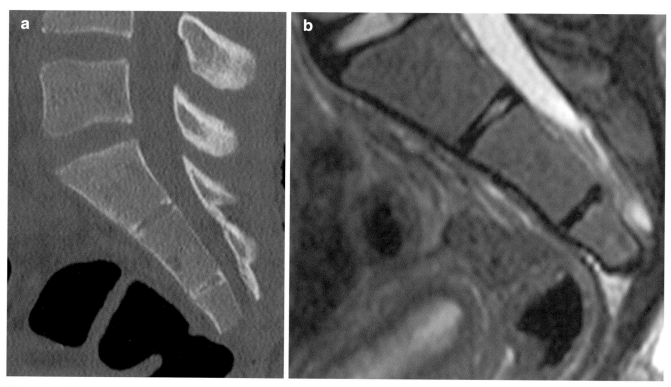

图23.18　病例展示1：骶骨中段切除术后影像学表现。**a.** 矢状位CT。**b.** 矢状位T2加权MRI

结论

肿瘤骶骨切除术代表了一系列可以对局部恶性肿瘤患者进行治愈性治疗的手术操作。外科医生可以计划合理的手术以达到阴性肿瘤边缘。骶骨肿瘤的位置及邻近侵占情况将决定患者是否需要单纯后路或分期前/后入路手术。考虑到这些手术操作的性质，患者术后的生活质量能得到很好的维持。

参考文献

[1] Du Z, Guo W, Yang R, Tang X, Ji T, Li D. What is the value of surgical intervention for sacral metastases? PLoS One. 2016;11:e0168313.

[2] Fuchs B, Dickey ID, Yaszemski MJ, Inwards CY, Sim FH. Operative management of sacral chordoma. J Bone Joint Surg Am. 2005;87:2211–2216.

[3] Hsieh PC, Xu R, Sciubba DM, McGirt MJ, Nelson C, Witham TF, et al. Long-term clinical outcomes following en bloc resections for sacral chordomas and chondrosarcomas: a series of twenty consecutive patients. Spine. 2009;15:2233–2239.

[4] Ruggieri P, Angelini A, Ussia G, Montalti M, Mercuri M. Surgical margins and local control in resection of sacral chordomas. Clin Orthop Relat Res. 2010;468:2939–2947.

[5] Angelini A, Pala E, Calabro T, Maraldi M, Ruggieri P. Prognostic factors in surgical resection of sacral chordoma. J Surg Oncol. 2015;112:344–351.

[6] Fourney DR, Rhines LD, Hentschel SJ, Skibber JM, Wolinsky JP, Weber KL, et al. En bloc resection of primary sacral tumors: classification of surgical approaches and outcome. J Neurosurg Spine. 2005;3(2):111–122.

[7] Gunterberg B, Kewenter J, Petersen I, Stener B. Anorectal function after major resections of the sacrum with bilateral or unilateral sacrifice of sacral nerves. Br J Surg. 1976;63:546–554.

[8] Gunterberg B, Norlen L, Stener B, Sundin T. Neurologic evaluation after resection of the sacrum. Investig Urol. 1975;13:183–188.

[9] Todd LT Jr, Yaszemski MJ, Currier BL, Fuchs B, Kim CW, Sim FH. Bowel and bladder function after major sacral resection. Clin Orthop Relat Red. 2002;397:36–39.

[10] Moran D, Zadnik PL, Taylor T, Groves ML, Yurter A, Wolinsky JP, et al. Maintenance of bowel, bladder, and motor functions after sacrectomy. Spine J. 2015;15:222–229.

[11] Mankin HJ, Mankin CJ, Simon MA. The hazards of biopsy revisited. J Bone Joint Surg Am. 1996;78:656–663.

[12] Sebro R, DeLaney TF, Hornicek F, Schwab J, Choy E, Nielsen GP, et al. Frequency and risk factors for additional lesions in the axial spine in subjects with chordoma: indications for screening. Spine. 2017;42:E37–40.

[13] Glatt BS, Disa JJ, Mehrara BJ, Pusic AL, Boland P, Cordeiro PG. Reconstruction of extensive partial or total sacrectomy defects with a transabdominal vertices rectus abdominus flap. Ann Plast Surg. 2006;56:526–530.

[14] McLoughlin GS, Sciubba DM, Witham T, Bydon A, Gokaslan ZL, Wolinsky JP. En bloc sacrectomy performed in a single stage through a posterior approach. Neurosurgery. 2008;63:ONS115–120.

[15] Brown MJ, Kor DJ, Curry TB, Warner MA, Rodrigues ES, Rose SH, et al. Sacral tumor resection: the effect of surgical staging on patient outcomes, resource management, and hospital cost. Spine. 2011;26:1570–1578.

[16] Clarke MJ, Dasenbrook H, Bydon A, Sciubba DM, McGirt MJ, Hsieh PC, et al. Posterior-only approach for en bloc sacrectomy. Neurosurgery. 2012;71:357–364.

[17] MacCarty CS, Waugh JM, Mayo CW, Coventry MB. The surgical treatment of presacral tumors: a combined problem. Proc Staff Meet Mayo Clin. 1952;27:73–84.

[18] Stener B, Gunteberg B. High amputation of the sacrum for extirpation of tumors: principles and techniques. Spine. 1978;3:351–366.

[19] Hata M, Kawahara N, Tomita K. Influence of ligation of the internal iliac veins on the venous plexuses around the sacrum. J Orthop Sci. 1998;3:264–271.

[20] Sherman CE, Rose PS, Pierce LL, Yaszemski MJ, Sim FH. Prospective assessment of patient morbidity from prone sacral positioning. J Neurosurg Spine. 2012;16:51–56.

[21] Hugate RR Jr, Dickey ID, Phimolsarnti R, Yaszemski MJ, Sim FH. Mechanical effects of partial sacrectomy: when is reconstruction necessary? Clin Orthop Relat Res. 2006;450:82–88.

[22] Dickey ID, Higate RR Jr, Fuchs B, Yaszemski MJ, Simg FH. Reconstruction after total sacrectomy: early experience with a new technique. Clin Orthop Relat Res. 2005;438:42–50.

[23] Eck JC, Yaszemski MJ, Sim FH. Sacrectomy and spinopelvic reconstruction. Semin Spine Surg. 2009;21:99–105.

[24] Gallia G, Haque R, Garonzik I, Witham TF, Khavkin YA, Wolinsky JP, et al. Spinal-pelvic reconstruction after total sacrectomy for en bloc resection of a giant sacral chordoma: technical note. J Neurosurg Spine. 2005;3:501–506.

[25] Kelly B, Shen F, Schwab J, Arlet V, Diangelo DJ. Biomechanical testing of a novel four-rod technique for lumbopelvic reconstruction. Spine. 2008;33:E400–406.

[26] Ackerman DB, Rose PS, Moran SL, Dekutoski MB, Bishop AT, Shin AY. The results of vascularized-free fibular grafts in complex spinal reconstruction. J Spinal Disord Tech. 2011;24:170–176.

[27] McDowell S, Sim F, Rose P, Yaszemski M. Reconstruction of the pelvic ring following surgery for malignancy involving the sacroiliac joint. 19th International Society of Limb Salvage General Meeting. Kanazawa, Japan. 2017.

[28] Zileli M, Hoscuskun C, Brastianos P, Sabah D. Surgical treatment of primary sacral tumors: complications associated with sacrectomy. Neurosurg Focus. 2003;15:1–8.

[29] Houdek M, Rose P, Schwab P, Yaszemski M, et al. A comparison of outcome of treatment paradigms for sacral chordoma: does pre-operative radiation improve prognosis? Musculoskeletal Tumor Society Annual Meeting. Denver, 2017.

[30] Van Wulfften Palthe OD, Houdek MT, Rose PS, Yaszemski MJ, Sim FH, Boland PJ, et al. How does the level of nerve root resection in en bloc sacrectomy influence patient-reported outcomes? Clin Orthop Relat Res. 2017;475:607–616.

[31] Gokaslan ZL, Romsdahl MM, Kroll SS, et al. Total sacrectomy and Galveston L-rod reconstruction for malignant neoplasms. Technical note. J Neurosurg. 1997;87(5):781–788.

[32] Gallia GL, Suk I. Lumbopelvic reconstruction after combined L5 spondylectomy and total sacrectomy for en bloc resection of a malignant fibrous histiocytoma. Neurosurgery. 2010;67:E498–502.

第三部分
硬膜内入路

第24章　髓外硬膜内肿瘤：颈椎

Kyle L. McCormick, Paul C. McCormick
秦毅，李兆峰，黄霖/译校

概述

颈椎髓外硬膜内肿瘤是一种良性的、非侵袭性的、生物学上无痛性的病变，可以通过显微手术安全有效地处理或治愈。这些肿瘤绝大多数不是神经鞘肿瘤就是脑膜瘤。在大多数情况下，标准的暴露和技术允许完全切除，同时保留或恢复神经功能。适当的患者选择和术前评估，选择和实施提供安全、可靠和充分暴露的手术入路，以及适当的肿瘤解剖和切除以保护神经结构和功能的适当显微外科技术是这些肿瘤神经外科治疗的长期原则。然而，有太多的因素和变数必须加以考虑和处理，因此每个案例都应被视为独一无二。患者的病情和并发症、肿瘤的大小、轴位和矢状位、血管、一致性、起源和附件，以及外科医生的经验和喜好都必须纳入每个治疗计划。在这一章中，我们讨论了手术治疗这些肿瘤的一般原则和特殊因素以及考虑因素。

患者选择

由于大多数髓外硬膜内肿瘤生长缓慢，在出现神经体征或症状之前，其中许多病变可能是中等大的。然而，由于磁共振成像（MRI）的广泛使用，越来越多的患者被诊断出有轻微的、非特异性的或没有神经症状的症状。

对无症状或轻微症状的患者的治疗建议可能是困难的，必须根据患者的因素和偏好、手术风险、当前和未来以及肿瘤生物学进行平衡。随着时间的推移，通常会对小型和中型偶发肿瘤进行年度成像和临床评估。出现症状、实质性生长、脊髓受压和患者喜好是这些患者选择手术的常见情况。然而，这些肿瘤中的许多都表现为非常惰性，在很长一段时间内几乎没有甚至可以忽略不计的生长，因此减少了干预的需要。手术治疗的门槛在这些患者中是不同的，但一旦出现神经症状，手术治疗显然是合适的。在这些患者中，进行标准的术前评估，以优化患者的手术条件。

手术计划和方法

成功手术治疗这些病变的一个基本关键是在整个手术过程中保持安全、可靠、充分的暴露。对于大多数肿瘤，这可以通过中线后暴露[1-4]来实现。微创或微创暴露可以在适当的情况下使用，但重要的是要认识到，大多数风险和发病率与手术的硬膜内部分有关，而不是切开、软组织剥离或骨切除[5]。在常规诱导和气管插管后，患者被放置在俯卧位，头部被固定在Mayfield头架中。

术中监测和神经刺激被利用，但在我们的经验中，实用价值有限。颈部和颈椎的位置尽可能与脚部平行，取"军事俯卧位"，头部用Mayfield头架固定（图24.1）。这优化了在操作显微镜下的可视化。双臂收拢在一侧，腹部没有任何压力。行正中切开和骨膜下肌肉剥离。细致的止血至关重要，因为术野（即硬膜内间隙）位于手术暴露的底部。因

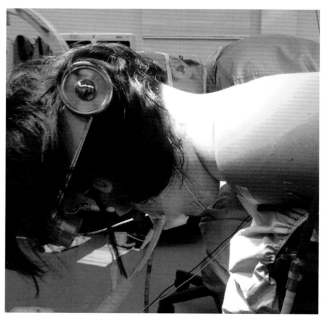

图24.1　术中照片显示带有Mayfield头架的"军事俯卧位"

此，任何来自皮肤、肌肉、骨骼或硬膜外间隙的持续失血都将不可避免地污染外科领域，并违反安全手术暴露的原则。

标准的椎板切除术或椎板成形术都可以进行。对于年龄较小和暴露时间较长的患者（即两个以上的脊柱节段），可以考虑进行椎板成形术。单侧椎板切除被认为是没有越过中线的单侧小或中等肿瘤。在大多数情况下，手术暴露的最佳化包括切除超出肿瘤边缘的骨质。这就可以在肿瘤的纵向和横向边缘之外进行观察和接触，便于选择硬膜切开位置。术中超声在硬膜切开前是有用的，以确保进行了充分的骨切除。然后在中线切开硬膜，用缝合线将硬膜与脊柱旁肌侧方缝在一起。缝合应与椎旁肌的最腹侧接触，以使硬膜充分暴露，同时最大限度地减少硬膜外静脉出血进入手术野。如果可能，最好在硬脑膜切开过程中保持蛛网膜完整。这防止了早期脑脊液（CSF）引流，而脑脊液引流可能会模糊手术野并促进硬膜外出血。

改进、见解、陷阱和特殊注意事项

绝大多数肿瘤可通过标准的后入路充分切入和

显露。即使是发生在齿状韧带腹侧或主要位于齿状韧带腹侧的肿瘤，通常也可以通过后正中入路安全进入，因为在大多数情况下，脊髓已经旋转或移位到一侧，以便进入腹侧椎管。单纯的腹侧肿瘤存在例外，即脊髓背侧移位而不旋转或侧向移位。这更多可能是脊膜瘤，但偶尔也会遇到源于腹神经根的神经鞘肿瘤。在这些情况下，可能需要考虑腹侧入路，因为颈椎较多的后外侧暴露是有限的[6-7]。通常，硬膜是在中线纵向打开的。更偏心的开口可用于偏心性病变或背中线脊膜瘤。

硬膜内暴露/解剖

一旦获得了足够的硬膜内暴露，重点就放在肿瘤切除上。同样，在如何进行和排序安全肿瘤切除的技术和战略方面，有许多因素需要考虑，而且往往是相互关联的。肿瘤的大小、来源、与脊髓的关系、血管和一致性是这方面的重要因素。在任何肿瘤切除前，这些因素被作为初始手术视野检查的一部分进行评估。首先，在肿瘤表面最明显的位置进行探查。这需要从肿瘤表面剥离蛛网膜层。对于更多位于腹侧的肿瘤，分离一个或多个齿状韧带附着物可改善腹侧通路。在松解的齿状韧带上，轻微的缝线回缩可能会轻微抬高和旋转脊髓，以增加腹侧暴露。表面解剖在头尾侧都进行，恰好在肿瘤极点之外。通常，在每个肿瘤极上方放置一个小棉球，以区分肿瘤的边缘，并限制任何血液渗入蛛网膜下腔。由于脊膜瘤和神经鞘肿瘤的治疗技术和策略各不相同，因此我们将对它们分别进行讨论。

神经鞘肿瘤

神经鞘瘤是边界清楚的包膜肿瘤，起源于背侧或腹侧神经根（图24.2）[2-3]。

它们可以是实性的或囊性的，具有可变的血管分布。切除的关键是识别起源的神经根。对于大多数神经鞘瘤，传入和传出神经根的一部分可以充

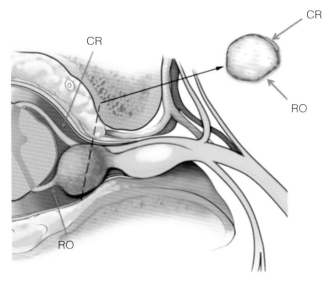

图24.2 此示意图描绘了一例起源于背神经根（RO，起源根）的硬膜内神经鞘瘤。相应的腹神经根（CR）最初与背根分开，然后紧密地贴在共同蛛网膜鞘内的肿瘤包膜上

分游离肿瘤以进行整块切除。在最初的肿瘤检查中，神经根起源可能不会立即显现出来。轻轻地旋转肿瘤可以方便进一步观察。如果起源的神经根不明显，则用超声抽吸器烧灼并切开背侧肿瘤表面以进行内部减压。肿瘤的任何囊性成分也被引流以减少肿瘤体积并允许识别起源的神经根。一旦确定了起源的神经根，就有助于确定它是传入还是传出成分。基于与肿瘤的关系，这通常是不言而喻的。传入神经根往往更肿胀，因为它的表面经常有扩大的静脉（图24.3）。起源的神经根通常既无功能也不可挽救，并且通常可以在神经功能缺损的风险最小的情况下被分开。然而，情况并非总是如此，尤其是对于较小的肿瘤。

改进、见解、陷阱和特殊注意事项

重要的是要认识到，既有起源的神经根，更常见的是背神经根，也有相应的神经根，通常是前根（图24.2）。

虽然相应的神经根可能在肿瘤附近运行，有时甚至紧紧地贴在共同蛛网膜下的肿瘤包膜上，但它既有功能，又是可挽救的（图24.3）。保留这一神经根的关键是在肿瘤包膜上进行解剖。因此，任何附着在肿瘤包膜上的蛛网膜都应该被解剖。腹侧神经鞘肿瘤通常发生在运动根。这些肿瘤可能具有挑战性，因为它们可能主要位于脊髓的腹侧，遮盖了传入根以阻止肿瘤的活动，并呈现出较高的术后明显运动神经根缺陷的风险，尤其是在C5和C8水平。对于这些水平的腹侧肿瘤，我们使用神经根刺激。如果我们能够刺激神经，则仅进行保留神经根的次全切除。幸运的是，大多数腹侧肿瘤会旋转或移位脊髓，以允许足够的腹侧可视化和进入。切开齿状韧带并温和牵引缝线可以改善腹侧暴露（图24.4）。

充分的内减压，然后轻轻地直接牵引肿瘤包膜，可以帮助形成肿瘤与脊髓腹侧之间的平面并将脊髓腹侧显露于术野。最终，传入根将被可视化，并可被烧灼和分离。

哑铃形肿瘤

5%～10%的神经鞘肿瘤是哑铃形肿瘤，肿瘤成分位于椎管内和椎管外间隙。肿瘤的大小、成分的

图24.3 硬膜内神经鞘瘤术中照片。标记传入（即近端）起源根（RO）和相应的腹神经根（CR）。注意传入神经根表面的血管

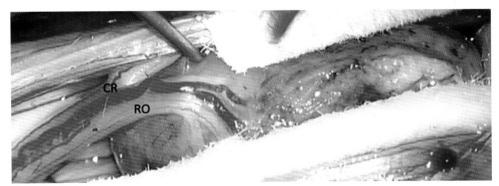

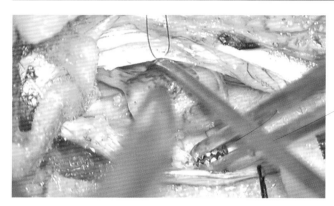

图24.4　C3神经鞘瘤起源于前根的术中照片。请注意，分离的齿状韧带上的蓝色Prolene缝线用于在脊髓上提供温和的旋转和抬高，以增强腹侧通路。对现已活动的肿瘤的温和牵引将肿瘤的腹侧部分送入外科视野，并提供传入神经根的可视化，然后将其烧灼并分割，以实现肿瘤的完全切除

分布、神经根来源和手术策略是不同的。一般情况下，大部分可采用单期后路扩大入路治疗。它是在患者俯卧时通过正中切口（图24.5）[2,8]进行的。侧方解剖正好经过患侧的小关节。如果肿瘤没有越过中线，就进行单侧椎板切除术。通过以下途径可接近孔和孔外肿瘤成分彻底的小关节切除。这为硬膜边缘提供了2～2.5cm的腹外侧通道。超过这一范围的肿瘤可能需要额外的前路手术或残留肿瘤的放射外科手术。枕骨～C1和C1～C2是个例外，因为关节是腹侧的，不需要切除才能显露孔外。

　　一旦椎管和椎孔显露，首先切除硬膜外孔和孔外肿瘤成分。重要的是，解剖应直接留在肿瘤包膜上，既可限制孔静脉出血，又可避免损伤椎动脉。这些肿瘤既不会侵犯椎动脉，也不会包裹椎动脉，但通常会使其前侧移位（图24.5a）。肿瘤包膜切开和内减压创造了空间，肿瘤的更多外围部分可以被显露到其中。哑铃形肿瘤的起源神经根不太可能被挽救，特别是在硬膜内有成分的情况下。然而，如果肿瘤起源于硬膜外孔区或椎旁区，并向中央生长到硬膜外间隙的椎管内，神经可能既有功能又可保存。一旦切除肿瘤的硬膜外部分，在中线切开硬脊膜以切除硬膜内部分。对传入根来源进行识别和分割，并将肿瘤从周围组织中分离出来，直至孔部。有时，在硬膜的内外依次操作以去除椎间孔成分是

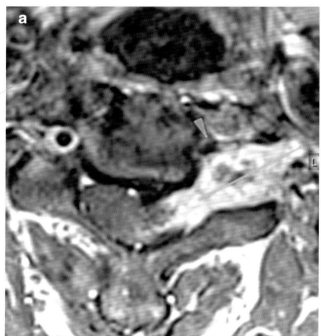

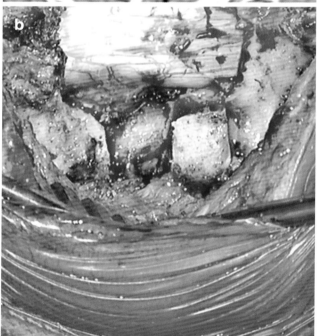

图24.5　a. T1加权增强MRI显示左侧C3～C4节段的大哑铃形肿瘤。值得注意的是，椎动脉（箭头）被肿瘤移位到前侧。b. 术中照片显示双侧C3～C4椎板切除，左侧小关节完全切除，以便完全切除哑铃形神经鞘瘤

有用的，通常是在根部出口缘环形切除硬膜。一旦肿瘤切除完成，用缝线从硬膜内侧或外侧缝合硬膜孔缺损处。通常采用小块肌片移植。分别闭合纵向背侧硬膜缺损处。

　　由于椎间小关节切除，在肿瘤切除后进行固定

融合术。这通常是用椎板切除上方和下方一节的侧块螺钉完成的。取自体骨用于对侧椎板和小关节融合术。

改进、见解、陷阱和特殊注意事项

出血往往是椎间孔和椎间孔外肿瘤切除术中最具挑战性的方面之一。这最好通过直接在肿瘤包膜上保持解剖来控制。通常，椎间孔静脉紧紧贴在肿瘤包膜上，看起来代表实际的包膜。重要的是要不断解剖这些层，就像剥洋葱一样，直到识别出真正的肿瘤包膜。这大大减少了出血量，并且更安全地允许直接在肿瘤表面继续进行解剖，尤其是在直视的边缘之外。在分离肿瘤平面时直接牵引肿瘤包膜可能非常有用。新分离的边缘出血可以通过用小棉塞轻轻包裹来控制。

远离脊髓对肿瘤包膜的受控牵引非常有助于将肿瘤的各个方面输送到手术区域。然而，必须小心，不要施加太大的压力，因为它可能会通过起源神经根的传入支传递到脊髓。

虽然大多数神经鞘瘤起源于与脊髓分离的根部，但有些发生在非常近端，甚至似乎在根部入口区抬高软脊膜，并且似乎在软膜下甚至延伸到脊髓中。对于这些病例，肿瘤在牙根进入区的远端被截断，任何剩余的肿瘤组织被逐个切除。

脊膜瘤

脊膜瘤不如神经鞘瘤常见，在成年女性中更常见。大多数起源于并附着于硬脊膜。它们可发生在整个脊柱中，并且往往更常见于上颈椎和枕骨大孔（图24.6）。患者评估、手术适应证和患者体位和显露的技术方面与神经鞘瘤相似。允许充分可视化和进入肿瘤切除术的安全可靠暴露是对这些病变进行有效手术治疗的基石。对于大多数脊膜瘤，这可以通过标准的后正中入路来完成，如之前针对神经鞘瘤所述。硬膜通常在中线处打开，但对于起源于

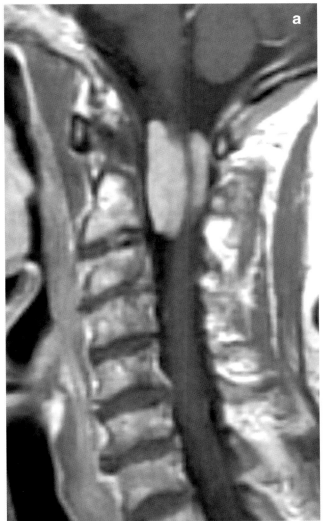

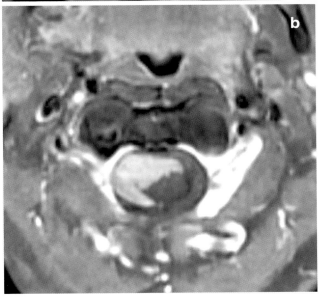

图24.6 颈椎矢状位（a）和轴位（b）T1加权增强MRI显示上颈椎肿块均匀强化，有广泛的硬脑膜附着，与脊髓脑膜瘤一致

或靠近背中线的脊膜瘤，可能必须向一侧或另一侧改变。除了肿瘤起源的处理外，神经鞘瘤的暴露和切除原则相似。充分暴露超出肿瘤两极、直接在肿瘤包膜上保持剥离、内部减压以允许肿瘤输送以及轻柔地牵引肿瘤包膜是安全切除大多数硬膜内髓外肿瘤的标准技术。更多位于腹侧的脑膜瘤通常也会将脊髓旋转或移位到一侧，从而提供进入腹侧椎管的通路（图24.7）。一个或两个齿状韧带的一部分可以改善腹侧通路。对于大的腹侧肿瘤成分，彻底切除肿瘤的侧面通常很有用。如果可能，将肿瘤从其硬脑膜起源处分离可能会有所帮助。这留下了一个松散的肿瘤成分，可以更容易地从腹侧脊髓中分离出来。这种解剖的关键是确保解剖直接在肿瘤包膜上，而不是蛛网膜的薄覆盖层。一个小的Penfeld或稍微弯曲的显微解剖器可以在肿瘤表面小心推进，以允许腹侧脊髓/背侧肿瘤包膜解剖平面的温和发展，即使它不能直接可视（图24.4）。

脊膜瘤起源于硬膜的处理因硬膜起源的位置、大小和一致性等因素而异。在大多数起源于背侧、外侧或腹外侧离散的硬膜肿瘤病例中，烧灼和分离其硬膜基底部直至与硬膜齐平。将任何小的肿瘤残余物从内部硬膜表面锐性剥离以完成切除。硬膜是一种高度层压的胶原结构，用锋利的Rhoton剥离器刮擦内层可有效去除肿瘤，同时保持硬脑膜完好无损（Simpson Ⅱ级）。这避免了硬膜贴片移植的需要。纯腹侧或整块肿瘤可能无法完全切除硬膜基底部（Simpson Ⅲ级），并且可能与稍高程度的复发有关。

改进、见解、陷阱和特殊注意事项

高位颈椎和枕骨大孔脑膜瘤由于其通常较大的尺寸和位置而具有挑战性。脊髓副神经和舌下神经的损伤可能伴随腹侧和外侧病变发生。在解剖和肿瘤切除过程中必须小心识别和保护这些神经。脊髓副神经在颈椎中段也处于危险之中，因为它包括C1～C5的小根，并向上靠近齿状韧带背侧的脊髓。

单纯腹侧脑膜瘤很少见，但很难安全切除，尤其是当它们钙化或高度矿化时。由于颈部的解剖结构和椎动脉的存在，后外侧入路不如在胸椎和腰椎区域有效。对于脊髓无旋转或横向移位的纯腹侧脑膜瘤，宜考虑采用腹侧入路。

伤口闭合和术后管理

肿瘤切除后，蛛网膜下腔用温盐水大量冲洗。使用冲洗烧灼、Floseal（Baxter，Franklin Lakes，NJ，USA）和小型Surgicel（Ethicon Inc.，Johnson and Johnson，Somerville，New Jersey，USA）纱布实现精细止血。硬脑膜用连续的非锁定4-0丝线缝合。执行Valsalva至40mmHg以确保尽可能接近水密关闭。将Floseal喷入外侧硬膜外沟。一层薄薄的人工硬膜（Integra Lifesciences，Plainsboro，New Jersey，USA），放置在缝线上，并用明胶海绵覆盖（Pfizer，New York，USA）。然后，通过在明胶海绵上放置大的类棉（Codman，Johnson and Johnson，Raynham，Massachusetts，USA）来划分硬膜外间隙。取出牵引器，用温生理盐水大量冲洗伤口。在显微镜下，止血用双极电灼术、Floseal和骨蜡固定。取出棉球，放置血液引流管。然后用Biocin和Vicryl逐层封闭伤口。皮肤用运行的非锁定2-0尼龙线缝合。

患者卧床休息至术后第2天（POD 2）早晨。在这一点上，步行开始于物理治疗。Venodynes（Ecolab，Saint Paul，Minnesota，USA）、激励性肺活量测定仪和等长肌力训练受到鼓励。大多数患者在POD 4出院，要么回家，要么住进康复中心，对于那些术前有实质性缺陷的人来说。皮肤缝合线在术后14天被拆除。

改进、见解、陷阱和特殊注意事项

硬膜瓣和/或缝合的肌肉移植物对于再次手术或不可能进行良好的多层缝合的情况很有用，尤其

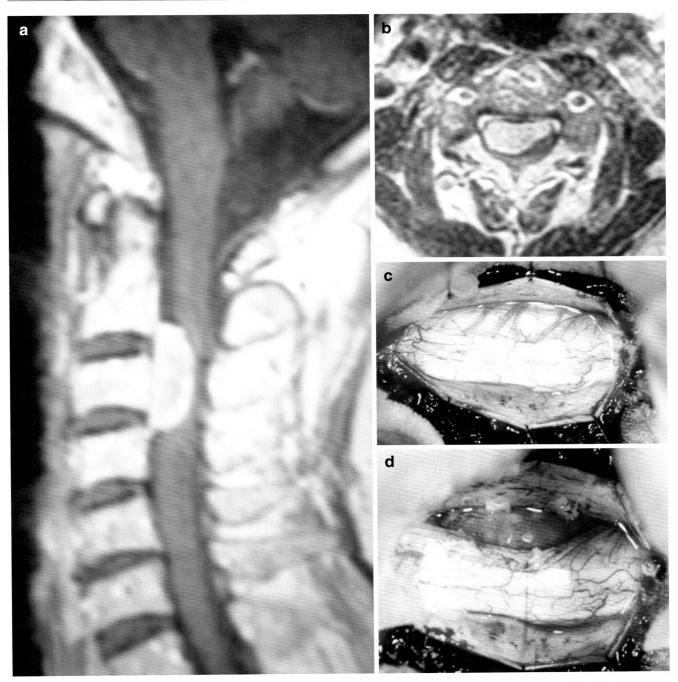

图24.7 颈椎矢状位（a）和轴位（b）T1加权增强MRI，显示与脑膜瘤一致的以腹侧宽阔的均匀强化为主的肿瘤。虽然肿瘤完全位于齿状韧带的腹侧，但肿瘤偏心于右侧，并产生一定程度的脊髓旋转，以便通过后外侧走廊进入腹侧。c. 术中照片显示肿瘤几乎完全被覆盖的脊髓遮盖。d. 在齿状韧带松解和轻轻缝合后，提供了一条通路，允许进入腹侧肿瘤，现在可以看到并安全地将其切除

是在硬脑膜水平。虽然小的假性脊膜膨出是可以耐受的，通常会随着时间的推移而消失，但任何通过皮肤的脑脊液渗漏都是有问题的，应该积极治疗。可以考虑无菌皮肤缝合，卧床休息，甚至脊椎引流。如果这些方法都不成功，则应及时返回手术室

（OR）进行修复。

切除成功后的预期结果通常相当令人满意[9-13]。大多数患者的神经功能得到保留或恢复。然而，长期存在的或更严重的既定缺陷不太可能改善，特别是痉挛和步态和/或FNE运动控制缺陷，这凸显了及

时干预的重要性。术后监护是为患者量身定做的。对于大多数完整切除的神经鞘瘤患者来说，术后6周和1年的影像学检查就足够了，但对一些患者，特别是Simpson Ⅲ级或Ⅳ级切除后的脑膜瘤患者，更长的随访时间可能是合适的。

结论

　　手术切除髓外硬膜内肿瘤是最有效和最令人满意的神经外科手术之一。在这些良性病变的绝大多数患者中，可以通过保留或恢复神经功能来实现长期的肿瘤控制或治愈。应在每个病例中应用适当的患者选择、安全和有效的暴露、手术解剖知识和标准的显微外科技术，以优化患者的预后。

参考文献

[1] Agrawal BMBB, McCormick PC, Resnick DK. Intradural extramedullary spinal lesions. In: Benzel EC, editor. Spine surgery – techniques, complication avoidance, and management. 3rd ed. New York: Churchill Livingstone; 2012. p. 991–998.

[2] McCormick PC. Surgical management of dumbbell tumors of the cervical spine. Neurosurgery. 1996;38:294–300.

[3] Safavi-Abbasi S, Senoglu M, Theodore N, Workman RK, Gharabaghi A, Feiz-Erfan I, et al. Microsurgical management of spinal schwannomas: evaluation of 128 cases. J Neurosurg Spine. 2008;9:40–47. https://doi.org/10.3171/spi/2008/9/7/040.

[4] Setzer M, Vatter H, Marquardt G, Seifert V, Vrionis FD. Management of spinal meningiomas: surgical results and a review of the literature. Neurosurg Focus. 2007;23:E14. https://doi.org/10.3171/foc-07/10/e14.

[5] Zhu YJ, Ying GY, Chen AQ, Wang LL, Yu DF, Zhu LL, et al. Minimally invasive removal of lumbar intradural extramedullary lesions using the interlaminar approach. Neurosurg Focus. 2015;39:E10. https://doi.org/10.3171/2015.5.focus15182.

[6] Angevine PD, Kellner C, Haque RM, McCormick PC. Surgical management of ventral intradural spinal lesions. J Neurosurg Spine. 2011;15:28–37. https://doi.org/10.3171/2011.3.spine1095.

[7] O'Toole JE, McCormick PC. Midline ventral intradural schwannoma of the cervical spinal cord resected via anterior corpectomy with reconstruction: technical case report and review of the literature. Neurosurgery. 2003;52:1482–1485. discussion 1485–1486.

[8] McCormick PC. Resection of a cervical dumbbell schwannoma with stabilization through a single stage extended posterior approach. Neurosurg Focus. 2014;37:Video 2. https://doi.org/10.3171/2014. v3.focus14257.

[9] Celli P. Treatment of relevant nerve roots involved in nerve sheath tumors: removal or preservation? Neurosurgery. 2002;51:684–692. discussion 692.

[10] Klekamp J, Samii M. Surgical results for spinal meningiomas. Surg Neurol. 1999;52:552–562.

[11] Lot G, George B. Cervical neuromas with extradural components: surgical management in a series of 57 patients. Neurosurgery. 1997;41:813–820. discussion 820–812.

[12] Seppala MT, Haltia MJ, Sankila RJ, Jaaskelainen JE, Heiskanen O. Long-term outcome after removal of spinal schwannoma: a clinicopathological study of 187 cases. J Neurosurg. 1995;83:621–626. https://doi.org/10.3171/jns.1995.83.4.0621.

[13] Solero CL, Fornari M, Giombini S, Lasio G, Oliveri G, Cimino C, Pluchino F. Spinal meningiomas: review of 174 operated cases. Neurosurgery. 1989;25:153–160.

第25章 硬膜内髓外肿瘤：胸椎

Christian B. Theodotou, Ian Côté, Barth A. Green
秦毅，李兆峰，黄霖/译校

脊髓肿瘤极为罕见，仅占所有中枢神经系统肿瘤的4%～16%，而硬膜内髓外肿瘤仅占这些病变的54%[1]。肿瘤通常根据其在椎管内的位置分为硬膜外肿瘤、硬膜髓内-髓外肿瘤、髓内肿瘤、哑铃形肿瘤或髓髓外肿瘤。胸椎硬膜内病变最常见的组织学类型包括神经鞘瘤（68.5%）和脊膜瘤（20.7%）[1]。本章重点介绍胸椎的硬膜内髓外病变，以及可用于治疗和移除这些病变的外科策略和技术。

神经鞘瘤

神经鞘瘤是良性的硬膜内（尽管30%可能有硬膜外延伸），有时是神经鞘的囊性肿瘤，导致神经结构的局部压迫，通常导致疼痛、乏力和脊髓病[2-3]。据报道，这些肿瘤的年发病率为每10万人中有0.3～0.4人，没有男性或女性的优势。发病年龄通常在40～50岁[3]。

神经鞘瘤的理想治疗方法是大体全切除，但在某些情况下，次全切除可能是最好的选择，特别是当神经损害的高风险伴随全切除时。Sohn等评估了次全切除后残留神经鞘瘤的病例，发现只有29.6%的病例发生了再生长，作者指出，在经历病变再生长的患者中，Ki-67指数在统计学上更高[2]。放射治疗也可用于次全切除、多处病变或患者不具备合理的手术风险的情况下[4]。

脊膜瘤

椎管脑膜瘤的发病率为0.33/10万[5]。它们通常是良性肿瘤，生长缓慢，出现在晚年（75%发生在50～70岁），以女性为主，高达82%的患者是女性[5-6]。多达84%的脊膜瘤位于胸椎，在这一区域，女性占优势（87%）甚至高于整个脊柱[6-7]。这些病变最常见于硬膜内，90%完全在硬膜内，5%在硬膜内和硬膜外[6]。

神经鞘瘤外科手术的目的是对神经结构减压和病灶的完全切除。与神经鞘瘤不同的是，手术还包括切除其硬脑膜附件（有时被称为Simpson Ⅰ级切除）[8]。这一分类系统由Donald Simpson于1957年专门开发，用于预测不同程度脑膜瘤切除后的复发率，但后来也被一些作者应用于脊髓脑膜瘤[7-8]。然而，即使实现了Ⅰ级或Ⅱ级切除，总的复发率也高达9.7%，Ⅱ级切除的复发率为30%[9]。手术切除并不是没有风险的——高达4%的患者发生脑脊液（CSF）漏，6%的患者出现永久性神经功能恶化[7,10]。放射治疗已用于某些病例，特别是高级别脑膜瘤和次全切除病例，或无法耐受手术的患者。然而，这些适应证并没有明确的定义，在这种情况下需要密切跟踪复发，以便及早发现复发[7,11]。钙化脑膜瘤并不少见，使用Cavitron或脑垂体钳很难将其切除。这些病变通常需要咬合工具，如微型Kerrison钻头，甚至在某些情况下，需要小型精密钻头。脑膜瘤手术切除最具挑战性的是斑块病变，由于硬脑膜附着物可能延伸到后纵韧带和椎骨，因此可能无法切除。它们也经常与脊髓受压、脊髓栓系、脊髓软化或脊髓内的囊性改变有关。

外科技术

后路椎板切除（图25.1）

治疗胸椎髓内硬膜外病变的标准入路包括正中后方切开入路和全椎板切除[3,12-13]。椎板切除的范围是在术前和术中确定的。根据磁共振成像（MRI）的Gd增强，骨的切口应该延伸整个肿瘤长度和上下至少一半的椎板水平。一旦这第一步完成，如果获得了足够的暴露，就应该进行经硬脊膜的术中超声检查。它还允许根据病变的偏心率规划硬脊膜切口，硬脊膜切口可以沿中线或旁线。这种方法对于脊髓后方或侧方的病变是有效的；然而，前方病变是一个独特的挑战，因为必须牵拉脊髓，增加了神经损伤的可能性。在这些情况下，后方入路可能仍然可行，方法是切断齿状韧带，进行温和的静态或

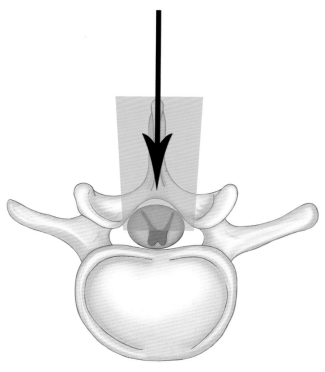

图25.1 后路椎板切除

动态牵拉，使用软膜缝线或简单地使用各种类型的微型牵引器。术中超声的使用有助于更好地实时建立脊髓、神经根、邻近脑膜和骨结构之间的解剖关系，从而将神经损伤的可能性降至最低。这也可以明确手术部位周围组织中是否存在肿瘤残留。连续体感诱发电位（SSEP）监测及序列分析运动诱发电位（MEP）监测也具有明显优势。将最新的值与基线值（考虑血压、氧合和麻醉程度等其他变量）进行比较，外科医生可以检测到早期的电生理变化，并预测潜在的可逆神经损害。潜伏期的增加和幅度的降低是"头部有麻烦"的关键迹象。这将导致手术活动立即停止，以便外科医生和麻醉师对血压、氧合、体温、麻醉水平、牵拉水平等进行快速分析，并做出必要的调整。如果检测到神经损伤，立即的反应不仅包括停止手术干预和牵引，还包括静脉注射加强剂量的类固醇，并进一步迅速将患者的体温降至33℃的适度低温治疗水平。这可以通过注射冷静脉生理盐水来快速地实现。需要强调的是，这些神经保护性干预措施和对诱发电位变化的反应并不代表循证医学，而主要是资深作者的经验。他们在开始从脊髓切除任何肿瘤或血管病变之前，或在执行脊髓栓系或脊髓空洞手术时，先发制人地使用35℃的基线温度。麻醉团队可以通过对室温进行微小调整或通过表面冷却来实现这种程度的降温，此外还可以使用前面提到的冷冻生理盐水。然而，大多数患者将体温降低1～2℃，这是对麻醉和暴露在手术室环境中的生理反应的一部分。如果资深作者怀疑存在极高的神经损伤风险，他通常会经皮将股静脉导管插入腹股沟或颈部，并将其连接到降温机上，例如连接到Thermogard XP温度管理系统（Zool®，Chermsford，MA）的ICICE®下体导管，该系统可以密切调节温度，在打开硬膜之前达到33℃的体温。关于大剂量静脉注射类固醇，尽管它们通常用于脑肿瘤手术，但没有证据支持它们在脊髓肿瘤中的使用。在脊髓手术中使用或不使用的理由超出了本章的范围。

对于初级外科医生来说，站在旁正中肿瘤的

同侧，并在肿瘤占优势的一侧进行更广泛的椎板切除，保留关节突关节的完整性，以避免增加不稳定性，可能在技术上是有利的。使用一种"飞机"技术，麻醉团队可以利用平面旋转功能将手术台侧倾，不仅优化可视化，还可以优化平分横向生长的肿瘤。然后，人们可以更容易地到达中线，甚至更远，而不会损伤神经。一旦显露肿瘤，就可以用微双极凝结包膜。病理分析的活组织检查可以与减瘤手术同时进行。这应该是通过手术显微镜的照明和放大来完成的，辅以吸入和冲洗的微双极电凝、超声吸引器、激光或目前可用于此目的的其他技术。出于教学目的，最有用的是术中录像，以后可以对其进行编辑，并将学到的经验分享给在此程序中不在场的其他人。

决定解剖和肿瘤切除广泛性的其他因素包括患者的年龄、发病前的状况以及术中电生理参数（MEP/SSEP）的稳定性。WHO的病变级别和病变的成分也可能是需要考虑的重要因素。脑膜瘤的Simpson Ⅰ级切除或哑铃形神经鞘瘤的全切除对年轻患者可能有一定的价值；然而，获得这一结果可能会使患者面临更高的并发症风险，包括脑脊液漏。困难也可以由钙化病变和更罕见的恶性病变引起，这些病变的解剖平面可能很差。神经鞘瘤也可以在术前出血，这通常会导致与周围组织更重的粘连，特别是当出血已经突破肿瘤包膜时。术前CT显示钙化的程度和程度，具有重要的临床应用价值。硬膜缺损的修复直接取决于肿瘤的大小和位置。

神经鞘瘤通常起源于背根的感觉神经束，但较少见的是可包绕多个神经束或起源于前根运动束。同样，我们的目标是获得大体的全切除。首先重要的是使用电流为0.5~2mA的神经刺激器识别肿瘤包膜上的无电神经束膜。下一步，应该用双极钳平行于游离的神经纤维束凝固神经膜，并用15号刀片朝同一方向打开，逐层剥离，直到识别出肿瘤的真正包膜。与脑膜瘤类似，病灶内清除可以零碎进行，也可以使用超声吸引器。微棉球可以用来维持周围神经束/内神经膜和肿瘤包膜之间的界面，最终获得

环形剥离。应追踪肿瘤的近端和远端，以确定一个或多个束状的起源。然后将它们与邻近的纤维分开，凝固，并使用微型剪刀进行锐切。可使用干燥或凝血酶浸泡的GelFoam®（Pfzer Inc.）或类似产品来控制供血血管的持续渗出。尽管这种显微解剖技术看起来似乎是最佳的，但根据资深作者的经验，切除整个背根并不会导致任何明显的运动或感觉障碍。

这也是资深作者的经验，即在硬脑膜闭合之前，应完成脊髓松解，以防止与慢性神经性疼痛和进行性囊性或脊髓软化性脊髓病相关的脊髓栓系的发展。这应该通过去除因慢性压迫和脊髓移位而形成的蛛网膜粘连，沿环形松解硬膜下间隙来完成。这在肿瘤的对侧尤其重要，也就是说，脊髓贴在硬脑膜和蛛网膜上。

完全切除并完全移除硬膜附着物必须与重建防水硬膜衬里的挑战相平衡。腹侧型和斑块型钙化脑膜瘤尤其如此。修复结构有多种选择，包括自体移植（阔筋膜、颅骨）、镶嵌硬脑膜替代物（Duraform®–Depuy Synths Companies、DuraGen®–Integra LifeScience）、异种移植（牛心包）和同种异体移植（身体硬脑膜或阿洛德姆®–Lifecell公司）。资深作者倾向于在后一种情况下使用6-0 Prolene®聚丙烯缝线（ethcon US，LLC–Johnson Johnson）缝合，然后在硬膜修复上覆盖一层DuraGen®。如果在手术前经皮放置腰椎脑脊液引流系统用于术后脑脊液分流，通常在术后6~8h开始，每小时5~10mL，持续3~5天，修复效果最好。如果脑脊液完全清除了血液产物和碎片，引流管可以更早地拔除，否则会导致慢性蛛网膜炎和脊髓栓系。

以硬膜为基底脑膜瘤切除后的重建技术可用于哑铃形神经鞘瘤病例。然而，通常有一个大得多的硬膜缺陷，通常位于出口根所在位置的外侧，并累及其神经根袖。根据节段的不同，可以通过牺牲整个肋间神经来促进闭合。要注意寻找Adamkiewicz动脉，该动脉通常在T9~L1之间偏向左侧，考虑到个别解剖变异。如果包括在切除手术中，可能会导致完全性截瘫或更常见的不完全性截瘫，表现为前索

综合征。

其他方法（图25.2～图25.5）

在资深作者的经验中，只有不到5%的髓外硬膜内肿瘤病例涉及较大的中线前部病变，这些病变可能不容易通过前面描述的后路手术进入。在这些情况下，还有其他几种选择，包括经椎弓根、肋骨横断、腔外和经胸，这些都是传统的脊柱入路，在本章的参考文献[14-17]中有很好的记录。所有这些

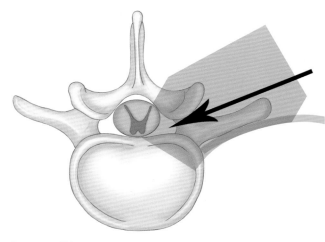

图25.4　外侧腔外入路

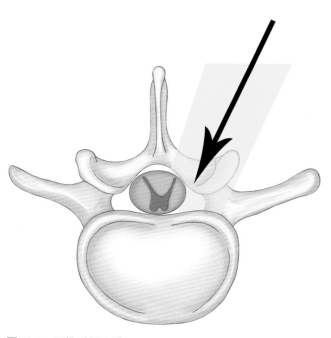

图25.2　经椎弓根入路

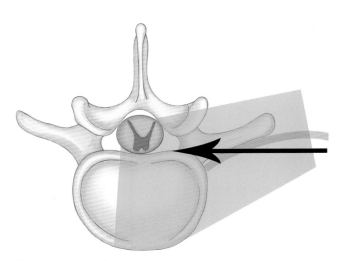

图25.5　经胸入路

都与较高程度的发病率和死亡率有关，即使有，也很少被提及。它们还经常需要串联置入脊柱稳定内固定器械，因为必须移除结构组件才能接触到这些罕见的肿瘤。

病例展示

一位43岁女性，无癌症病史，以进行性胸椎疼痛和双侧肢体无力为主诉。她在入院前忍受了几个月的这些症状，直到瘫痪和无法行走。体格检查，患者双侧肢体运动强度3/5，反射3+。

MRI显示在T5～T6水平有一个边界清晰1.8cm×0.8cm×0.8cm大小的强化肿块。肿块位于脊髓前方，略偏向右，脊髓向左移位（图25.6）。

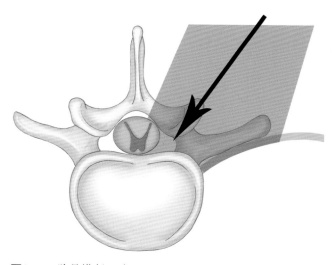

图25.3　肋骨横断入路

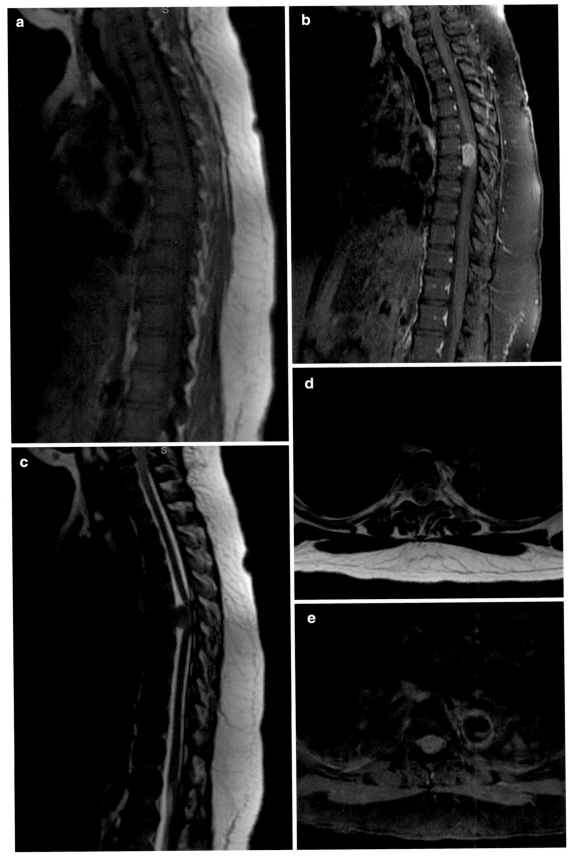

图25.6 胸椎MRI显示T5 ~ T6脑膜瘤。**a.** 正中矢状位T1图像显示脊髓前方等信号的硬膜内髓外病变，引起后移位。**b.** 正中矢状位T1增强图像显示增强均匀。**c.** 正中矢状位T2图像显示脊髓软化。**d、e.** 轴位T1平扫及增强图像显示硬脑膜病变

患者在手术室接受T5～T6椎板切除术。椎板切除后，使用术中超声定位病变并计划硬膜切开（图25.7）。行硬膜切开术，显露脊髓后柱。病变略偏向右侧，位于齿状韧带的前表面。用蛛网膜刀和微型剪刀切开这些肿瘤，露出肿瘤包膜的侧面。使用Rhoton 6微型解剖器和PMT®吸引器（PMT公司）的温柔动态牵引，使用超声吸引器进行病灶内清理（图25.8）。腹侧硬脑膜附件被明确并切除，获得大体全切除，结果为Simpson Ⅰ级。用异体真皮重建硬脑膜，将异体真皮放置在脊髓和硬脑膜之间，覆盖缺损。用聚丙烯缝线固定移植物。在整个过程中，对SSEP和MEP进行了监测，并显示出从基线开始逐渐改善。

然而，手术后，患者经历了短暂的神经功能恶化。患者住在重症监护室，平均动脉压人工维持在90mmHg以上，持续3天，体温降至35℃。术后第2天开始，患者神经功能逐渐改善，从出院时的0/5到出院时的3/5，一直持续到脊髓损伤康复。病理最终显示为WHO Ⅰ级脑膜瘤。术后2个月，患者力量恢复至4/5，能够独立站立。到6个月时，患者几乎可以正常活动了。

这个案例说明了几点。首先，尽管病变位于脊髓前方，但后方入路可以非常小心地使用。对于这些前路病变，肋骨横断和其他入路可能更理想，但具有柔软粘连性的肿瘤可以分段安全地切除。这个病例的一个要点是，一个人不能仅仅依靠神经监测，因为这确实显示出改善的信号，而患者的检查发现术后更糟。一个致命因素是麻醉苏醒期短暂的低血压，这可能是导致脊髓血管形成的上胸分水岭区域相对缺血的原因。积极的围手术期处理和广泛的康复获得了极好的结果，患者仅有最小的残余缺陷。

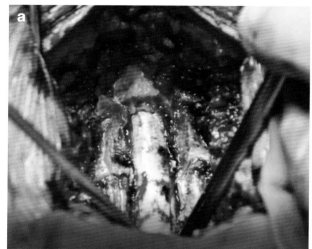

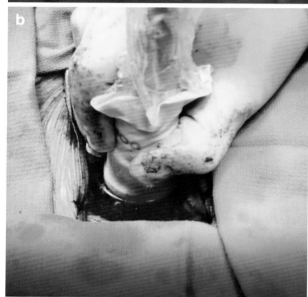

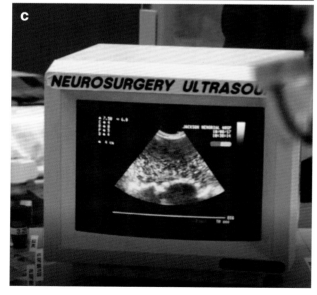

图25.7　术中图片显示：T5～T6椎板切除（**a**），术中无菌超声探头的使用（**b**），腹侧硬膜内髓外病变的超声定位（**c**）

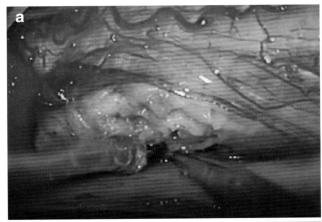

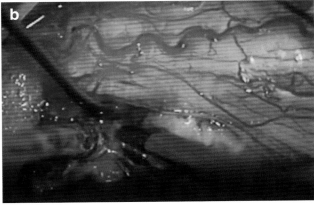

图25.8 术中显微镜图像显示：腹侧脑膜瘤（**a**）和使用 Rhoton 6型微型解剖器进行动态牵拉（**b**），使用吸引器和滴水双极剥离切除病损

参考文献

[1] Hirano K, Imagama S, Sato K, Kato F, Yukawa Y, Yoshihara H, et al. Primary spinal cord tumors: review of 678 surgically treated patients in Japan. A multicenter study. Eur Spine J. 2012;21(10):2019–2026.

[2] Sohn S, Chung CK, Park SH, Kim ES, Kim KJ, Kim CH. The fate of spinal schwannomas following subtotal resection: a retrospective multicenter study by the Korea spinal oncology research group. J Neuro-Oncol. 2013;114(3):345–351.

[3] Seppala MT, Haltia MJ, Sankila RJ, Jaaskelainen JE, Heiskanen O. Long-term outcome after removal of spinal schwannoma: a clinicopathological study of 187 cases. J Neurosurg. 1995;83:621–626.

[4] Kufeld M, Wowra B, Muacevic A, Zausinger S, Tonn JC. Radiosurgery of spinal meningiomas and schwannomas. Technol Cancer Res Treat. 2012;11(1):27–34.

[5] Kshettry VR, Hsieh JK, Ostrom QT, Kruchko C, Benzel EC, Barnholtz-Sloan JS. Descriptive epidemiology of spinal Meningiomas in the United States. Spine (Phila Pa 1976). 2015;40(15):E886–889.

[6] Solero CL, Fornari M, Giombini S, Lasio G, Oliveri G, Cimino C, et al. Spinal meningiomas: review of 174 operated cases. Neurosurgery. 1989;25(2):153–160.

[7] Ravindra VM, Schmidt MH. Management of spinal meningiomas. Neurosurg Clin N Am. 2016;27(2):195–205.

[8] Simpson D. The recurrence of intracranial meningiomas after surgical treatment. J Neurol Neurosurg Psychiatry. 1957;20(1):22–39.

[9] Nakamura M, Tsuji O, Fujiyoshi K, Hosogane N, Watanabe K, Tsuji T, et al. Long-term surgical outcomes of spinal meningiomas. Spine (Phila Pa 1976). 2012;37(10):E617–623.

[10] Westwick HJ, Yuh SJ, Shamji MF. Complication avoidance in the resection of spinal meningiomas. World Neurosurg. 2015;83(4):627–634.

[11] Sun SQ, Cai C, Ravindra VM, Gamble P, Yarbrough CK, Dacey RG, et al. Simpson grade I-III resection of spinal atypical (World Health Organization Grade II) Meningiomas is associated with symptom resolution and low recurrence. Neurosurgery. 2015;76(6):739–746.

[12] Wong AP, Lall RR, Dahdaleh NS, Lawton CD, Smith ZA, Wong RH, et al. Comparison of open and minimally invasive surgery for intradural-extramedullary spine tumors. Neurosurg Focus. 2015;39(2):E11.

[13] Raygor KP, Than KD, Chou D, Mummaneni PV. Comparison of minimally invasive transspinous and open approaches for thoracolumbar intradural-extramedullary spinal tumors. Neurosurg Focus. 2015;39(2):E12.

[14] Ito K, Aoyama T, Miyaoka Y, Seguchi T, Horiuchi T, Hongo K. Surgery for ventral intradural thoracic spinal tumors with a posterolateral transpedicular approach. Acta Neurochir. 2016;158(8):1563–1569.

[15] Lubelski D, Abdullah KG, Mroz TE, Shin JH, Alvin MD, Benzel EC, et al. Lateral extracavitary vs. costotransversectomy approaches to the thoracic spine: reflections on lessons learned. Neurosurgery. 2012;71(6):1096–1102.

[16] Lubelski D, Abdullah KG, Steinmetz MP, Masters F, Benzel EC, Mroz TE, et al. Lateral extracavitary, costotransversectomy, and transthoracic thoracotomy approaches to the thoracic spine. J Spinal Disord Tech. 2013;26(4):222–232.

[17] Wiggins GC, Mirza S, Bellabarba C, West GA, Chapman JR, Shaffrey CJ. Perioperative complications with costotransversectomy and anterior approaches to thoracic and thoracolumbar tumors. Neurosurg Focus. 2001;11(6):1–9.

第26章 髓外硬膜内肿瘤：腰椎

Luis M. Tumialán
秦毅，李兆峰，黄霖 /译校

概述

当Love在1966年描述腰椎髓外硬膜内肿瘤切除术时，他所处的时代主要通过神经学检查、鞘内注射造影剂和基本形式的脊髓造影术的X线片进行诊断[1,2]。手术室内的定位是通过穿桌侧位X线片确认的，通过直接曝光第一节非肋骨椎体或骶骨以确认手术水平。毫不奇怪，Love的技术建议在打开硬膜之前切除3个棘突和3个椎板。这种广泛的暴露方便外科医生在手术水平偏离一节的情况下进行调整。几十年来，Love的方法是切除髓外硬膜内病变的基础。然而，后张力带的广泛破坏引起了人们的担忧，即在患者成功切除后的数年和数十年内，后凸和脊柱侧弯将是不可避免的结果[4-9]。看到如此广泛暴露的不良影响，外科医生开始探索解决这些病变的微创方法。

1983年，Eggert及其同事[10] 描述了一种用于切除髓外硬膜内病变的单侧入路方法。该初始出版物中的说明性图像（图26.1）展示了他们进入中央椎管的骨窗。单侧椎管入路与Love描述的去除3个棘突和3个椎板的方法有很大的不同。Eggert及其同事报告了他们对39例使用单侧半椎板切除术切除病灶的患者的结果，39例患者中有2例腰椎有病变。图26.1中显示的骨窗与现代微创方法实现的暴露具有惊人的相似性。

1991年，Yaşargil及其同事[3] 发表了单侧椎板切开术治疗硬膜内髓外病变的经验，证实了Eggert小组的经验。1997年，Foley和Smith[11] 描述了腰椎正中旁经肌肉入路，用于治疗腰椎间盘突出症。随着棘突不再被认为是进入中央椎管的阻碍，对于脊柱看法的范式在三维上不断地发展。此后不久，Schwender等[12] 描述了旁正中经肌腰椎融合术。随着世纪之交脊柱外科医生越来越多地使用微创方法，从脊柱退变的微创治疗中获得的经验使外科医生能够将该技能应用于髓外硬膜内病变的治疗。

2006年，Tredway等[13]发表了他们使用旁正中微创方法切除髓外硬膜内病变的经验。自该描述以来，已经有好几个微创系列研究发表[14-16]。本章中描述的旁正中微创技术包含局灶性暴露的原则并减少脊柱的破坏，因此代表了一项始于Love并在几十年中由Eggert、Yaşargil和Fessler不断修改技术的必然演变。

解剖学基础

只有了解为切除髓外硬膜内病变建立解剖学基础的椎管尺寸，才能对腰椎进行深思熟虑的解构。无论切除是使用旁正中微创入路还是中线入路，对椎管尺寸的掌握都为进入病灶所需的骨骼工作奠定了基础。1992年，Panjabi及其同事[17] 提出了腰椎的定量维度分析，提供了对腰椎管的复杂理解，并建立了腰椎髓外硬膜内病变微创切除术的解剖学基础。

中央管宽度从L1的23mm到L5的27mm，每级

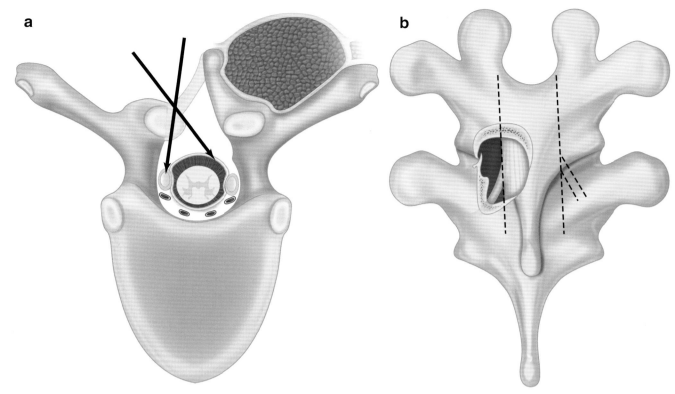

图26.1　插图基于Eggert等于1983年发表的关于单侧通道进入中央椎管的原始插图。**a.**轴位图显示单侧入路进入中央管的能力。**b.**脊柱的后视图显示切除病灶所需的有限骨窗。这些插图与微创方法提供的暴露惊人地相似

逐渐增加约1mm。椎管的深度［前后（AP）位尺寸］在L1和L5处相当，实际上在L3处逐渐变细。在L1处，深度测量为19.0mm，然后在L3处减小至17.5mm，然后在L5处增大至19.7mm[17]。图26.2根据Panjabi等的测量提供了腰椎管尺寸的图形表示。髓外硬膜内病变往往与腰椎尺寸相匹配，因为患者通常只有在出现症状后才会就医。这些病变的缓慢生长使它们在临床上保持沉默，直到它们达到众所周知的临界点。这个临界点是当病变已经长大到足以到达椎管的尺寸并压迫神经元，从而引起症状时。唯一的变量是头尾侧尺寸，这是唯一不受椎管限制的尺寸。然而，除了黏液乳头状室管膜瘤，其在影像学诊断前可以在头尾侧显著生长，神经鞘瘤和脑膜瘤等硬膜内病变的头尾侧尺寸往往＜30mm，这使得它们特别适合于微创切除术[18-19]。

腰椎管的尺寸是硬膜内髓外病变的固有限制。认识到腰椎病变的最大尺寸分别为20mm×27mm×30mm的前后、横向和延髓-尾部尺寸，这表明骨窗略大于这些尺寸将足以完全切除腰椎病变。这些尺寸完全在可扩展的微创手术入路的容量范围内（图26.3）。

术前注意事项

术前前后（AP）位和侧位X线片对于确认5个非肋骨椎骨至关重要。这些术前研究是在手术定位过程中必不可少的第一步。手术前，患者应接受脑部、颈椎和胸椎的磁共振成像（MRI）检查，以排除中枢神经系统其他部位出现其他病变的可能性[20]。

仔细检查MRI应排除血管病变的可能性。通常，髓外硬膜内病变具有典型的均匀增强模式，很少会被误认为是血管病变。流体空洞的存在应引起对血管病变的关注。应通过磁共振血管造影（MRA）或脊柱血管造影消除任何此类担忧。

应仔细评估病变的大小以确定微创技术的能

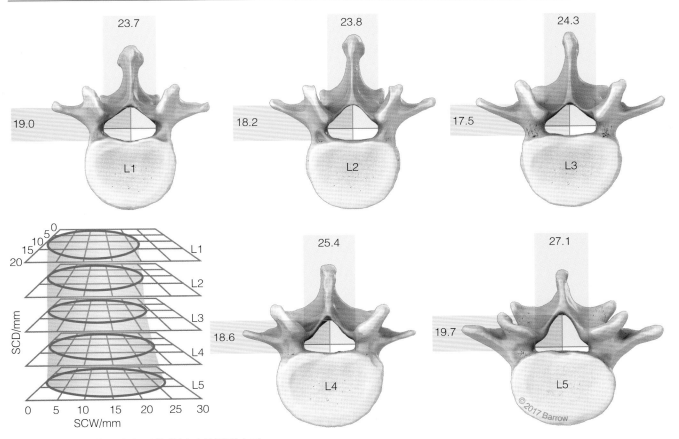

图26.2 Panjabi等报告的腰椎管尺寸的图形表示

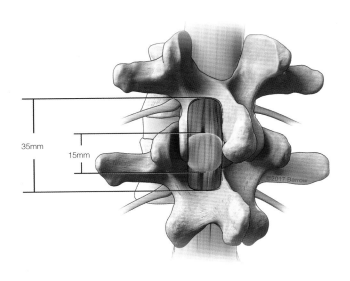

图26.3 切除15mm腰椎髓外硬膜内病变所需的骨窗。插图展示了L2~L3段的20mm×35mm尺寸。无论是通过微创进入还是中线入路进行，这种暴露都提供了进入椎管的必要通道，以安全、完整地切除病灶

力。与胸椎的各种肿瘤过程很少超过30mm的头尾侧尺寸不同，腰椎病变有能力在头尾侧尺寸上显著增长，然后引起症状，导致患者寻求评估最终明确诊断。腰椎中的神经鞘瘤和脑膜瘤倾向于周向生长，并且在头尾侧维度上很少超过30mm。事实上，患者只有在病变到达椎管尺寸后才会出现症状。相反，黏液乳头状室管膜瘤有能力在病变在头尾侧广泛生长后导致患者就诊。尽管这些病变可能不适合通过微创手术入路切除，但仍然可以应用Eggert和Yaşargil所倡导的不牺牲棘突的半椎板切除术原则。即使采用中线切口，也无须牺牲中线结构即可到达根管内的病灶。

头尾侧尺寸为30mm或更小的病变适合微创旁正中入路。对于头尾侧尺寸>30mm的病灶，包括病灶上方和下方1cm的半椎板切除术足以进行显露和切除。较大的病灶可能在微创手术入路提供的进入通道之外，但仍然不需要牺牲棘突或双侧椎板进

行切除。

手术技术

手术室设置

旁正中微创入路需要外科医生选择一侧。尽管髓外硬膜内病变往往会占据整个椎管（图26.4a），但症状往往偏侧，或者至少如图26.4b所示，硬膜囊移位偏侧，其中含钆造影剂的T1加权MRI显示向一侧移位。选择接近椎管的一侧显然应该与症状的一侧相同，这通常与硬膜囊的移位相对应。手术显微镜位于入路侧，透视显示器位于显微镜对面。患者将被放置在Jackson手术台上或Jackson手术台上的Wilson框架上。手术室团队在与外科医生相同的一侧固定用于固定在桌面上的框架的夹子，以准备用于固定进入端口的固定在桌面上的臂。在切口之前准备好这些物品，将在定位、扩张、固定通道端口和在手术显微镜下开始工作之间实现无缝过渡。配备显微外科器械和超声吸引器也很重要。

在为手术定位患者之前，笔者更喜欢为腰部病变放置一个腰部引流管。在术后过程中，腰椎引流管会继续排出手术中进入硬膜囊的任何血液成分。它进一步保护硬脑膜修复，从而减轻脑脊液渗漏的可能性。

定位及摆放体位

精确、局部和有限的暴露是微创切除髓外硬膜内病变的核心目标。因此，水平定位成为计划切口的最重要组成部分。为此，应通过在侧向透视图像上从骶骨向上计数和在AP位透视图像上从最后一个肋骨支撑椎骨向下计数来确认节段成像。患者可能会被放置在Jackson手术台顶部的Wilson框架上，或者只是被放置在Jackson手术台上。Wilson框架具有打开椎板间隙的能力，可以在相同的骨窗下提供更大的进入中央管的通道。然而，与胸椎病变通常与

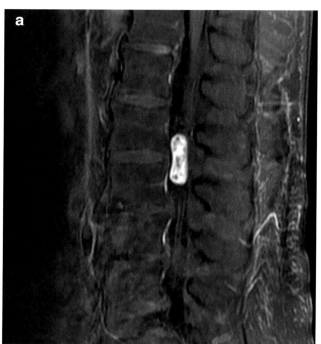

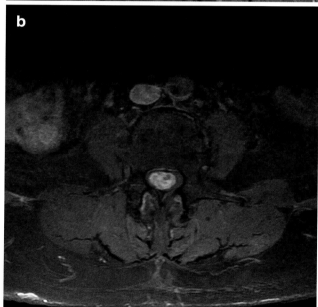

图26.4　腰椎室管膜瘤。a. 矢状位T1加权MRI与钆对比显示硬膜内髓外病变。切除后，组织学结果显示病变为室管膜瘤。头尾侧尺寸测量为28mm。作为唯一不受骨管限制的维度，头尾侧维度几乎无一例外地是最大的维度。b. 轴位T1加权MRI显示10mm的AP位尺寸和12mm的横向尺寸。这些尺寸完全在微创入路的容量范围内

将它们固定在适当位置的神经根相关联不同，腰椎病变与马尾神经的神经根相关联，因此更容易发生迁移。根据笔者的经验，病变在根管内移动几毫米能够使病变远离它在MRI上出现的位置。在硬膜开

口完成后，这种迁移会限制对头极和尾极的显露。因此，笔者更喜欢将患者定位为类似于他们为术前MRI定位的方式。没有Wilson框架的Jackson手术台与患者MRI假设的位置非常相似，从而限制了病变在中央管内移动的可能性。

计划切口

触诊髂前上棘可以近似L4～L5水平和初步标记。相对于最初的初步L4～L5标记进一步触诊棘突，可以近似估计病变段。无论是L1、L2还是L3，额外的初步标记都是有帮助的。在将脊椎穿刺针插入到有病变的椎板之前，先准备好皮肤。图26.5展示了侧位透视图像，其中脊椎穿刺针处于定位位置。骶骨将包含在第一个图像中，以确保可以计算这些节段。如果骶骨和脊柱穿刺针不能包含在同一视野内，则可能需要在L4椎板放置一个额外的确认脊柱穿刺针。在AP位和侧位图像中确认该节段后，在棘突外侧30mm处做一个35mm长的切口，进行标记、准备和铺巾（图26.6）。

切开和暴露

在AP位和侧位图像上明确确认该段后，做一个35mm长的切口，用烧灼分开筋膜，并开始扩张肌肉。第一个扩张器应固定在椎板上，并指向病变所在的椎管几何中心。需要25°～30°的会聚角才能底切棘突和椎板，这将确保进入整个椎管（图26.7）。

用每个连续的扩张器在椎板上移动将建立一个解剖平面。连续扩张到22mm的直径允许放置可扩展的通道端口。正如前面解剖学基础部分所讨论的，腰椎管的横向尺寸不超过27mm，AP位尺寸不超过20mm。如图26.8中的透视序列所示，在手术助手或洗手护士将其固定到安装在桌面的框架上以优化端口与椎板的界面时，维持微创手术入路上的向下压力。微创手术入路固定到位后，手术室团队即可将手术显微镜带入。

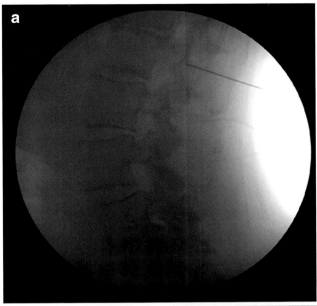
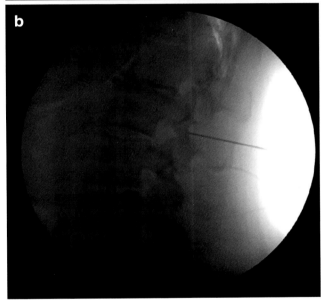

图26.5 显示针定位的初步侧位荧光透视图像。**a.** 侧位荧光透视图像，包括视野中的骶骨，用于初步计数。在这种情况下，L1～L2段具有特征外观，并在透视装置移动到L2～L3节段的中心时成为参考段（**b**）。根据侧位图像，可以规划和准备切口并为患者铺巾

暴露和椎板切除术

手术需要微创手术入路提供的全部暴露。肌肉组织的薄膜总是会保留在椎板顶部，必须将其全部暴露。在开始椎板切除术之前，除了清晰地看到棘突底部外，还必须确保有完整的35mm的头端-

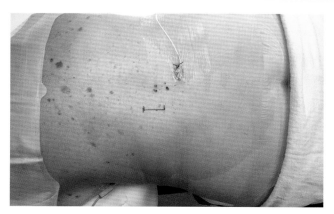

图26.6　用于切除L2髓外硬膜内病变的计划切口部位的术中照片。注意腰大池引流术前的放置。切口计划长约35mm，放置位置距中线30mm

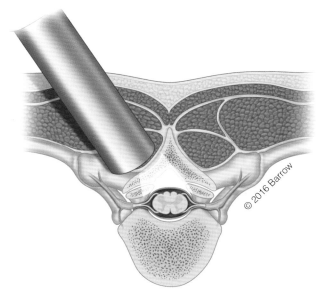

©2016 Barrow

图26.7　会聚角。薄层会聚角的图示。在棘突外侧3cm处以25°～30°的角度切开，这样可以收敛到椎板，入口的直径包括整个椎管

尾端暴露。底切棘突将允许完全暴露中央管（图26.7）。将床旋转到远离外科医生约15°，对于使外科医生能够到达对侧隐窝并进入整个椎管至关重要。

使用带有微创弧形钻附件的钻头进行椎板切除术和内侧小关节突关节切除术。微创附件的微妙曲率优化了钻头尖端的可视化，非常适合通过最小的入口进行工作。重点应放在切除棘突根部和钻入对侧椎板下侧。完成这两项任务将优化进入整个中央管。骨窗几乎延伸到整个暴露的范围，用于完整的35mm的头端–尾端暴露和韧带切除。笔者更喜欢用修剪到35mm的尺子来确认头侧–尾侧暴露。只有在确认暴露范围后才应打开硬膜。

打开硬膜

有时病变在硬膜下变得明显。根据笔者的经验，显微镜光产生的热量有时会使先前白色的硬脑膜变得更加透明。通过现在透明的硬脑膜，进入硬膜内内容物的窗口变得明显。当可以看到一个完美的球体在硬膜囊的神经根中搏动时，外科医生感受到了一种鼓舞人心的感觉。然而，半透明的硬膜并不总能提供病变的可视化。在某些情况下，硬膜仍然不透明，无法提供硬膜内视图。当病变可见时，硬脑膜会立即在病变顶部上方明确打开，并延伸到

其头端和尾端的上方和下方。当无法看到病变时，将硬膜从中线稍微打开。手术刀上的11号刀片可用于切开硬脊膜。在保持蛛网膜完整的同时打开硬脊膜是一门需要耐心和细致的技术。6-0号Prolene（聚丙烯）缝线可用作开口两侧的固定缝线。

在有限的开口后，显微剥离器拨开神经根并便于识别病变。胸椎的病变似乎固定在神经根上，并且恰好在MRI显示病变所在的位置被发现，而腰椎的病变通常会向头侧移动。对于与马尾神经自由活动的腰神经根相关的病变，迁移总是有可能的。因此，当不能直接看到病变时，应在硬膜上做一个初步开口，以便在扩大硬膜开口之前找到病变。不止一次，笔者发现有必要关闭硬脑膜并将骨窗进一步延伸到头端以完全暴露病变。

病变的直接可视化允许您决定在哪个方向继续打开硬膜或在哪个方向延伸骨骼工作。充分打开硬膜的标准是同时观察到病变的头侧和尾侧。一旦硬脑膜开口延伸到病灶上方和下方，就可以在两侧用6.0号Prolene缝线缝吊硬膜。此时，可以开始显微解剖和切除病灶。

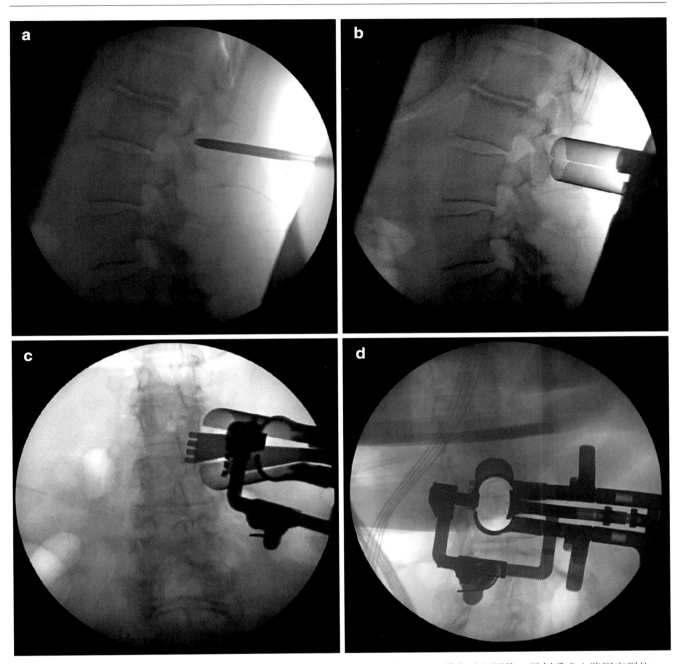

图26.8 保护微创手术入路。**a.** 侧位图像显示第一个扩张器固定在L2椎板上。**b.** 横向透视图像，微创手术入路固定到位。**c.** 真实的前后位图像，在初步曝光后微创手术入路就位。添加了内侧–外侧组件以优化内侧曝光。**d.** 微创手术入路的斜侧位透视图。视野在头尾侧为35mm，在横向为25mm

病灶切除

在手术的这一点上，采用完全椎板切除术的传统中线入路与采用半椎板切除术的微创入路之间几乎没有差异。尽管在微创技术中保留了棘突，但在手术显微镜的高倍放大下的术野暴露将没有明显区别。毕竟，无论哪种情况，都会暴露整个椎管。因此，中线方法显微外科切除的相同原则适用于微创方法。

头侧和尾侧极的识别仍然是首要任务。用双极烧灼缩小病灶是一种有助于减少出血的先发制人的策略。在摘除病灶前需要对其充分松动分离。在整个病变可见并从周围的神经根中游离出来后，应立即将样本送去做冰冻切片检查以确认病理类型。

脊膜瘤的诊断促使仔细考虑硬膜的黏附性，甚至可能促使切除一部分硬脑膜并需要硬脑膜补片来修复缺损。冰冻切片诊断黏液乳头状室管膜瘤需要切除终丝。烧灼应首先在终丝上方和下方完成，并将终丝头侧分离，以防止病变转移到手术野外。终丝有一个明确的外观，它与周围的马尾神经根不同。第一，一条曲折的血管通常位于终丝顶部，周围的神经根上看不到这种情况。第二，终丝的韧带状股束，使其具有明显的非神经性外观。除了终丝的这些特征外，神经电生理监测有助于识别它。刺激神经和记录肛门括约肌肌电图可以在终丝分离和切除时建立证据。外科手术的目标是大体全切除，而不考虑病变的组织学。

硬膜的闭合

几位作者评论了微创手术中硬脑膜闭合的困难。以我的经验，无论是通过微创入路还是传统的中线入路，腰椎硬膜闭合都不是一项特别容易的任务。无论如何，枪形显微持针器和枪镊是必不可少的。从硬膜开口的两端开始并固定在中间的6-0 Prolene缝线将提供水密闭合。在拆卸微创手术入路之前，使用硬膜密封剂进行修复。如果由于脑膜瘤粘连硬膜需要切除硬膜补片，补片被切割到精确的尺寸，并用一系列间断的4.0（尼龙）缝线固定。以间断的方式在UR-6针上固定0# Vicryl（聚乳胶910）缝线与筋膜相似。UR-6针提供的5/8圆周对于在受限的切口中接近筋膜有很大的价值。X-1针上间断的2.0 Vicryl缝线接近皮下组织，3.0 Vicryl、Mastisol（液体黏合剂）和Steri-strib（伤口闭合条）将皮肤边缘结合在一起。

病例展示

临床病史与神经学检查

一位64岁女性患者，有2年神经源性跛行的病史，右侧比左侧神经根性腿痛更严重，伴有尿急。经过详尽的泌尿学和骨科评估后，我们得到了腰椎的磁共振成像（MRI）。检查时，患者右侧大腿前部感觉减退（剩余的腰骶部皮节针刺和轻触检查完好），双侧膝关节和跟腱反射缺失，但患者静息时双腿近端和远端肌群的力量明显保持。然而，无论患者有任何程度的行走，都会出现严重的跛行和乏力。

影像学检查

腰椎MRI平扫提示L2椎体水平髓外硬膜内病变（图26.9）。增强MRI显示硬膜外髓外病变，前后（AP）位和侧位影像中大小为14mm×13mm，头尾径为15mm（图26.10）。

术前注意事项

根据我的经验，与室管膜瘤相比，球形的病变更可能是神经鞘损伤或脑膜瘤，室管膜瘤的特点是在头尾侧有相当大的生长（图26.4）。然而，不能仅仅从影像上得出确切的结论，始终需要确定性组织学分析。在这种情况下，根据结合过渡解剖的计数方案，病变位于L2椎体水平。轴位图像（图26.9b和图26.10b）清楚地显示病变移位右侧马尾神经。因此，左侧旁正中入路进入L2椎板将为接近病变提供一个理想的通道。

就病变的大小而言，14mm×13mm×15mm的病变特别适合微创手术。由于有35mm的头尾暴露和完整的半椎板切除，一个可扩展的微创手术入路提供了宽敞的通路用于切除病变。在此过程中，棘突和对侧椎板被保留下来。

外科技术

在患者被放置在Jackson手术台上之前，放置腰椎引流管。计划在正中线外侧30mm，左侧35mm

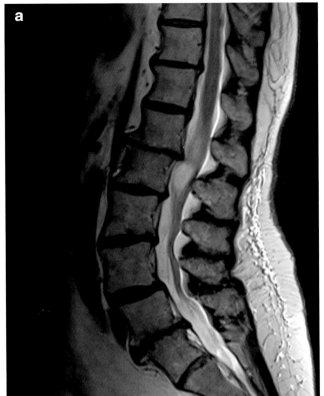
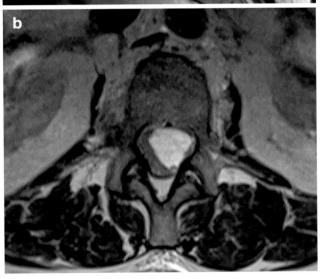

图26.9 磁共振成像（MRI）平扫提示硬膜内病变。a. 矢状位T2加权MRI显示L2椎体水平与脑脊液等信号的病变（过渡解剖学）。b. 轴位T2加权MRI显示马尾神经向右移位。由于病变位于左侧，左侧旁正中入路可提供切除所需的显露

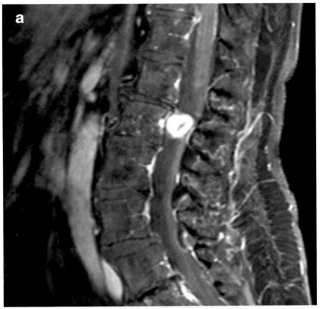
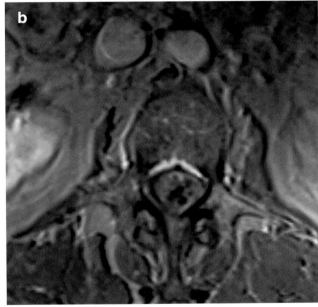

图26.10 MRI显示髓外硬膜内病变。a. 矢状位增强MRI显示前后方、侧方和头尾侧分别有14mm×13mm×15mm的病变。通常，病变的头尾侧尺寸是病变的最大尺寸，因为它是唯一不受骨管限制的尺寸。b. 轴位T1加权MRI显示病灶几乎占据了横断面上的整个椎管

长的位置切开，与前面描述的定位过程相一致（图26.11）。显微镜放置在患者左侧，透视C臂机放置在右侧。建立肛门括约肌肌电图术中神经电生理监测，并获得基线测量值。

用15号刀片切开，用电刀分割筋膜。L2椎板

顶部的顺序扩张至直径22mm，允许在椎板上放置一个25°~30°的转换角的最小通路（图26.7）。35mm椎板显露范围包括L2、椎板间隙和L1下部。由于无栓系的腰椎病变有向头侧转移的趋势，因此稍微暴露于病变的头侧比暴露在尾侧更可取。

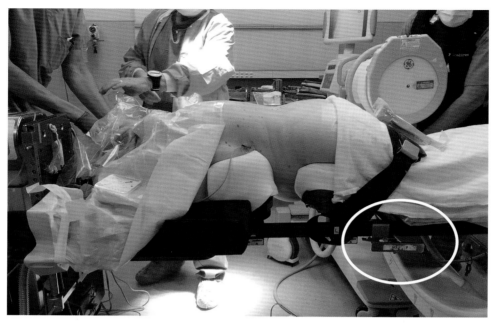

图26.11   显示患者位置的术中照片。腰椎引流管已经放置完毕。透视C臂机放置在切口侧的对面，显微镜放置在切口侧（未示出）。请注意附件（圆圈），其中将固定牵开器臂的夹具，以将最小通道端口固定到位

手术视频显示，骨的去除几乎涵盖了由微创手术入路提供的全部暴露（视频26.1）。如手术视频所示，底切棘突根部和在棘突下方磨削对侧椎板是一个特别的重点。底切对侧椎板的内板和棘突的根部，将提供进入整个椎管的通道。在广泛暴露和切除黄韧带后，凝灼硬膜外静脉，并试图透过半透明的硬脑膜观察病变。无论是否可以看到病变，在定位过程中允许用11号刀片切开硬脑膜。硬膜边缘用6.0 Prolene缝线缝合，病变被识别并切除。硬脑膜以水密方式关闭，拉钩被移除，腰筋膜、皮下组织和皮肤边缘以多层方式结合在一起（图26.12）。

术后疗程

患者腰椎引流10～15mL/h，持续48h，脑脊液变清。腰椎引流管被夹住，患者可以下地行走，没有出现体位性头痛。腰椎引流管拔除，患者于术后第3天早上出院。术后MRI显示大体全切除（图26.13）。

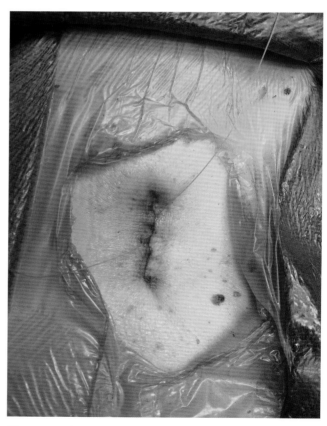

图26.12   术中照片，一个长35mm的切口切除L2硬膜内病变。术后病理诊断为Ⅰ级脑膜瘤

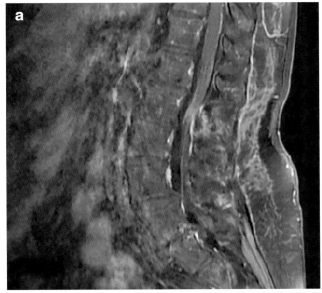

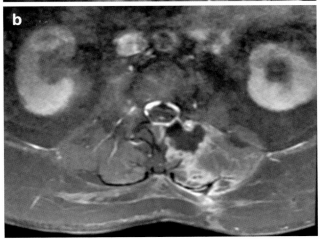

图26.13 术后MRI。**a.** 矢状位T1加权增强图像，显示Ⅰ级脑膜瘤大体全切除。**b.** 轴位T1加权图像，显示左侧旁正中通道

并发症及避免并发症的策略

脑脊液漏

作者更倾向于在腰椎髓外硬膜内病变的患者中放置腰椎引流管，而在颈椎或胸部病变的患者中避免放置腰椎引流管，因为在这些患者的修复水平上的液体静压会显著降低。腰椎引流管的放置保护了术后即刻的硬脑膜修复，并几乎消除了延迟性假性脊膜膨出的任何问题。

病变的定位

正如定位部分中提到的，由于腰椎病变与脱离拴系的神经根相关，因此定位后病变的移行是常见的。微创暴露的有限通道需要在病变顶部进行精确定位。为此，应避免使用Wilson框架，这会打开椎板间隙，但也会对病变的位置产生不可预测的影响。Turel和Rajshekhar[21]通过将患者放置在MRI支架上模拟手术中的位置，进一步提高了病变转移的可能性。MRI标记被放置在腰椎的皮肤上，以帮助进一步定位手术位置的病变。虽然笔者没有使用过这种特殊的技术，但在这样的术前研究中可能会有潜在的价值。根据笔者的经验，病变总是向头侧移动。因此，头侧的显露应该总是比开始时的尾侧显露更大，然后在确定病变后再进行修改。

结论

通过微创方法切除腰椎髓外硬膜内病变，是几十年来不断发展的外科技术和先进技术的成果。在成像和定位修复方面的进步使聚焦显露成为可能，再加上对椎管尺寸的深入了解，就可以获得精确和最小的显露。鉴于这些病变的大小有限，没有必要广泛暴露、切除棘突或切除双侧椎板。随着认识到椎管可以被三维观察，人们可以看到中线结构，特别是棘突和椎板，不需要被认为是进入和完全切除这些病变的障碍。手术成功后，保留这些结构可在数年或数十年内保持脊柱的稳定性，并可防止医源性脊柱侧弯和脊柱后凸。同样重要的是，较小的切口减少了术后的不适感，对原本脊柱的破坏也最小。

感谢 感谢巴罗神经学研究所神经科学编辑部的工作人员在手稿准备方面的帮助。

公开 本文作者是美敦力（Medtronic）、Plc和DePuy-Synthes的顾问。

财政支持　无。

参考文献

[1] Love JG. Laminectomy for the removal of spinal cord tumors. J Neurosurg. 1966;25(1):116–121. https://doi. org/10.3171/jns.1966.25.1.0116.

[2] Chiou SM, Eggert HR, Laborde G, Seeger W. Microsurgical unilateral approaches for spinal tumour surgery: eight years' experience in 256 primary operated patients. Acta Neurochir. 1989;100(3–4):127–133.

[3] Yasargil MG, Tranmer BI, Adamson TE, Roth P. Unilateral partial hemi-laminectomy for the removal of extra- and intramedullary tumours and AVMs. Adv Tech Stand Neurosurg. 1991;18:113–132.

[4] Ahmed R, Menezes AH, Awe OO, Mahaney KB, Torner JC, Weinstein SL. Long-term incidence and risk factors for development of spinal deformity following resection of pediatric intramedullary spinal cord tumors. J Neurosurg Pediatr. 2014;13(6):613–621. https://doi.org/10.3171/2014.1.PEDS13317.

[5] Kelley BJ, Johnson MH, Vortmeyer AO, Smith BG, Abbed KM. Two-level thoracic pedicle subtraction osteotomy for progressive post-laminectomy kyphotic deformity following resection of an unusual thoracolumbar intradural extramedullary tumor. J Neurosurg Pediatr. 2012;10(4):334–339. https://doi.org/10.3171/20 12.7.PEDS11526.

[6] McGirt MJ, Chaichana KL, Atiba A, Bydon A, Witham TF, Yao KC, et al. Incidence of spinal deformity after resection of intramedullary spinal cord tumors in children who underwent laminectomy compared with laminoplasty. J Neurosurg Pediatr. 2008;1(1):57–62. https://doi.org/10.3171/PED-08/01/057.

[7] de Jonge T, Slullitel H, Dubousset J, Miladi L, Wicart P, Illes T. Late-onset spinal deformities in children treated by laminectomy and radiation therapy for malignant tumours. Eur Spine J. 2005;14(8):765–771. https://doi.org/10.1007/s00586-004-0778-1.

[8] Otsuka NY, Hey L, Hall JE. Postlaminectomy and postirradiation kyphosis in children and adolescents. Clin Orthop Relat Res. 1998;354:189–194.

[9] Albert TJ, Vacarro A. Postlaminectomy kyphosis. Spine (Phila Pa 1976). 1998;23(24):2738–2745.

[10] Eggert HR, Scheremet R, Seeger W, Gaitzsch J. Unilateral microsurgical approaches to extramedullary spinal tumours: operative technique and results. Acta Neurochir. 1983;67(3–4):245–253.

[11] Foley KT, Smith MM. Microendoscopic discectomy. Tech Neurosurg. 1997;3(4):301–307.

[12] Schwender JD, Holly LT, Rouben DP, Foley KT. Minimally invasive transforaminal lumbar interbody fusion (TLIF): technical feasibility and initial results. J Spinal Disord Tech. 2005;18(Suppl):S1–6.

[13] Tredway TL, Santiago P, Hrubes MR, Song JK, Christie SD, Fessler RG. Minimally invasive resection of intradural-extramedullary spinal neoplasms. Neurosurgery. 2006;58(1 Suppl):ONS52–58. discussion ONS-8.

[14] Zhu YJ, Ying GY, Chen AQ, Wang LL, Yu DF, Zhu LL, et al. Minimally invasive removal of lumbar intradural extramedullary lesions using the interlaminar approach. Neurosurg Focus. 2015;39(2):E10. https://doi.org/10.3171/2015.5.FOCUS15182.

[15] Turel MK, D'Souza WP, Rajshekhar V. Hemilaminectomy approach for intradural extramedullary spinal tumors: an analysis of 164 patients. Neurosurg Focus. 2015;39(2):E9. https://doi.org/10.3 171/2015.5.FOCUS15170.

[16] Nzokou A, Weil AG, Shedid D. Minimally invasive removal of thoracic and lumbar spinal tumors using a nonexpandable tubular retractor. J Neurosurg Spine. 2013;19(6):708–715. https://doi.org/10.3171/2013.9.S PINE121061.

[17] Panjabi MM, Goel V, Oxland T, Takata K, Duranceau J, Krag M, et al. Human lumbar vertebrae: quantitative three-dimensional anatomy. Spine (Phila Pa 1976). 1992;17(3):299–306.

[18] De Verdelhan O, Haegelen C, Carsin-Nicol B, Riffaud L, Amlashi SF, Brassier G, et al. MR imaging features of spinal schwannomas and meningiomas. J Neuroradiol. 2005;32(1):42–49.

[19] Kucia EJ, Maughan PH, Kakarla UK, Bambakidis NC, Spetzler RF. Surgical technique and outcomes in the treatment of spinal cord ependymomas: part II: myxopapillary ependymoma. Neurosurgery. 2011;68(1 Suppl Operative):90–94.; discussion 4.https://doi.org/10.1227/NEU.0b013e3181fdf912.

[20] Iunes EA, Stavale JN, de Cassia Caldas Pessoa R, Ansai R, Onishi FJ, de Paiva Neto MA, et al. Multifocal intradural extramedullary ependymoma: case report. J Neurosurg Spine. 2011;14(1):65–70. https://doi.org/10.3171/2010.9.SPINE09963.

[21] Turel MK, Rajshekhar V. Magnetic resonance imaging localization with cod liver oil capsules for the minimally invasive approach to small intradural extramedullary tumors of the thoracolumbar spine. J Neurosurg Spine. 2014;21(6):882–885. https://doi.org/10.3171/2014.9.SPINE14199.

第27章　硬膜内髓内肿瘤

Mari L. Groves, George Jallo
梁育玮，王坤，尧登博/译校

概述

原发性脊髓肿瘤约占所有中枢神经系统肿瘤的2%~4%，约占成人硬膜内肿瘤的15%[1-2]。这些肿瘤大约2/3位于髓外，1/3位于髓内。在成人中，绝大多数髓内肿瘤（IMSCT）为胶质瘤（80%~90%），其中60%~70%为室管膜瘤，30%~40%为星形细胞瘤[3-4]。在儿童群体中，最常见的IMSCT是星形细胞瘤，其次是神经节胶质瘤和混合性胶质瘤[1,5]。某些疾病亚群好发IMSCT，包括神经纤维瘤病和希佩尔-林道（Von Hippel-Lindau，VHL）综合征。据报道，IMSCT在神经纤维瘤病人群中发病率约19%[6]。1型神经纤维瘤病（Neurofibromatosis Type 1，NF1）患者易患星形细胞瘤和硬膜内髓外神经鞘瘤，而2型神经纤维瘤病（Neurofibromatosis Type 2，NF2）患者易发室管膜瘤[6]。VHL综合征患者易发血管网状细胞瘤。

IMSCT的外科治疗确立于现代外科，但在过去几十年里已成为治疗这些低级别病变的基础。MRI、手术显微镜、双极电凝和术中神经监测的引入以及超声吸刀的应用使手术变得更加安全。技术的进步也使得外科医生能在进行积极切除的同时，保证较低的并发症发生率和良好的功能预后。

手术治疗

手术目标包括组织学诊断，最大限度地安全切除肿瘤，以及维持或改善神经功能。手术计划包括关注肿瘤的位置、术前功能损伤及其可能的病理类型。室管膜瘤通常是良性病变，因此其肿瘤—脊髓界面往往更清晰[7]，无论肿瘤大小或影像学特征如何，此类肿瘤通常更容易被整体切除。星形细胞瘤通常浸润性强、无包膜、边界不清[8]，除非有清晰的假包膜，否则难以从正常解剖结构中分离。高级别病变，无论是室管膜瘤还是星形细胞瘤，不管手术切除与否都意味着预后不良，且辅助治疗选择有限。这些肿瘤更容易浸润到周围的脊髓实质，很难在不造成明显神经功能损伤的前提下行手术切除[9]。为优先确保患者良好的功能预后和无进展生存期，IMSCT的手术治疗依赖于外科医生精细的技术[1]。

外科解剖

安全的手术技巧主要基于对脊髓解剖结构的充分了解。更好地理解横断面解剖结构有助于在浸润性病变中规划出安全的手术边界。即便无完整包膜的IMSCT也存在边界，通常会取代正常的脊髓组织。从完整的脊髓中鉴别出其解剖部位依赖于医生对脊髓胚胎学形成的理解。随着神经管的形成，属于不同胚层的联合神经元在脊髓背侧分化，而运动神经元和腹侧中间神经元则在神经管腹侧分化[10]。因此，一般来说，由上行和下行纤维组成的白质位于脊髓背侧，灰质和前角细胞位于脊髓腹侧（图27.1）。

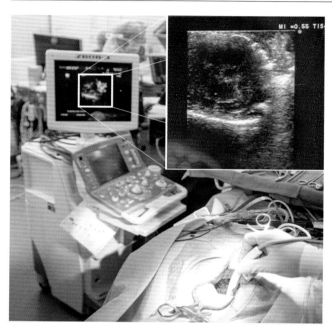

图27.1 术中超声可在脊膜切开前确认暴露充分。肿瘤边界和邻近的囊肿或空洞均可见到，与术前影像相结合

与大脑解剖学相似，脊髓被较浅的后正中沟和较深的前正中裂分成对称的两半。前正中裂是一软膜边界，容纳脊髓前动脉。后正中沟一般通过中线静脉回流来识别，也可以通过进入软膜表面的连续潜行血管来识别。后外侧沟和前外侧沟分别是背侧和腹侧神经根与脊髓连接的地方。这是一个典型的、可用于识别神经根进入脊髓位置的浅沟[10]。

手术方式

明确手术患者后送入手术室。最经典的入路是后入路，即便是对于更偏向腹侧的肿瘤（图27.2）。患者在围手术期给予类固醇和标准剂量的预防性抗生素。在麻醉诱导前还应明确血压指标，因为术中任何波动都可能导致脊髓灌注不足，潜在的神经电生理监测的变化会影响术中决策和术后恢复。颈椎或上胸段肿瘤患者需用Mayfield头架固定（Integra LifeSciences，Plainsboro，NJ）。俯卧位强调在维持脊柱中立位的同时尽量减少静脉高压。术中神经电生理监测（IONM）应尽量包括连续的体感诱发电位（SSEP）、运动诱发电位（MEP）

和硬膜外连续运动（D波），这些会在本章后面进行详细论述。术前需讨论麻醉方案，以减少非手术信号的干扰[2,12]和明确血压指标。通过术中X线或超声来明确脊柱节段。术中超声有助于确定肿瘤边缘以及可能存在明显强化的囊性结构或高回声区（图27.1）。

做后正中线切口，沿骨膜下分离椎旁肌肉（图27.3）。分离和暴露时应注意保留外侧韧带附件和小关节，以减少术后脊柱不稳和远期畸形的发生[2,13-14]。若患者术前存在明显脊柱畸形，可考虑切除同时行融合手术。但是，如果担心术后影像发现肿瘤残余，该手术可分期进行。椎板切除术或椎板成形术可用于提供骨减压或后侧内固定的翻修[15]。虽然尚未形成共识，但椎板成形术可保留解剖学边界，有利于后期切除以及可能减缓脊柱畸形的进展。如果患者存在明显的疼痛症状或担心肿瘤恶性程度较高，则应考虑椎板切除术，因为除硬脊膜成形术外，骨减压也可能有利于减轻脊髓压力。我们更倾向用超声骨刀（BoneScalpel by Aesculap Central Valley，PA）进行背侧椎板切除，这是一种安全、有效的截骨方法（图27.4）[16]。

在切开硬脊膜前应充分行肌肉止血和骨减压，有利于尽量减少血液进入硬膜内腔隙，因为出血可能使手术切除复杂化。骨组织出血可用明胶海绵、明胶海绵浆和骨蜡的混合物来填塞，骨槽侧边可放置棉条来减少硬膜外出血，并备好手术显微镜。若条件允许，应在肿瘤头侧和尾侧放置硬膜外导联监测D波，但高位颈椎肿瘤无法在头侧放置硬膜外导联。此外，尾侧的硬膜外导联在圆锥水平以下无效。

沿硬脊膜中线切开，尽可能维持在蛛网膜平面，有利于减少脑脊液流出和防止意外损伤脊髓。明显的术前疼痛和影像的脑脊液腔隙闭塞是脊髓充血导致的，这标志了椎管内压力升高和潜在的脊髓疝。对此类患者，应计划行硬脊膜扩大切开，以尽量降低切开后的脊髓疝和闭塞压。大范围切开硬脊膜后，其边缘可能会向外回缩固定，可用固定缝线

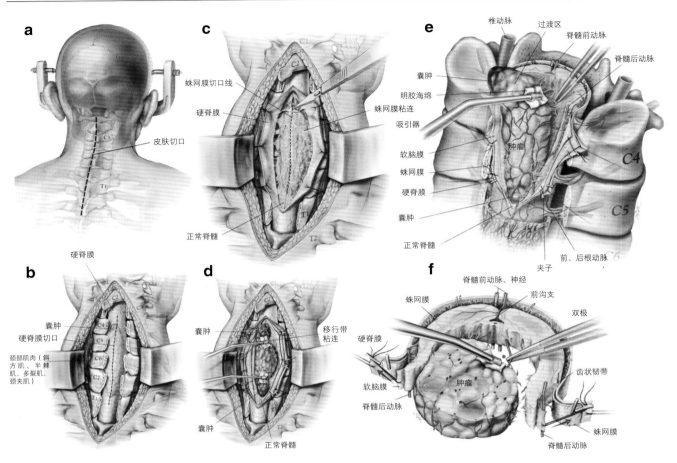

图27.2 髓内肿瘤切除的手术步骤[11]。沿中线切开皮肤切开和切除椎板（**a**、**b**）。切开硬脊膜和脊髓背侧中线进入脊髓（**c**）。将肿瘤从移行带粘连处仔细分离，并小心止血（**d**、**e**）。完全切除肿瘤（**f**）

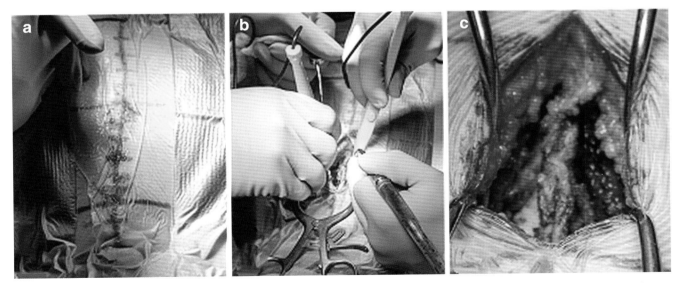

图27.3 做标准的后正中线切口（**a**），沿骨膜下分离椎旁肌肉（**b**）。分离和暴露时应注意保留外侧韧带附件和小关节，以减少术后脊柱不稳和远期畸形的发生（**c**）

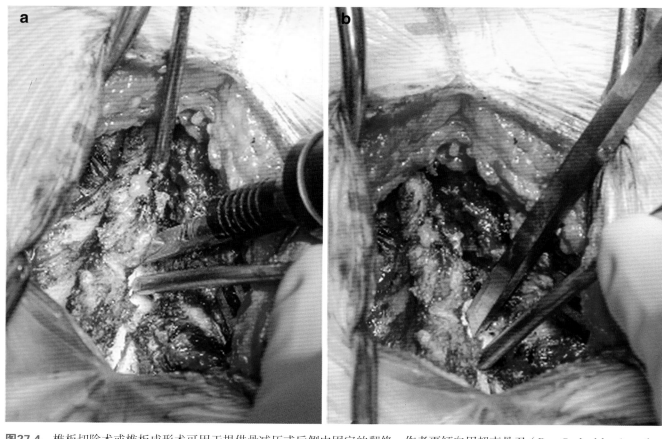

图27.4　椎板切除术或椎板成形术可用于提供骨减压或后侧内固定的翻修。作者更倾向用超声骨刀（BoneScalpel by Aesculap Central Valley，PA）进行背侧椎板切除，这是一种安全、有效的截骨方法（**a**）。骨切口较薄，可行精细的截骨。可用薄骨凿触觉确认椎板切口深度和完全松解，确保所有骨附着物都已切断，整块切除椎板（**b**）

将其缝合到周围的椎旁肌肉或用缝线悬吊起来。以确保适当的回缩（图27.5）。

合理的脊髓切开应最低程度损伤脊髓组织的正常功能。若肿瘤范围较广，通常首选标准中线入路，有利于分离脊髓背柱。如果肿瘤更偏向外侧，背外侧沟入路会更安全。正常的解剖平面可能因下方的肿瘤而发生旋转。后正中沟常通过双侧背根神经入口区域和潜入正中沟的中线血管的汇聚来判断。当脊髓肿胀或形态异常时，典型的解剖标志可能难以识别。然而，从后正中沟引流到较大背侧静脉的小静脉可用于确定后正中沟的中线。这些静脉可向外侧推动以充分暴露后正中沟。部分脊髓后静脉可能会被去除，一些医疗中心通过术中可视性吲哚菁绿血管造影（ICG-VA）来判断这些血管在静脉循环中的重要性[17]。我们认为这是非必要的，但可作为识别重要血管结构的有效辅助手段。脊髓背柱的体表投影有助于识别中线。此外，识别双侧后外侧沟有助于确定脊髓旋转程度。

许多个体化的手术技术可用于分离软脊膜表面，包括蛛网膜刀、显微剪和CO_2激光（图27.6）。所有技术都应注意止血和减少出血。当在脊髓内使用双极电凝时，应注意只在低频下烧灼必要的血管，以减少电流扩散到周围的正常脊髓组织。软脊膜小血管可安全地烧灼，而较大的血管在脊髓切开时应行剥离和侧向牵开。软脊膜缝线可用于反向牵引，但也会对脊髓产生持续张力，若张力过大，可能会导致术后高位神经损伤。我们倾向于用镊子行间歇性牵拉，以在协助改善视野的同时，最大限度地减少对脊髓的持续牵拉。

暴露肿瘤后应取标本送冰冻切片进行病理分析。

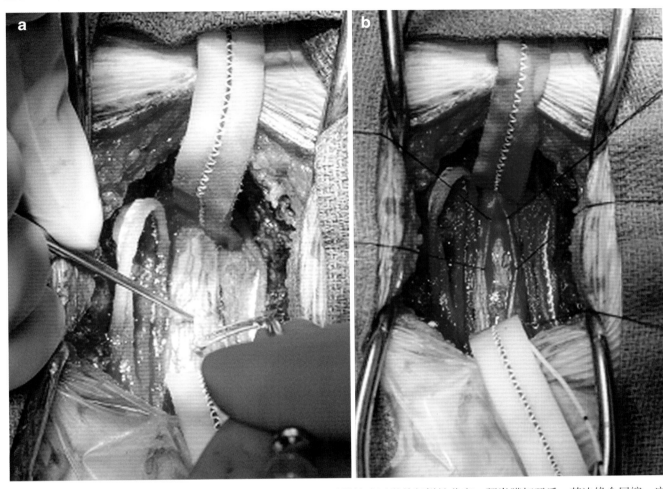

图27.5 用15号刀片行硬膜切开、并用神经拉钩拉开（**a**），用器械或显微剪行锐性分离。硬脊膜打开后，其边缘会回缩，应使用固定缝线悬吊在术野边缘或缝合到周围组织，以确保适当的回缩（**b**）

术中病理有助于判断切除范围或浸润程度。低级别的浸润性肿瘤，如星形细胞瘤，通常无清晰的边界。这些肿瘤通常难以完全切除，我们发现更安全的方式是在看到正常脊髓组织或出现术中IONM降低之前，在肿瘤内部进行病灶切除。通常不提倡以神经功能障碍为代价对这些病变进行完全切除。包膜较好的低级别病变，如室管膜瘤，通常有包膜或假包膜，可以沿肿瘤边缘游离开来，通过镊子或显微器械沿肿瘤-脊髓界面反向牵拉。若考虑为高级别病变，只有在患者易发生神经损伤时，手术目标才变为减瘤和诊断，且此类患者通常需要进一步放疗和/或化疗。有多种减瘤方式用于减轻周围脊髓组织的压力，传统的肿瘤微凝术结合抽吸或超声吸刀可缩小肿瘤。通过连续的减瘤操作，有时可更好地

显露外侧肿瘤-脊髓界面。异常的肿瘤与周围正常的脊髓组织对比变得明显，这可能是减瘤过程中部分血管断流导致的。超声吸刀也可用于较大的瘤体或纤维化程度高的瘤体的内部减压。

血管网状细胞瘤是典型的包膜良好的肿瘤，多见于背侧或背外侧软脊膜表面。这类肿瘤通常可直接触及，但需对滋养肿瘤的表面血管进行细致的观察。在完全切除前应行血流控制，若可以的话，注意保留引流静脉。术中通常可清晰分离解剖界面，且通常可完全切除。

通常可用绵制品连续填塞来止血。因为热量会在进行双极电凝灼烧时传递，除非明确是肿瘤血管，我们通常避免直接烧灼肿瘤包膜内或切除过程中遇见的血管。在腹侧和外侧的边界时也应小心，

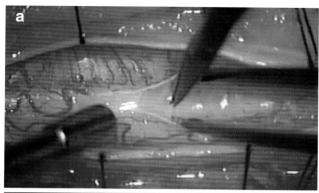

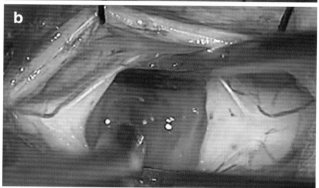

图27.6   **a.** 合理的脊髓切开应最低程度损伤脊髓组织的正常功能。正常的解剖平面可能因下方的肿瘤而发生旋转。后正中沟常通过双侧背根神经入口区域和潜入正中沟的中线血管的汇聚来判断。许多个体化的手术技术可用于分离软脊膜表面，以保证止血和减少出血。**b.** 传统的肿瘤微凝术结合抽吸或超声吸刀可缩小肿瘤。通过连续的减瘤操作，有时可更好地显露外侧肿瘤–脊髓界面。通过镊子或显微器械沿肿瘤–脊髓界面提供间歇性的反向牵拉

因为运动纤维通常在该区域走行，而这些神经的血液供应来自脊髓前动脉。

通过手术平面和神经监测指导肿瘤切除。并非所有病例都能显示完整的肿瘤–脊髓界面，这种情况下若神经监测信号下降提示存在神经损伤，应停止切除肿瘤。肿瘤切除的止血通常依赖于凝血酶和明胶海绵加上靶向双极电凝。检查、冲洗手术创面并止血后，接着对硬脊膜行防漏性缝合。我们并不常规对接缝合于脊髓边缘，若担心硬脊膜回缩或未完成充分减瘤，可考虑用硬膜补片进行修补。大多数情况下，可用非编织单丝缝线做一期缝合（图27.7），行Valsalva试验进行检测。若未发现脑脊液漏，可涂覆纤维蛋白凝胶防止渗漏或假性脊膜膨出。

对于仍可能存在明显脊髓压迫的患者不应行椎板成形术。但如果认为椎板成形术确实合适，可用小颅面钢板系统进行复位（图27.8）。体积更大的长螺钉系统通常比薄的小钢板更牢固。缝线还可用于协助重建后侧张力带。若二次行椎板成形术，应确保没有明显的纤维蛋白层，因为纤维蛋白层可能会成为一种占位，引起后续神经损伤。钢板应足够大和坚固以对抗椎板旋转，因为钢板松动也会导致进行性的脊髓压迫和神经损伤。

脑脊液腔减压后应行细致的止血，以尽量减少硬膜外出血。多次冲洗后，可将椎旁肌肉分层缝合至成形的椎板上以减少无效腔。术后无论是筋膜上还是筋膜下引流都存在争议。如果已经充分止血，我们倾向于不留置引流管，因为这样可能增加脑脊液瘘形成的风险。然而，如果存在难以控制的持续出血，可在低吸力或直接引流的情况下留置一个筋膜下引流管，以减少硬膜外压力和术后血清肿形成。

其他技术在前面已经讨论过了，包括管状牵开器或小切口的微创法。大多数入路倾向于椎板内扩张或半椎板切除来减少创伤和后侧张力带不稳。考虑到对肿瘤的充分暴露，此技术仅适用于少数患者，因为在最近的一个队列研究中，只有5.3%的IMSCT可通过这种方法切除[18]。

术后可以采取一些预防措施来减少并发症。为了减少假性脊膜膨出和减轻硬膜修复的压力，颈椎或颈胸段病灶的患者应抬高床头。相反，胸腰段或腰骶段病灶的患者应在术后24～48h内保持平卧[19]。围手术期类固醇的使用有助于减轻肿瘤切除后的血管源性水肿。类固醇也可减轻因脊髓骚扰或正常脊髓组织切除导致的肿胀。患者通常可从术后评估和持续的物理治疗中获益，因为患者最常见的术后障碍是一定程度的本体感受丧失或功能障碍[20]。由于导尿和麻醉药物的应用，括约肌功能障碍也可能加剧。因此，术后必须监测任何存在的肠道或膀胱功能障碍，短时间内可能需行间歇性导尿。

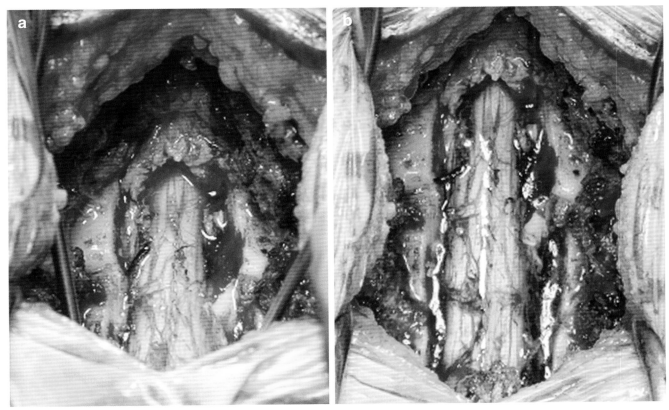

图27.7 **a.** 大多数情况下，可用非编织单丝缝线行一期缝合，行Valsalva试验进行检测。**b.** 若未发现脑脊液漏，可涂覆纤维蛋白凝胶防止渗漏或假性脊膜膨出

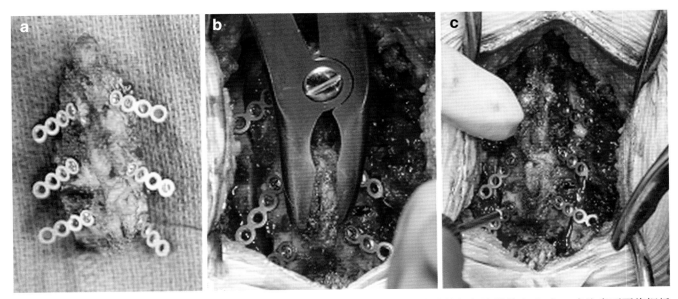

图27.8 椎板成形后置入颅面钢板系统（**a**）。钢板在置入骨创面之前应先固定在椎板切除骨块上（**b**）。应注意不要将钢板固定在关节内或穿过小关节面。椎板切除应至少采用两点固定（**c**），应确保再附着后几乎没有移动。固定后骨边缘贴合良好

术中神经监测

IONM使得我们能更积极地对髓内病灶进行手术切除。虽然不是绝对的，但IONM可以实时监测术中可能发生的脊髓损伤，这对处理没有确切解剖界面的肿瘤是非常重要的，能尽量减少脊髓骚扰。通过SSEP监测走行于脊髓后柱的感觉通路，通过经颅MEP刺激大脑皮质产生下行皮质脊髓束信号，这两者均得到广泛应用。SSEP在髓内肿瘤切除中可靠性较低，因为大多数解剖界面是从背侧入路进入的，会影响到上行的感觉纤维。SSEP也可能受到麻醉的干扰，因此应避免使用某些麻醉药。此外，通过D波电磁脉冲直接刺激脊髓，可从末梢肌肉的肌电图（EMG）中获得外周的记录。然而，随着MEP的应用，一些研究表明MEP波形变化与术后运动障碍之间存在相关性[21-24]。

经颅MEP通常是在远端肌肉内置入针状电极，每隔几分钟运行一次。肌源性MEP测量来自肌肉的波形，通常分为3种模式：多相、双相或缺失。从多相到双相波形的变化可能提示下行运动通路的中断。振幅的变化也可以预测术后运动功能，大多数医疗中心会用改变50%作为术后永久性运动障碍的指标[21-23]。D波提示快速轴突纤维的激活，它对脊髓早期损伤的检测更敏感，这使得实时监测运动通路成为可能。也可以将头部电极与尾部电极的记录进行比较。传统研究认为，即变MEP完全丢失，若D波振幅变化不超过50%，通常出现一过性截瘫。若术中D波丢失，患者通常会出现永久性截瘫[21-24]。

联合监测可以获得更多信息来指导IMSCT手术。这两种监测方法针对不同的脊髓解剖结构，对信号改变的阈值不同，二者结合有助于提高敏感性和特异性[23]。术中因素，如手术时间、血压和麻醉药可能会影响IONM，因此，术中IONM的变化必须结合手术情况来分析。

并发症

即便是最佳的手术方案，IMSCT切除在技术上仍然充满挑战性。手术并发症可能立即发生于围手术期，导致神经、血管损伤或脑脊液漏。其他更常见的围手术期并发症包括血肿形成、伤口裂开和感染。远期并发症也应密切监测，如脊柱畸形、蛛网膜炎或肿瘤复发等。

早期并发症

若硬脊膜不能达到防漏性闭合，可能会导致假性脊膜膨出和脑脊液漏。由于脊髓肿胀，需要硬脊膜修补的患者脑脊液漏风险更高[19]。临床症状如假性脊膜膨出、体位性头痛、恶心或呕吐均需怀疑脑脊液漏。这可以通过术区MRI以及CT脊髓造影证实。若有留置引流管，引流液检测β-2转铁蛋白可提示脑脊液漏。虽然引流管可能增加脑脊液漏的风险，但手术部位引流的主要目的是防止脑脊液外渗至皮肤。尽管随着皮肤愈合可能出现假性脊膜膨出，但我们认为，患者吸收假性脊膜膨出的概率高于脑脊液漏导致的感染。筋膜的防漏性闭合极其重要，因为即便硬脊膜未达到防漏性闭合，其也能阻止脑脊液进一步向皮肤浸润。若患者出现症状，可能需要重新探查。修复硬脊膜漏需找到其破口并进行加固，如果无法封闭，可用补片修补。注意，封闭的关键是多层闭合以及消除无效腔。如果患者之前接受过手术或放疗，整形外科医生的参与有利于局部肌瓣的修补。如果还担心额外的脑脊液漏，也可使用腰大池引流强化。

IMSCT切除后神经功能恶化并不少见。病因可能是直接的手术操作和横跨脊髓实质的张力。此外，血管的损伤也可能导致功能减退。9%~34%的患者在围手术期早期出现神经功能恶化[25-26]。然而，这些患者中有25%~41%会在术后6个月内恢复到术前水平[25-26]。患者最常见本体感觉或精细触觉异常。步态艰难也可能在围手术期早期出现。

术中运动诱发电位发生改变、患者年龄偏大，都是术后神经功能即刻恶化的危险因素[27]。关注到术中监测信号丢失的可能，将有助于指导医生与患者就其神经功能恢复的预后进行讨论。如果出现明显的神经改变或丧失，应强化围手术期血压管理以及术前、围手术期给予类固醇治疗。术前功能状态良好、肿瘤局限性的患者更可能得到改善。

晚期并发症

据报道，16%～100%儿童患者在IMSCT切除后出现脊柱畸形[28-29]。儿童椎板切除术后畸形比成人更常见。术前畸形也与术后进行性畸形的高风险相关。其他可能导致进行性脊柱畸形的危险因素包括神经源性或麻痹性畸形、放疗对骨髓和骨发育的影响以及椎板切除后畸形。此外，研究表明，受累节段的增加也会导致不稳发生的可能性增加。其他需要行融合的术后进行性畸形的预测指标，包括胸腰椎交界区受累、肿瘤相关空洞的存在以及需要多次切除。初次手术时应注意避免暴露侧块关节。如果担心存在进行性畸形，患者应拍摄站立位X线片，因为这些患者可能最终需要干预。应该仔细考虑脊柱内固定的时机，因为内固定可能会影响我们对肿瘤复发的跟踪。

无肿瘤复发迹象的术后神经疼痛或随时间推移的脊髓功能恶化可能与术后脊髓栓系有关。虽然只有10%的患者出现症状，但高达37%的患者术后影像学检查中观察到脊髓栓系[30]。软脊膜闭合后，脊髓栓系的放射学阳性率可从51.7%降至19.6%。脊髓栓系松解术只应用于神经症状进行性加重的患者。

高达19%～27.4%的患者存在神经病理性疼痛综合征[30-31]。这些症状在脊髓空洞症患者中更为常见，因为脊髓空洞可能优先影响脊髓后角而不是中央部。其他危险因素包括在生长期手术、术前神经病理性疼痛、脊髓受累平面高以及脊髓空洞[32]。

结论

虽然充满挑战，但IMSCT的手术切除已经成为治疗良性髓内病变的主要手段。手术目标应在维持或改善神经功能、长期良好控制肿瘤以及切除范围三者间权衡。随着MRI影像诊断技术、手术工具和显微外科技术、超声吸刀和术中神经监测的发展与应用，手术并发症得到改善。外科医生应秉持精细的手术技巧，以取得满意的手术和功能预后。

参考文献

[1] Constantini S, Miller DC, Allen JC, Rorke LB, Freed D, Epstein FJ. Radical excision of intramedullary spinal cord tumors: surgical morbidity and long-term follow-up evaluation in 164 children and young adults. J Neurosurg. 2000;93(2 Suppl):183–193.

[2] Sciubba DM, Liang D, Kothbauer KF, Noggle JC, Jallo GI. The evolution of intramedullary spinal cord tumor surgery. Neurosurgery. 2009;65(6 Suppl):84–91. discussion 91–92.

[3] Boström A, von Lehe M, Hartmann W, Pietsch T, Feuss M, Boström JP, Schramm J, Simon M. Surgery for spinal cord ependymomas: outcome and prognostic factors. Neurosurgery. 2011;68(2):302–308.

[4] Parsa AT, Lee J, Parney IF, Weinstein P, McCormick PC, Ames C. Spinal cord and intradural-extraparenchymal spinal tumors: current best care practices and strategies. J Neuro-Oncol. 2004;69(1–3):291–318.

[5] Yang I, Parsa AT. Intramedullary spinal cord tumors. In: Gupta N, Banerjee A, Haas-Kogan D, editors. Pediatric CNS tumors. Berlin, Heidelberg: Springer; 2010. p. 187–204.

[6] Lee M, Rezai AR, Freed D, Epstein FJ. Intramedullary spinal cord tumors in neurofibromatosis. Neurosurgery. 1996;38(1):32–37.

[7] Kucia EJ, Bambakidis NC, Chang SW, Spetzler RF. Surgical technique and outcomes in the treatment of spinal cord ependymomas, part 1: intramedullary ependymomas. Neurosurgery. 2011;68(1 Suppl operative):57–63.

[8] Ardeshiri A, Chen B, Hütter BO, Oezkan N, Wanke I, Sure U, Sandalcioglu IE. Intramedullary spinal cord astrocytomas: the influence of localization and tumor extension on resectability and functional outcome. Acta Neurochir. 2013;155(7):1203–1207.

[9] Liu A, Sankey EW, Bettegowda C, Burger PC, Jallo GI, Groves ML. Poor prognosis despite aggressive treatment in adults with intramedullary spinal cord glioblastoma. J Clin Neurosci. 2015;22(10):1628–1631. https://doi.org/10.1016/j.jocn.2015.05.008. Epub 2015 Jun 30.

[10] Waxman SG. Correlative neuroanatomy. 23rd ed. Stamford: Appleton & Lange; 1996. p. 45–68.

[11] Hanbali F, Fourney DR, Marmor E, et al. Spinal cord ependymoma: radical surgical resection and outcome. Neurosurgery. 2002;51(5):1162–1172.

[12] Vaccaro AR, Albert TJ. Spine surgery: tricks of the trade. 2nd

ed. New York: Thieme; 2008.

[13] de Jonge T, Slullitel H, Dubousset J, Miladi L, Wicart P, Illes T. Late-onset spinal deformities in children treated by laminectomy and radiation therapy for malignant tumours. Eur Spine J. 2005;14:765–771.

[14] Papagelopoulos PJ, Peterson HA, Ebersold MJ, Emmanuel PR, Choudhury SN, Quast LM. Spinal column deformity and instability after lumbar or thoracolumbar laminectomy for intraspinal tumors in children and young adults. Spine (Phila Pa 1976). 1997;22:442–451.

[15] Hersh DS, Iyer RR, Garzon-Muvdi T, Liu A, Jallo GI, Groves ML. Instrumented fusion for spinal deformity after laminectomy or laminoplasty for resection of intramedullary spinal cord tumors in pediatric patients. Neurosurg Focus. 2017;43(4):E12. https://doi.org/10.3171/2017.7.FOCUS17329.

[16] Parker SL, Kretzer RM, Recinos PF, Molina CA, Wolinsky JP, Jallo GI, Recinos VR. Ultrasonic BoneScalpel for osteoplastic laminoplasty in the resection of intradural spinal pathology: case series and technical note. Neurosurgery. 2013;73(1Suppl Operative):ons61–66. https://doi.org/10.1227/NEU.0b013e318283c98b.

[17] Takami T, Yamagata T, Naito K, Arima H, Ohata K. Intraoperative assessment of spinal vascular ow in the surgery of spinal intramedullary tumors using indocyanine green videoangiography. Surg Neurol Int. 2013;4:135.

[18] Mende KC, Krätzig T, Mohme M, Westphal M, Eicker SO. Keyhole approaches to intradural pathologies. Neurosurg Focus. 2017;43(2):E5.

[19] Jallo GI, Kothbauer KF, Epstein FJ. Intrinsic spinal cord tumor resection. Neurosurgery. 2001;49(5):1124–1128.

[20] Woodworth GF, Chaichana KL, McGirt MJ, Sciubba DM, Jallo GI, Gokaslan Z, et al. Predictors of ambulatory function after surgical resection of intramedullary spinal cord tumors. Neurosurgery. 2007;61(1):99–105.

[21] Sala F, Palandri G, Basso E, Lanteri P, Deletis V, Faccioli F, et al. Motor evoked potential moni-toring improves outcome after surgery for intramedullary spinal cord tumors: a historical control study. Neurosurgery. 2006;58:1129–1143. [discussion: 1129–1143].

[22] Jin SH, Chung CK, Kim CH, Choi YD, Kwak G, Kim BE. Multimodal intraoperative monitoring during intramedullary spinal cord tumor surgery. Acta Neurochir. 2015;157:2149–2155.

[23] Muramoto A, Imagama S, Ito Z, Ando K, Tauchi R, Matsumoto T, et al. The cutoff amplitude of transcranial motor evoked potentials for transient postoperative motor deficits in intramedullary spinal cord tumor surgery. Spine. 2014;39:E1086–1094.

[24] Kothbauer KF, Deletis V, Epstein FJ. Motor- evoked potential monitoring for intramedullary spinal cord tumor surgery: correlation of clinical and neurophysiological data in a series of 100 consecutive procedures. Neurosurg Focus. 1998;4:e1.

[25] Eroes CA, Zausinger S, Kreth FW, Goldbrunner R, Tonn JC. Intramedullary low grade astrocytoma and ependymoma. Surgical results and predicting factors for clinical outcome. Acta Neurochir. 2010;152:611–618.

[26] Garcés-Ambrossi GL, McGirt MJ, Mehta VA, Sciubba DM, Witham TF, Bydon A, et al. Factors associated with progression-free survival and long-term neurological outcome after resection of intramedullary spinal cord tumors: analysis of 101 consecutive cases. Clinical article. J Neurosurg Spine. 2009;11:591–599.

[27] Cristante L, Herrmann HD. Surgical management of intramedullary spinal cord tumors: functional outcome and sources of morbidity. Neurosurgery. 1994;35(1):69–74. discussion 74–76.

[28] Albert TJ, Vacarro A. Postlaminectomy kyphosis. Spine (Phila Pa 1976). 1998;23:2738–2745.

[29] McGirt MJ, Chaichana KL, Atiba A, Bydon A, Witham TF, Yao KC, Jallo GI. Incidence of spinal deformity after resection of intramedullary spinal cord tumors in children who underwent laminectomy compared with laminoplasty. J Neurosurg Pediatr. 2008;1:57–62.

[30] Klekamp J. Treatment of intramedullary tumors: analysis of surgical morbidity and long-term results. J Neurosurg Spine. 2013;19(1):12–26. https://doi.org/10.3171/2013.3.SPINE121063.

[31] Fischer G, Brotchi J. Intramedullary spinal cord tumors. Stuttgart: Thieme; 1996.

[32] McGirt MJ, Chaichana KL, Atiba A, Attenello F, Yao KC, Jallo GI. Resection of intramedullary spinal cord tumors in children: assessment of long-term motor and sensory de cits. J Neurosurg Pediatr. 2008;1:63–67.

第28章　微创硬膜内肿瘤切除术

Hani Malone, John E. O'Toole
李明，刘华涛，单文豪，黄霖/译校

概述

硬膜内肿瘤代表着一类临床稀发的实体肿瘤，每年的发生率约为1/10 000[1]。随着影像诊断的进步，这类疾病已大部分可以行手术治疗。从历史上到现在，大多数硬膜内肿瘤是通过传统的中线切口、骨膜下肌肉剥离和双侧椎板切除术来切除的。这种分离已被证明会导致椎管旁肌肉去神经支配和血液供应中断，导致轴向肌力的显著降低[2]。相比之下，微创手术（MIS）技术通过旁正中入路利用管状牵开系统，保留中线韧带，可以最大限度地减少对椎旁肌肉的损伤。

脊髓硬膜内肿瘤的显微手术切除是神经外科中技术上较具挑战性的手术之一。通过管状牵开系统进行本已困难的操作过程需要较长的学习曲线，因此，有些机构在此方面仍然避免使用MIS技术。然而，在过去的10～15年里，随着越来越多的外科医生熟练使用MIS技术并寻求减少与传统开放手术相关的不良反应，脊柱肿瘤的微创手术发展变得更加迅速[3-15]。这种发展部分是由于传统手术治疗脊柱肿瘤，特别是转移性肿瘤导致的高不良反应率和并发症发生率导致的[16-19]。越来越多的证据表明，微创入路可在不影响切除范围或安全性的前提下，降低脊髓硬膜内肿瘤的手术并发症发生率[3-15]。

在本章中，我们将讨论使用微创方法切除硬脊膜内肿瘤的技术细节，包括患者选择、手术方案、MIS暴露、硬脊膜闭合和术后注意事项。本章提供了一个附带的病例视频来说明该过程。在正确操作的情况下，MIS技术应以减少手术时间、失血量、疼痛、术后固定和住院时间为目标。这些好处最终将转化为更快的康复和更低的治疗费用。我们还讨论了支持硬膜内髓外（IDEM）肿瘤手术中体现这些益处的现有证据。

患者选择：适应证、优点和缺点

微创脊柱手术治疗退行性疾病的适应证和局限性都在不断发展，随着MIS设备和手术导航的进步，脊柱外科医生的设备范围也在不断扩大。这一进步是脊髓硬膜内肿瘤进行MIS手术的必然进展[3-15]。应用MIS技术切除边界清楚的脊髓内肿瘤已有报道[20-21]。而通过管状牵开系统结扎畸形的脊柱血管也被证明是安全有效的[22,23]。然而，脊髓外硬膜内肿瘤的微创入路是最常用的方法，这也是本章讲述的重点。

传统的开放手术入路治疗硬膜内肿瘤有许多明确的优点。例如，中线入路暴露范围广，手术通道大。这种暴露对于跨越多个节段的大病变可能是必要的。当一个大的手术通道暴露出来时，硬脊膜闭合也会更容易。然而，这种暴露的代价是更大的切除、软组织破坏、失血量和恢复时间[4-6]。开放式手术也牺牲了后中线结构，特别是棘间韧带的支持。后纵韧带的丢失可能使患者易发生节段性不稳定和/或术后后凸畸形，需要内固定融合。硬膜内肿瘤术后后凸畸形的风险可能特别显著[16,24-25]。相比之下，

275

MIS技术通常采用单侧旁正中入路，保留后纵韧带，减少了术后不稳定和后凸畸形的风险[16]。

微创脊柱手术的基本优势（减少软组织破坏、出血、制动和住院时间）在一系列通过MIS方法治疗的硬膜内肿瘤患者中得到印证[3-15]。也有证据表明，MIS方法减少了硬脊膜切开术后脑脊液（CSF）漏的风险，从而降低了伤口破裂和术后感染的风险[6-7,26]。可能原因是与传统的中线入路相比，MIS椎间盘内镜移除后留下的无效腔相对较少。

MIS入路治疗IDEM肿瘤是否合适很大程度上取决于术前对切除病变所需的空间评估情况。例如，单纯位于脊髓腹侧的肿瘤可能不适合MIS入路。这些部位的病变通常需要较大的硬脊膜开口，以方便齿状韧带的切开和脊髓的轻微移动。相比之下，背侧和旁侧硬膜内病变是MIS的适应证。使用椎间盘镜通过旁正中入路可以很好地显示这些病变（视频28.1）[3]。肿瘤大并不一定是MIS的禁忌证，因为较大的病变（可达4cm）可以使用可膨胀撑开器来取出[3]。即便如此，MIS技术通常最适合长度为1或2节段的硬膜内病变[15-16]。

所有微创技术都有一个学习曲线。对硬膜内肿瘤可能尤其如此，在有限的硬膜通道进行缝合时，是有必要进行一些练习的[26]。然而，随着用于退行性脊柱病变的微创手术越来越普遍，并越来越多地纳入住院医师培训，可能会有更多的神经外科医生会考虑MIS方法来处理IDEM病变。

术前评估与规划

对任何已知或怀疑有脊髓肿瘤的患者进行评估，首先要进行详细的病史和神经学检查。与硬膜外疾病或脊柱肿瘤患者相比，硬膜内病变患者出现严重的神经根或轴向背痛的可能性相对较小。

然而，这些患者可能因脊髓或神经根持续受压而发展成神经功能障碍[27]。磁共振成像（MRI）是用于评估硬膜内脊髓肿瘤主要的影像学检查。

T1加权序列加钆造影剂对比有助于确定硬膜内病变的范围和边缘。虽然在髓内病变中，强化程度可能有很大差异，但常见的IDEM病变，如神经鞘瘤、神经鞘膜瘤和脑膜瘤，倾向于出现更明显的强化。T2加权序列有助于确定脊髓变形和/或神经冲击的性质和程度，以及脊髓水肿和瘘管形成情况。对于心脏起搏器、疼痛泵或其他金属异物无法进行MRI检查的患者，脊髓CT造影可以作为一种替代方法。

当观察硬膜内病理成像并考虑微创入路时，必须特别注意清除病变所需的空间。MIS撑开器保证肿瘤的全长的充分可视化至关重要。在理想的情况下，正常（非病理）组织的头部和尾部的病变也应该可视化，以便准确识别肿瘤边缘[28]。IDEM肿瘤的不充分可视化可能导致病变的部分或次全切除，而不能整体切除[3,28]。在硬膜切开术后，管状牵开系统的调整受到限制，再进行调整的任何尝试都可能将血液引入蛛网膜下腔，或有损伤暴露的神经组织的风险。有些人主张使用的撑开器应该比计划的硬脊膜切口长度大5~10mm，以确保足够的长度将硬脊膜闭合完整，确保不渗漏[3,28]。硬膜切开术的长度一般也应该比下面的硬膜内病变长5~10mm，这也同样重要，也能确保充分的可视化。

在患者咨询时，需要将硬膜内病变，预期和手术目标坦率地进行讨论，之后再制订手术计划。对于髓内病变，病理性质和是否存在安全的解剖平面往往限制了切除的范围，需要明确手术的首要目标。相反，对于硬膜内髓外肿瘤，手术切除通常是治愈的良好方法。因此，为了确保最大限度地切除和最佳的治疗效果，制订仔细的手术计划至关重要。与所有脊柱肿瘤手术一样，IDEM肿瘤手术的主要目标是病理诊断、症状缓解、肿瘤切除/源头控制以及脊髓和/或神经根减压。在尝试微创手术之前，外科医生必须确信这些目标可以通过MIS方法有效地获得实现。

外科技术

定位和麻醉

所有微创手术的硬膜内病变都推荐使用全身麻醉。可以使用术中神经电生理监测与连续体感诱发电位（SSEP），诱发及自身肌电图（EMG），并在必要时，进行运动诱发电位监测。麻醉和神经监测团队之间的开放交流对于在肌肉放松和准确的神经生理记录之间达到适当的平衡至关重要。当硬膜内病变导致脊髓明显变形时，通常不需要预定位电位，但有时可能是有必要的。

麻醉诱导后，将患者置于标准的射线可穿透脊柱手术台上，如Jackson手术台上（Mizuho OSI | Union City，CA），取俯卧位。Wilson框架（Mizuho OSI | Union City，CA）可用于打开腰椎水平的椎间间隙，但在胸部水平可能限制前后（AP）位透视，使定位变得困难。

在胸椎手术时，我们通常使用标准的放射透明胸垫、髋垫和大腿垫的组合。患者摆放好体位后，通过透视确定病变脊柱水平，标记预期的切口和扩张部位。

显露

在旁正中做一个约3cm的皮肤切口，切口通常在中线外侧2~3cm。切口的外侧范围由椎管内病变的位置决定，术前MRI可以对此进行测量。过于内侧的切口会限制管状牵开器成角，限制中线和对侧椎管的暴露。皮肤切开后，用单极电刀烧灼并穿过皮下脂肪，注意止血，保持胸腰筋膜完整。筋膜可在扩张前迅速切开，或在扩张时用克氏针和管状牵开器直接穿过。颈椎病例首选前一种技术。

接着使用管状牵开系统进行逐步扩张。初级扩张器应瞄准椎板—关节突连接处（图28.1）。然后，更大口径的扩张器逐级插入，并深入到筋膜。

进行侧向透视引导确保处于关节水平的合适深度。一旦扩张器达到了预期的宽度并对扩张深度进行了测量，就可以将相应的管状牵开器放置并固定在系统的工作台式铰接臂上。在微创手术中，考虑到手术医生和辅助人员的辐射暴露的累积风险，应合理使用透视。然而，撑开器的最佳位置对于IDEM病变的MIS手术的成功进行至关重要，必要时应使用透视检查，直到自信已经获得最佳的放置位置。

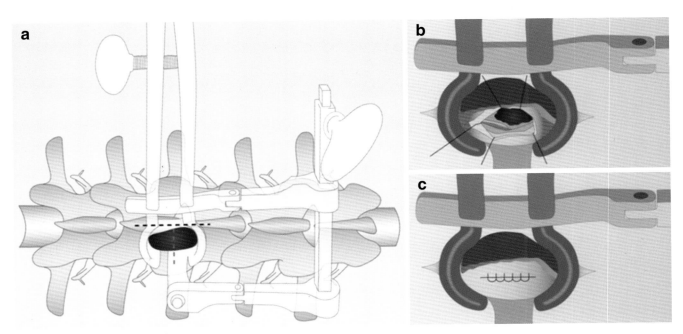

图28.1 **a ~ c.** 微创硬膜内肿瘤切除术的示意图

管状牵开器的选择应根据肿瘤的位置和大小，撑开器直径最好大于病变长度5~10mm。我们有在硬膜内病变中使用18~26mm固定直径的导管的例子，它明显大于通常用于腰椎显微椎间盘切除术的标准18mm直径的导管。可伸缩撑开器可用于更大的病灶，它能够提供超过4cm的纵向暴露。一旦将撑开器固定到位，显微镜就会被放置到位并聚焦到手术部位的深度。

我们预期的最小工作距离为350mm，以便于器械进出管状牵开器，而不受手术显微镜的干扰。

在管状牵开器的深处，将软组织肌肉塞环向切开，用单极烧灼去除，暴露出下面的椎板和内侧关节突关节。在暴露下方的黄韧带之前，使用高速磨钻进行常规同侧半椎板切除术。将黄韧带作为硬脊膜的保护屏障，然后将管状牵开器转向内侧。高速磨钻可以用来去除骨刺。然后结合磨钻和Kerrison咬骨钳去除对侧椎板的内层皮质，直到看到对侧椎弓根。该入路可进入椎管的同侧和对侧，同时保持棘突、棘间韧带和后张力带的完整性。

接下来，在磨钻过程中作为硬脊膜屏障的黄韧带可以进行移除。可使用直刮匙在中线分离韧带的两个腹部，建立硬膜外平面。然后可以使用球尖探针、角刮器和Kerrison打孔器将韧带从其头侧和尾侧椎板附着处解剖出来，暴露下侧硬脊膜。

肿瘤切除术

在打开硬脊膜之前，必须确保进行细致的止血，以防止血液流入手术区和蛛网膜下腔。我们用一把长柄带11号刀片的手术刀在中线开始切开，然后用神经钩将开口分别向头侧和尾侧延伸。然后用4-0号Nurolon或丝线缝合硬脊膜边缘。

打开硬脊膜后，开始切除肿瘤，首先要小心地剥离覆盖肿块的蛛网膜层和邻近的神经成分。在手术的这个阶段，应使用标准的显微外科技术来切除病变。我们最常用的方法是用微剪刀和Rhoton解剖器在病变周围创造一个平面。

在处理胸椎和颈椎肿瘤时，必须通过显微解剖将髓外肿瘤从脊髓和出口神经根中游离出来。在腰椎手术中，必须同样用显微外科技术将肿瘤与马尾神经分离（图28.2）。

一旦从附属神经组织中切除了IDEM肿瘤，肿块的大小和位置决定了如何安全有效地取出它。使相邻脊髓变形的、大的髓外病变，如大的胸脊膜瘤，通常在切除前必须先使其体积缩小，以避免对脊髓造成额外的物理应力。在某些情况下，可以使用带MIS附件的超声吸引器来缩小肿瘤体积。需要注意的是，超声吸引器必须在低功率设置下使用，以最大限度地降低相邻脊髓附带机械损伤的风险。虽然分段切除肿瘤效率较低，但可以增加次全切除的可能性，需要注意避免脊髓损伤和神经功能缺损。

相反，位于马尾水平的神经鞘瘤和其他神经鞘膜瘤通常可以安全地整块切除，不需要分次切除[27]。对于这些病变，采用显微外科剥离术将肿瘤及其相关的传入和传出束与所有其他硬膜囊根分离开来。应特别注意，需要确保没有横根附着在肿块的腹侧，在早期可能难以识别这一现象。一旦剥离完成，用单极探头直接刺激肿块相关的传入神经束和传出神经束。

在神经鞘瘤中，直接刺激只会在极少数情况下产生运动反应。如果检测到运动反应，通常是因为受到刺激的神经并不是真正与肿瘤相关的神经束，而是附着于肿块的横行神经。如果没有运动反应，则先切开传入神经，再切开传出神经。

这是为了防止在硬脊膜开口上方肿块的头侧由于其神经张力而反弹。一旦传入和传出神经根被凝固和切断，就可以整块切除肿块。在进行显微手术时，即使手术缩小到一个小的通道，习惯于使用手术显微镜的外科医生在MIS和开放入路之间观察到的差异可能比预期的要少。

硬脊膜的闭合

硬脊膜闭合是硬脊膜内肿瘤微创手术中技术上

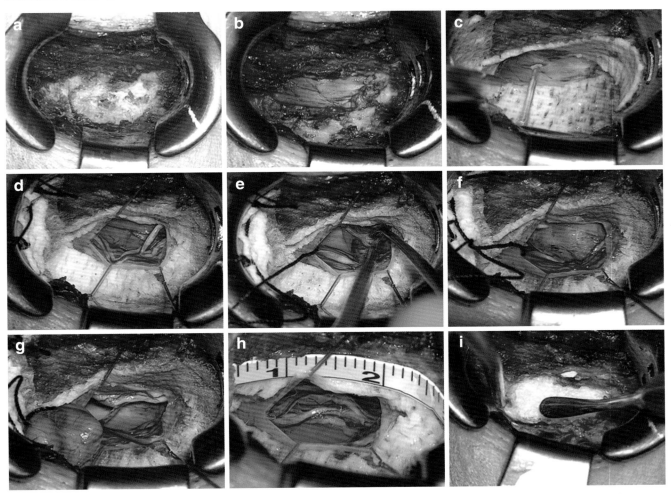

图28.2　微创硬膜内肿瘤切除术的术中影像学和外科技术。**a~c.** 椎板切除术和硬膜中线切口。**d、e.** 硬脊膜牵拉和硬脊膜内病变的钝性剥离。**f、g.** 轻柔游离和完全切除硬膜内髓外肿瘤。**h、i.** 用水密封闭剂和纤维蛋白基质密封重新涂抹硬脊膜边缘，重新修复硬脊膜边缘[35]

更具挑战性的部分之一。与开放手术一样，封闭没有渗漏的硬脊膜，可在术后避免脑脊液漏、假性脑膜囊肿形成、感染和伤口破裂。

在关闭硬脊膜之前，确保完成止血也是至关重要的，因为手术中脑脊液的引流会导致硬脊膜外静脉出血。虽然已经开发了许多硬脊膜闭合装置[29]，但我们更倾向于使用连续缝线修复硬脊膜。利用Elon门控器械通过MIS管状牵开器进行操作，硬脊膜闭合可以以类似于开放技术的方式进行。在缝合结束时执行Valsalva操作，以评估缝线的可能缺陷，并确保紧密缝合无渗漏。水凝胶或纤维蛋白为基础的硬膜密封剂可以作为一种辅助来加强缝合线的作用。

在手术结束时，缓慢地取出牵开器系统，小心地识别并电凝出血部位。筋膜和皮下层用可吸收缝线缝合。用外用黏合剂将皮肤闭合。

术后护理及注意事项

脑脊液漏是硬膜内肿瘤手术后最主要的并发症。为了减少对愈合性硬脊膜切开术闭合的压力，建议患者在手术后一直平躺在床上。传统上，开放式手术术后方案建议患者保持平躺和固定直到术后第2天。而采用微创手术后，这些措施不一定需要。与开放式硬膜内手术相比，MIS手术后的最小硬膜外无效腔减少了术后脑脊液漏的风险[4,6,26]。我们偶尔会让患者在手术当天卧床休息，但术后第1天早上的第一件事就是动员他们活动。

病例展示（视频28.1）

患者55岁，男性，4周渐进性下背部和左下肢L5支配区域疼痛。体格检查显示左侧L5皮节感觉减弱。MRI显示右侧旁正中硬膜内病变，T2呈高信号，T1呈明显增强，提示神经鞘瘤。值得注意的是，L4/L5处还有左侧正中下腰椎间盘突出，在受累节段造成明显的侧隐窝狭窄（图28.3）。考虑到患者的临床表现和影像学表现，其症状被认为是两种病理的结合。我们决定先处理椎间盘突出，然后通过一个微创入路切除硬膜内肿瘤。

如前所述，患者被带到手术室，并使用标准MIS技术进行准备和定位。在L4/L5关节水平中线左侧约2cm处做3cm的旁正中切口。

与标准的腰椎显微椎间盘切除术相比，切口大约大1cm，可以更合适地沿着更外侧至内侧的轨迹进入和切除肿瘤。一个26mm管状牵开器置于L4/L5，用于扩张椎管旁肌肉。如前所述，将软组织肌肉切除部分并取出，暴露L4/L5关节突关节的底层椎板和内侧部分。使用高速磨钻，进行标准椎板切除术和内侧关节面切除术，暴露下方的黄韧带。在常规情况下，韧带将被保留作为硬膜屏障，同时在脊柱棘突和对侧椎板下方切开。之后，同侧黄韧带被移除以方便椎间盘切除。切除韧带后，可见其下方的硬脊膜和神经根。将神经根和硬膜囊轻轻向内侧牵拉，按照标准方式行椎间盘显微切除术。

在完成椎间盘显微切除术后，我们会确保严密的止血，使血液不会流入蛛网膜下腔。然后将MIS管状牵开器向内侧重新定向，露出棘突的根部，用高速磨钻将其磨除，露出中线、对侧椎板和整个背侧鞘囊。用低轮廓MIS针放置初始硬膜缝吊缝线。使用11号刀片开始硬脊膜切开术，用神经钩向头尾两端延伸。

仔细分离肿瘤上的蛛网膜层。用标准的显微外科技术小心地将肿块与邻近的马尾神经根分开。为便于操作，一旦肿瘤被分离并暴露出来，用轻微的牵引使肿块部分通过硬膜开口排出，避免对马尾神经的其他神经根造成损伤。

直接刺激既适用于传入神经束，也适用于传出神经束，不会有运动反应引出。在大多数情况下，先切断传入神经，再切断传出神经。如上所述，这是为了防止肿瘤在硬膜切开头侧的神经张力引起反弹。然而，在本例中，传入束暴露受限，肿瘤团块表面没有出现张力。因此，先剖开传出束，然后剖开传入束。之后滚动肿瘤，暴露其腹侧面，以便剥离蛛网膜上的残余粘连。随着肿物分离结束，其可以被整体移除，而不再需要内部减压。

一旦止血完成，就可以开始闭合硬脊膜。一条6-0号Gore-Tex缝线与适应的微创手术器械一起使用。助手应积极参与到缝合打结中。然后在移出管状牵开器之前涂抹硬脊膜密封胶。移出管状牵开器后，邻近软组织随之闭合，可有效地消除硬膜外无效腔，减少假性脑膜膨出和脑脊液漏的风险。之后缝合筋膜和皮下组织。最后，用外用胶黏剂密封皮肤边缘。

患者左下肢神经根病术后立即好转。他卧床一整夜后，第2天早上就开始活动。术后病程不复杂，出院后病情稳定。最后病理确诊为神经鞘瘤。

讨论

自从2006年Treadway和他的同事首次报道以来，越来越多的证据表明了微创手术治疗髓外硬膜下肿瘤的安全性和有效性[3-15]。使用微创手术撑开器治疗退行性疾病的神经外科医生可以很好地应用MIS技术治疗硬膜内肿瘤。然而，治疗的成功与否取决于对这些技术的相对适应证和优缺点的理解。微创手术入路对于边界清楚的背侧和外侧髓外肿瘤治疗特别有效。但是对于位于脊髓腹侧或跨越2个以上脊髓节段的病变，传统的开放手术可能是更好的治疗方法。

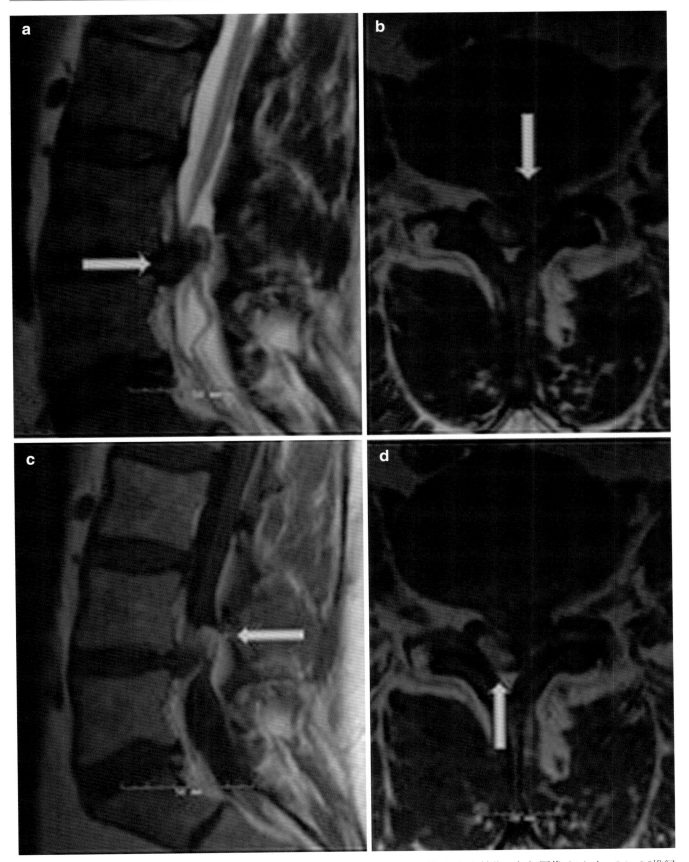

图28.3　一名并发腰椎间盘突出和硬膜内髓外病变患者的MRI。矢状位T2加权图像（**a**）和轴位T2加权图像（**b**）上，L4～L5椎间盘向左侧突出（蓝色箭头）。矢状位造影剂后T1图像（**c**）和轴位造影剂后T1图像（**d**），可见髓内病变明显增强（绿色箭头）

在适合微创的患者中，微创手术治疗髓外硬膜下肿瘤已经被证明比开放式手术有许多潜在的好处。这些益处在Pham及其同事最近的一项Meta分析中得到了很好的总结，该Meta分析收集并分析了源自9项回顾性研究共114例患者的数据。与开放手术相比，接受微创手术的髓外硬膜下肿瘤患者脑脊液漏、出血量、住院时间和术后疼痛减少，并发症发生率也未增加[4]。

该微创手术Meta分析中最主要的并发症是脑脊液漏和/或假性脑膜膨出形成，发生率为5.3%[4,30]。然而与开放手术相比，微创手术入路通常可以预防脑脊液相关并发症[9,15-16]。主要是由于减少了组织破坏和移位，使得牵开器移除后椎旁肌肉可重新扩张。这种再扩张消除了开放手术后残留的大量无效腔，形成了脑脊液漏的物理屏障。在一项直接比较微创手术和开放手术治疗髓外硬膜下肿瘤的回顾性系列研究中，Wong及其同事报告了采用微创手术（1例，3.7%）和开放手术（3例，16.7%）的患者术后脑脊液漏数量的显著差异。在一项类似的研究中，Raygor等将微创手术与开放手术治疗髓外硬膜下肿瘤进行比较，报告中25例微创手术患者中有1例（4%）出现脑脊液漏或假性脑膜膨出，而26例开放队列患者中有3例（11.5%）出现脑脊液漏[7]。在笔者自己的回顾性研究中，我们对23例微创手术硬脊膜切开后关闭的患者进行了研究，没有出现任何脑脊液漏或假性脑膜膨出症状的病例[26]。在本研究中，所有患者在术后24h内都可以充分活动，这进一步表明微创手术后初次硬脊膜闭合成功后无须延长卧床休息时间。

与开放手术相比，在微创手术治疗髓外硬膜下肿瘤的报告中也同样发现了失血量的减少。在Pham等进行的Meta分析中，微创手术式的失血量为134~153mL，而开放手术的失血量为320~558mL[6-7,31]。在Wong和同事的比较研究中，3例开放手术患者需要输血，但微创手术患者无须输血[6]。同样，在Raygor等的研究中，开放手术组中有3例患者需要输血，而微创手术组中只有1例患者需要输血[7]。这种

区别可归因于微创手术入路导致的肌肉切割和软组织破坏减少，以及牵开器移除后手术腔内肌肉再扩张造成的填塞效应。

无效腔的减少也有助于降低微创硬膜内手术的感染率，因为这样可以使得作为感染性病灶的血肿最小化。有证据表明，微创手术可以降低脊髓退行性疾病术后伤口感染率到原来的1/10[32]。在Pham和同事的Meta分析中，他们发现，在114例被分析的患者中只有1例（0.88%）存在术后感染的证据，这一比例明显低于此前关于开放性手术治疗硬膜下病变的研究[4,33]。

据报道，微创手术的主要好处之一是住院时间（LOS）缩短，并且治疗花费降低[34]。有证据表明，当微创手术技术应用于硬膜内脊髓肿瘤时这些优点都可实现。在对硬膜下肿瘤的微创手术和开放手术的比较中，Lu和同事报告了微创手术组患者的住院时间更短（4.9天vs8.2天，P=0.003）[31]。与接受开放手术的患者相比，住院时间更短。Wong和同事也有同样的发现，MIS切除与开放手术相比有一个更短的住院时间（3.9天vs6.1天，P<0.01）。然而，Raygor等发现MIS和开放组之间没有显著差异（6.2天vs6.0天，P=0.78）。在我们自己的硬膜下肿瘤病变患者队列中，与接受开放式手术的患者队列相比，微创手术队列中的住院时间和重症监护时间均显著减少[5]。缩短的住院时间和重症监护病房（ICU）时间帮助微创手术组减少了近30%的花销[5]。随着我们医疗保健系统中不断对成本控制的强调，可能越来越看重硬膜下肿瘤中使用微创手术节省的成本效益。

结论

微创牵开器系统被证明在硬膜内脊髓肿瘤切除术应用中是安全有效的。越来越多回顾性数据的证据表明，微创手术技术可在不影响切除范围和安全性的前提下，降低肿瘤切除的发病率和成本。由于住院医师对微创脊柱外科的培训增多和对治疗成本

的不断重视。未来，可能越来越多的神经外科医生采用微创手术技术用于硬膜下肿瘤的治疗。

参考文献

[1] Kurland LT. The frequency of intracranial and intraspinal neoplasms in the resident population of Rochester, Minnesota. J Neurosurg. 1958;15(6):627–641.

[2] Sasaoka R, Nakamura H, Konishi S, Nagayama R, Suzuki E, Terai H, et al. Objective assessment of reduced invasiveness in MED. Compared with conventional one-level laminotomy. Eur Spine J. 2006;15(5):577–582.

[3] Snyder L, Clark J, Nakaji P, Tumialán L. Minimally invasive surgical techniques for intradural extramedullary lesions of the thoracic spine. Barrow Q. 2016;26(1):20–25.

[4] Martin H, Pham K-EC, Liu JC, Hsieh PC. Minimally invasive surgery for intradural extramedullary spinal tumors: a comprehensive review with illustrative clinical cases. World Spinal Column J. 2016;7(2):84–96.

[5] Fontes RB, Wewel JT, O'Toole JE. Perioperative cost analysis of minimally invasive vs open resection of intradural extramedullary spinal cord tumors. Neurosurgery. 2016;78(4):531–539.

[6] Wong AP, Lall RR, Dahdaleh NS, Lawton CD, Smith ZA, Wong RH, et al. Comparison of open and minimally invasive surgery for intradural-extramedullary spine tumors. Neurosurg Focus. 2015;39(2):E11.

[7] Raygor KP, Than KD, Chou D, Mummaneni PV. Comparison of minimally invasive transspinous and open approaches for thoracolumbar intradural-extramedullary spinal tumors. Neurosurg Focus. 2015;39(2):E12.

[8] Afathi M, Peltier E, Adetchessi T, Graillon T, Dufour H, Fuentes S. Minimally invasive transmuscular approach for the treatment of benign intradural extramedullary spinal cord tumours: Technical note and results. Neurochirurgie. 2015;61(5):333–338.

[9] Nzokou A, Weil AG, Shedid D. Minimally invasive removal of thoracic and lumbar spinal tumors using a nonexpandable tubular retractor. J Neurosurg Spine. 2013;19(6):708–715.

[10] Gandhi RH, German JW. Minimally invasive approach for the treatment of intradural spinal pathology. Neurosurg Focus. 2013;35(2):E5.

[11] Lee B, Hsieh PC. Minimally invasive lumbar intradural extramedullary tumor resection. Neurosurg Focus. 2012; 33(Suppl 1):1.

[12] Dahlberg D, Halvorsen CM, Lied B, Helseth E. Minimally invasive microsurgical resection of primary, intradural spinal tumours using a tubular retraction system. Br J Neurosurg. 2012;26(4):472–475.

[13] Mannion RJ, Nowitzke AM, Efendy J, Wood MJ. Safety and efficacy of intradural extramedullary spinal tumor removal using a minimally invasive approach. Neurosurgery. 2011;68(1 Suppl Operative):208–216. discussion 16.

[14] Dakwar E, Smith WD, Malone KT, Uribe JS. Minimally invasive lateral extracavitary resection of foraminal neurofibromas. J Clin Neurosci. 2011;18(11):1510–1512.

[15] Tredway TL, Santiago P, Hrubes MR, Song JK, Christie SD, Fessler RG. Minimally invasive resection of intradural-extramedullary spinal neoplasms. Neurosurgery. 2006;58(1

Suppl):ONS52–58. discussion ONS-8.

[16] O'Toole JE, Eichholz KM, Fessler RG. Minimally invasive approaches to vertebral column and spinal cord tumors. Neurosurg Clin N Am. 2006;17(4):491–506.

[17] Klimo P Jr, Kestle JR, Schmidt MH. Treatment of metastatic spinal epidural disease: a review of the literature. Neurosurg Focus. 2003;15(5):E1.

[18] Weigel B, Maghsudi M, Neumann C, Kretschmer R, Muller FJ, Nerlich M. Surgical management of symptomatic spinal metastases. Postoperative outcome and quality of life. Spine (Phila Pa 1976). 1999;24(21):2240–2246.

[19] Ghogawala Z, Mansfield FL, Borges LF. Spinal radiation before surgical decompression adversely affects outcomes of surgery for symptomatic metastatic spinal cord compression. Spine (Phila Pa 1976). 2001;26(7):818–824.

[20] Haji FA, Cenic A, Crevier L, Murty N, Reddy K. Minimally invasive approach for the resection of spinal neoplasm. Spine (Phila Pa 1976). 2011;36(15):E1018–1026.

[21] Ogden AT, Fessler RG. Minimally invasive resection of intramedullary ependymoma: case report. Neurosurgery. 2009;65(6):E1203–1204. discussion E4.

[22] On Tsang AC, Hang Tse PY, Ting Ng GH, Kit Leung GK. Minimal access microsurgical ligation of spinal dural arteriovenous fistula with tubular retractor. Surg Neurol Int. 2015;6:99.

[23] Patel NP, Birch BD, Lyons MK, DeMent SE, Elbert GA. Minimally invasive intradural spinal dural arteriovenous fistula ligation. World Neurosurg. 2013;80(6):e267–270.

[24] Fassett DR, Clark R, Brockmeyer DL, Schmidt MH. Cervical spine deformity associated with resection of spinal cord tumors. Neurosurg Focus. 2006;20(2):E2.

[25] McGirt MJ, Chaichana KL, Atiba A, Bydon A, Witham TF, Yao KC, et al. Incidence of spinal deformity after resection of intramedullary spinal cord tumors in children who underwent laminectomy compared with laminoplasty. J Neurosurg Pediatr. 2008;1(1):57–62.

[26] Tan LA, Takagi I, Straus D, O'Toole JE. Management of intended durotomy in minimally invasive intradural spine surgery: clinical article. J Neurosurg Spine. 2014;21(2):279–285.

[27] Tan LA, Kasliwal MK, Wewel J, Fontes RB, O'Toole JE. Minimally invasive surgery for synchronous, same-level lumbar intradural-extramedullary neoplasm and acute disc herniation. Neurosurg Focus. 2014;37(Suppl 2). Video 16.

[28] Tan LA, O'Toole JE. Tubular retractor selection in minimally invasive spinal tumor resection. J Neurosurg Spine. 2014;20(5):596–597. author reply 7–8.

[29] Park P, Leveque JC, La Marca F, Sullivan SE. Dural closure using the U-clip in minimally invasive spinal tumor resection. J Spinal Disord Tech. 2010;23(7):486–489.

[30] Hoover JM, Clarke MJ, Wetjen NM, Mandrekar J, Puffer RC, Krauss WE. Complications necessitating a return to the operating room following intradural spine surgery. World Neurosurg. 2012;78(3–4):344–347.

[31] Lu DC, Chou D, Mummaneni PV. A comparison of mini-open and open approaches for resection of thoracolumbar intradural spinal tumors. J Neurosurg Spine. 2011;14(6):758–764.

[32] O'Toole JE, Eichholz KM, Fessler RG. Surgical site infection rates after minimally invasive spinal surgery. J Neurosurg Spine. 2009;11(4):471–476.

[33] Omeis IA, Dhir M, Sciubba DM, Gottfried ON, McGirt MJ, Attenello FJ, et al. Postoperative surgical site infections in patients undergoing spinal tumor surgery: incidence and risk

factors. Spine (Phila Pa 1976). 2011;36(17):1410–1419.

[34] Wang MY, Lerner J, Lesko J, McGirt MJ. Acute hospital costs after minimally invasive versus open lumbar interbody fusion: data from a US national database with 6106 patients. J Spinal Disord Tech. 2012;25(6):324–328.

[35] Mende KC, Krätzig T, Mohme M, Westphal M, Eicker SO. Keyhole approaches to intradural pathologies. Neurosurg Focus. 2017;43:E5.